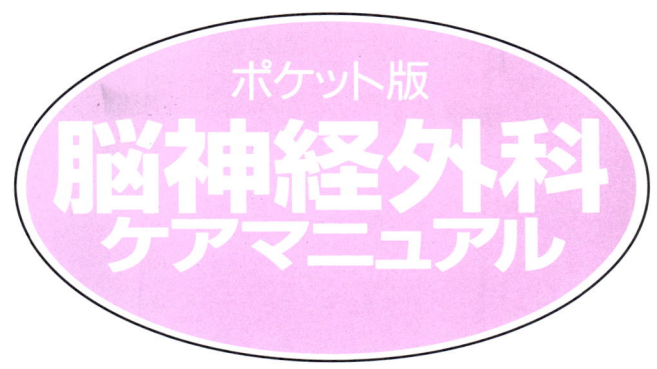

ポケット版
脳神経外科ケアマニュアル

編著・大井静雄
東京慈恵会医科大学脳神経外科教授
ハノーバー大学ノルトシュタット病院永続客員教授

照林社

序　文

　西暦2000年、新たな千年紀、"The New Millennium"を迎えたこの年に、最新のかつ完璧を目指した脳神経外科のケアマニュアルが完成し、ここに発刊に至ったことは、編者として大慶の至りである。

　21世紀を迎える今、この20世紀の終盤には、脳神経外科の現場医療にも際立った変遷がみられる。一つは、著明なadvanced technologyに推進された先端医学の進歩であり、現場医療においても診断・治療学には、新たな手法が新たな用語を伴って導入されてきていることである。もう一つは、医療のあり方が医療当事者主導型から、より患者さんの意思を尊重する医療へと推移してきたことである。そして両者の接点には、「低侵襲性脳神経外科の診断・治療法」("minimally-invasive neurosurgical procedures")がおのずと顕著な発展をみせた。本書の編集にあたっては、20世紀のこれらの動向を背景に、新時代の、最先端の脳神経外科のケアに役立つマニュアルテキストの完成を目標とした。

　本書の構成は、脳神経疾患の臨床に携わる研修医、ナースやコメディカルのスタッフの皆さんに、脳神経外科疾患の症候や検査法の総論から各脳神経疾患の診断と治療へのアプローチ、およびそのケアについて、段階を追って整理したことに特色がある。その方法として、よりわかりやすく独自のイラストレーション、フローチャート等を駆使して、解説する構成をとった。もうひとつの特色は、重要ポイントを可能な限り箇条書きにしてまとめたことである。

　執筆陣として、脳神経外科の第一線の医療現場でそれぞれ大活躍されている先生方にご執筆賜わった。どなたも編者のかけがえのない学兄であり、本邦の脳神経外科の最先端医療を支えておられる真の臨床家の方々である。

　"The New Millennium"、待ち望まれる理想的な時代に向けて、本書が医療の向上に少しでもお役に立つことがあれば、編著者としてこれ以上の喜びはない。

2000年7月

　　　　　　　　　　　　　　　　　　　　　　　　　　　　大井静雄

執筆者一覧

■編著者

大井　静雄　東京慈恵会医科大学脳神経外科教授
　　　　　　ハノーバー大学ノルトシュタット病院永続客員教授

■執筆者一覧（五十音順）

阿部　俊昭	東京慈恵会医科大学脳神経外科教授
池崎　清信	九州大学医学部脳神経外科講師
泉　　義雄	東海大学医学部神経内科講師
五十棲一男	足利赤十字病院神経内科部長
稲垣　隆介	関西医科大学脳神経外科講師
岩谷　　力	東北大学医学部リハビリテーション医学教授
上出　廷治	札幌医科大学脳神経外科助教授
梅沢　義裕	森の里病院院長
潤井誠司郎	加古川市民病院脳神経外科部長
大井　静雄	東海大学医学部脳神経外科助教授
尾上　尚志	東京慈恵会医科大学脳神経外科講師
梶本　宜永	大阪医科大学脳神経外科講師
加藤　庸子	藤田保健衛生大学脳神経外科講師
金澤　泰久	鳥取赤十字病院脳神経外科部長
川上　勝弘	関西医科大学医学部脳神経外科講師
工藤　千秋	くどうちあき脳神経外科クリニック院長
駒谷紀代子	神戸大学医学部附属病院看護部
小松　英樹	国立神戸病院脳神経外科
佐伯　直勝	千葉大学医学部脳神経外科助教授
坂井　信幸	国立循環器病センター脳神経外科
坂本　博昭	大阪市立総合医療センター小児脳神経外科部長
澤田　勝寛	新須磨病院院長
庄瀬　祥晃	西脇市立西脇病院脳神経外科／ICU・CCU部長
平　　孝臣	東京女子医科大学脳神経外科講師

高橋 義男	北海道立小児総合保健センター小児脳神経外科医長
竹内 栄一	大阪医科大学脳神経外科講師
田代 弦	京都大学医学部脳神経外科
伊達 裕昭	千葉県こども病院診療部長
千葉 康洋	神奈川県総合リハビリテーション事業団研究担当参事 神奈川リハビリテーション病院脳神経外科部長
富田 博樹	武蔵野赤十字病院脳神経外科部長
長井 忍	新須磨病院看護部
中川 義信	国立療養所香川小児病院脳神経外科
中洲 庸子	静岡県立がんセンター脳神経外科部長
西川 節	大阪市立総合医療センター脳神経外科医長
西澤 茂	浜松医科大学脳神経外科助教授
西本 博	埼玉県立小児医療センター脳神経外科部長
西山 逸子	国立療養所香川小児病院脳神経外科
浜崎 昌丈	新須磨病院脳神経外科／ガンマナイフセンター長
林 成之	日本大学医学部救急医学教授
夫 敬憲	国立療養所香川小児病院脳神経外科
松島 滋	大阪医科大学ICU
三木 保	東京医科大学脳神経外科講師
三原 千恵	中国労災病院脳神経外科
三宅 裕治	西宮協立脳神経外科病院副院長
宮崎 瑞穂	前橋赤十字病院院長
村井 尚之	千葉大学医学部脳神経外科
森本 哲也	大阪警察病院脳神経外科部長
師田 信人	国立療養所西新潟中央病院脳神経外科
山内 康雄	関西医科大学脳神経外科助教授
山田 洋司	高知梅ノ辻病院院長
吉田 一成	東北大学医学部リハビリテーション医学

目次

Part 1 診察・検査と患者アセスメント

病歴聴取……………………………………五十棲一男、泉義雄 … 2
神経学的検査
　精神状態①：意識状態……………………大井静雄 …… 4
　精神状態②：記憶…………………………五十棲一男、泉義雄 … 8
　精神状態③：見当識………………………五十棲一男、泉義雄 …10
　精神状態④：失行…………………………五十棲一男、泉義雄 …12
　言　語………………………………………五十棲一男、泉義雄 …14
　脳神経………………………………………五十棲一男、泉義雄 …16
　運動機能……………………………………五十棲一男、泉義雄 …21
　反　射………………………………………五十棲一男、泉義雄 …26
　感　覚………………………………………五十棲一男、泉義雄 …31
　歩行・姿勢…………………………………五十棲一男、泉義雄 …34

Part 2 補助的検査法

X線検査①：頭蓋単純X線撮影……………潤井誠司郎 ……………38
X線検査②：脊椎単純撮影…………………潤井誠司郎 ……………40
造影検査①：脳血管撮影……………………庄瀬祥晃 ………………42
造影検査②：DSA …………………………庄瀬祥晃 ………………45
造影検査③：脊髄造影………………………潤井誠司郎 ……………48
CTスキャン …………………………………山内康雄 ………………50
MRI …………………………………………山内康雄 ………………53
核医学検査①：脳シンチグラフィー ………稲垣隆介 ………………56
核医学検査②：脳槽シンチグラフィー ……稲垣隆介 ………………59
核医学検査③：PET、SPECT ……………稲垣隆介 ………………61
超音波診断法…………………………………稲垣隆介 ………………65
電気生理学的検査法①：脳波検査 …………平孝臣 …………………68
電気生理学的検査法②：誘発電位検査 ……平孝臣 …………………71
電気生理学的検査法③：筋電図検査 ………平孝臣 …………………74
検体検査①：血液検査………………………西澤茂 …………………77
検体検査②：髄液検査………………………西澤茂 …………………78

内分泌機能検査……………………………西澤茂 ………………80
頭蓋内圧動態検査…………………………西本博 ………………82
 Ⅰ 持続頭蓋内圧測定検査 ………………………………………82
 Ⅱ 髄液負荷試験 …………………………………………………84
その他の検査………………………………西本博 ………………86
 Ⅰ 経頭蓋骨的超音波ドップラー脳血流速測定検査 ……………86
 Ⅱ 近赤外線分光測定装置による脳内酸素代謝測定 ……………88

Part 3 主要症状・病態とそのケア

意識障害………………………………尾上尚志、阿部俊昭 … 92
脳ヘルニア……………………………尾上尚志、阿部俊昭 … 97
頭痛……………………………………宮崎瑞穂 ………………104
運動麻痺………………………………五十棲一男、泉義雄 …108
知覚障害………………………………五十棲一男、泉義雄 …113
言語障害………………………………中洲庸子 ………………118

Part 4 術前術後のケア

1 **術前ケアのポイント**
 全身状態の把握…………………………駒谷紀代子 …………122
 術前オリエンテーション………………駒谷紀代子 …………124
 術前処置…………………………………駒谷紀代子 …………126
 手術当日の準備…………………………駒谷紀代子 …………129
 緊急手術時の対応………………………川上勝弘 ……………131
2 **術後処置のポイント**
 開頭手術（全身麻酔下）直後のケア ……松島滋、竹内栄一 ……137
 頭蓋内圧亢進症状の観察………………松島滋、竹内栄一 …141
 脳室ドレーンの管理……………………三宅裕治 ……………147
 脳槽ドレーンの管理……………………三宅裕治 ……………150
 頭皮下レザバーの管理…………………三宅裕治 ……………153
 硬膜外ドレーンの管理…………………梶本宜永 ……………157
 皮下ドレーンの管理……………………梶本宜永 ……………160

血腫腔ドレーンの管理……………………梶本宜永……………162
腰椎ドレーン（スパイナルドレナージ）
　　　　　　　　　　の管理…梶本宜永……………165
体位のとり方……………………………駒谷紀代子……………168
術後の排泄管理…………………………駒谷紀代子……………172
術後の体液管理…………………………駒谷紀代子……………174
術後に必要な検査………………………師田信人……………177
頭蓋内圧モニタリング…………………師田信人……………181
その他のモニタリング…………………師田信人……………184

3　合併症の対策
出　血……………………………………三原千恵……………187
発　熱……………………………………三原千恵……………190
脳浮腫……………………………………三原千恵……………192
痙　攣……………………………………伊達裕昭……………194
感　染……………………………………伊達裕昭……………197
髄液瘻……………………………………西川節、坂本博昭……200
脳血管攣縮………………………………西川節、坂本博昭……202
肺合併症…………………………………澤田勝寛……………205
褥瘡の予防………………………………澤田勝寛……………208

Part 5　主な脳神経外科手術法・治療法

開頭術……………………………………工藤千秋……………214
脊椎の手術………………………………森本哲也……………219
　Ⅰ　頸椎前方固定術 ………………………………………219
　Ⅱ　経管拡大術 …………………………………………222
　Ⅲ　腰椎ヘルニアの手術（Love法）……………………225
　Ⅳ　腰椎、および腰仙椎すべり症 ……………………226
クリッピング術…………………………加藤庸子……………229
血腫除去術………………………………富田博樹……………233
定位脳手術………………………………平孝臣、梅沢義裕……240
腫瘍摘出術………………………………池崎清信……………246
経鼻的手術………………………………村井尚之、佐伯直勝……251
脳室-腹腔シャント ……………………田代弦……………255

神経内視鏡手術・・・・・・・・・・・・・・・・・・・・・・・・・・・・・・・三木保・・・・・・・・・・260
微小血管減圧術・・・・・・・・・・・・・・・・・・・・・・・・・・・・・・・上出廷治・・・・・・・・・・264
血行再建術・・・・・・・・・・・・・・・・・・・・・・・・・・・・・・・・・・・・西川節、坂本博昭・・・・・・269
脳血管内治療・・・・・・・・・・・・・・・・・・・・・・・・・・・・・・・・・・坂井信幸・・・・・・・・・・277
穿頭術・洗浄術・硬膜下ー腹腔シャント・・・高橋義男・・・・・・・・・・284
 Ⅰ 穿頭術・・・284
 Ⅱ 洗浄術・・・289
 Ⅲ 硬膜下ー腹腔シャント・・・・・・・・・・・・・・・・・・・・・・・・・・・・・・・・・・290
ガンマナイフによる定位放射線治療・・・・・浜崎昌丈、長井忍・・・・・・292
脳低温療法・・・・・・・・・・・・・・・・・・・・・・・・・・・・・・・・・・・・林成之・・・・・・・・・・296
放射線治療・・・・・・・・・・・・・・・・・・・・・・・中川義信、夫敬憲、西山逸子・・・301
薬物療法①：脳圧下降薬・・・・・・・・・・・・・・・・・・五十棲一男、泉義雄・・・306
薬物療法②：抗菌薬・・・・・・・・・・・・・・・・・・・・・・・五十棲一男、泉義雄・・・309
薬物療法③：抗痙攣薬・・・・・・・・・・・・・・・・・・・・五十棲一男、泉義雄・・・312
薬物療法④：抗癌剤・・・・・・・・・・・・・・・・・・・・・・・金澤泰久・・・・・・・・・・315
薬物療法⑤：その他の薬物・・・・・・・・・・・・・・小松英樹・・・・・・・・・・318

Part 6 急性期リハビリテーションとケア

脳卒中のリハビリテーション・・・・・・・・・・・・・千葉康洋・・・・・・・・・・322
退院指導・・・・・・・・・・・・・・・・・・・・・・・・・・・・・・・・・・吉田一成、岩谷力・・・・・・329

植物状態の患者のケア・・・・・・・・・・・・・・・・・・・・山田洋司・・・・・・・・・・334
脳死患者のケア・・・・・・・・・・・・・・・・・・・・・・・・・・・坂井信幸・・・・・・・・・・338

索 引 ・・・346

■STAFF
カバーイラストレーション：村上寛人
カバー・表紙デザイン：加藤俊二（プラス・アルファ）
本文イラストレーション：村上寛人、磯正子、峯村義水、小林賢司
本文デザイン・DTP制作：（有）エディット

Part 1

診察・検査と患者アセスメント

病歴聴取 …………………………………………2
神経学的検査
　精神状態①：意識状態 …………………………4
　精神状態②：記憶 ………………………………8
　精神状態③：見当識 ……………………………10
　精神状態④：失行 ………………………………12
　言　語 ……………………………………………14
　脳神経 ……………………………………………16
　運動機能 …………………………………………21
　反　射 ……………………………………………26
　感　覚 ……………………………………………31
　歩行・姿勢 ………………………………………34

病歴聴取

Key Words
- 主訴
- 現病歴
- 発症のしかた
- 経過
- 既往歴
- 家族歴
- 生活習慣・嗜好

表1 病歴と主な疾患

病歴	主な疾患
●1か月くらい前の頭部打撲	→ **慢性硬膜下血腫**
●交通外傷・転落など直近の重症外傷	→ **脳挫傷、急性硬膜外血腫**
●突発または数時間・数日の経過で進む神経症状	→ **脳血管障害**
●自殺企図・薬物乱用	→ **薬物中毒**
●激しい頭痛の突発	→ **クモ膜下出血**
●寛解・増悪の繰り返し	→ **多発性硬化症、海綿状血管腫**
●数か月~数年の経過で慢性に進行	→ **脳腫瘍、変性疾患**
●発熱を伴う	→ **中枢神経感染症**
●高血圧・心疾患・高脂血症・糖尿病	→ **脳血管障害のリスクファクター**

病歴聴取のポイント

- 病歴は入院時に迅速かつ十分に聴取する。
- **救急処置**が必要な場合はそちらを優先し、状態がとりあえず落ち着きしだい病歴聴取を行う。
- 本人が意識障害などで聴取不可の場合は、家族や随伴者から情報を得る。
- 本人の氏名・住所等のほかに、キーパーソンの氏名・続柄・電話番号を2名分記録しておく。
- 今までかかった病気・外傷（既往歴）は、今回の入院と関係ないと思われるものもすべて正確に聴取する。
- 現在**内服中の薬**および**薬剤アレルギー**の既往を記載する。
- 嗜好品、感染症（梅毒、B型肝炎、C型肝炎、HIVなど）もできる限り聴取する。

図1　家族歴の書き方

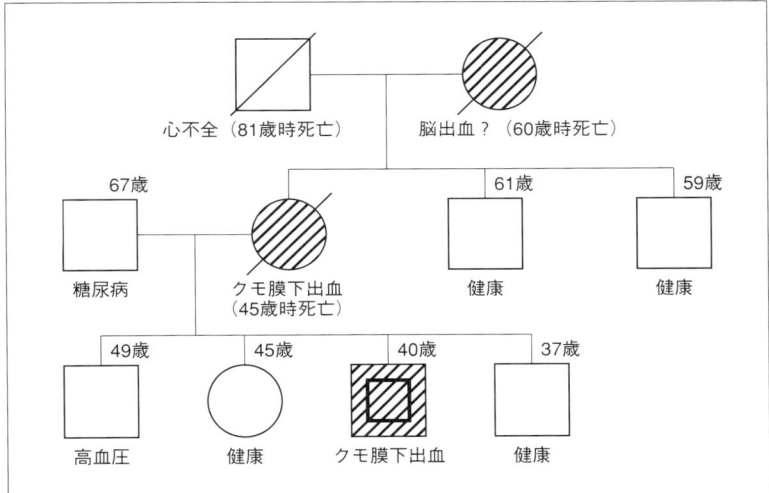

- 男性は□、女性は○で示す。
- 本人は二重枠で示す。
- 本人と同一または関連の疾患の家族は斜線で塗りつぶす。
- 既死亡者には大きな斜線を1本引く。
- 通常の夫婦は1本線で結び、血族結婚の場合は2本線で結ぶ。

- 女性の場合、月経や妊娠に関しても聴取する。
- 宗教に関しても聞いておく。特に『エホバの証人』など、輸血等の特定の医療行為を拒否する信条がないか確認しておく。そして、それらの信条の結果、最良の医療が受けられないことがあっても可とする場合には、誓約書をもらっておくことが望ましい。
- 難解な医学用語は、医師・看護婦には常識でも一般の患者・家族には通じない。平易な言葉に置き換えて聴取する。
- 病状・予後などについて逆に質問された場合、自分が責任を持って回答する立場にない時は、不用意に答えないこと。
- 説明と同意（インフォームド・コンセント）は、意識清明な成人では本人および本人の指定する親族に、未成年者・高齢者・意識障害者の場合は親族に行う。主治医が行い、研修医・看護婦は同席する。説明内容、同席者名、質疑応答内容を診療録に記載する。

五十棲一男、泉義雄

神経学的検査：
精神状態①：意識状態

Key Words

- ●意識レベル
- ●意識の内容
- ●昏迷と昏睡
- ●JCS
- ●GCS
- ●瞳孔散大
- ●呼吸異常
- ●硬直姿勢

図1　意識レベルの見方

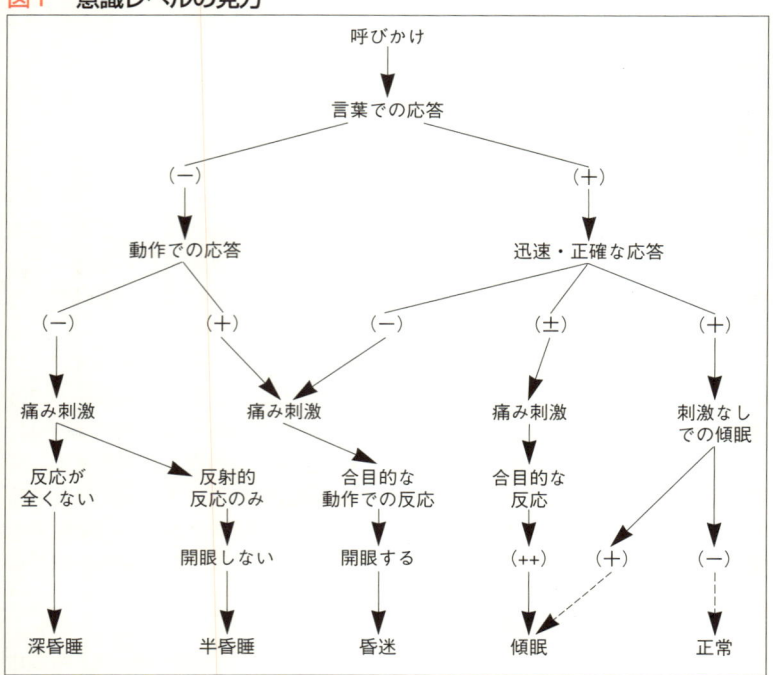

表1 意識レベルの表現法（JCS）

深昏睡	ほとんど刺激に反応しない状態であるが、きわめて強い刺激に対してわずかに手足を動かす程度の反応を示すことがある	Ⅲ 刺激しても覚醒せず	300	まったく動かない
			200	痛み刺激に対して手足をわずかに動かしたり、異常姿勢を示す
半昏睡	痛み刺激に対し逃れるような反応を示す程度の状態で、刺激のない限り自動運動はない		100	痛み刺激に対して払いのける動作をするが、開眼しない
昏迷	刺激を加えると払いのけようとしたり多少の自動運動がある。比較的軽い刺激にも反応する	Ⅱ 刺激で覚醒する	30	刺激を続けるとかろうじて開眼する
			20	痛み刺激で開眼する。簡単な命令に応じる
傾眠	軽い刺激で目覚め、刺激を続ける間は目覚めて正確な反応を示すが、刺激をやめるとすぐ眠り込んでしまう状態。自動運動や発語もあるが、幻覚、妄想などがみられることが多い		10	呼びかけで容易に開眼し、合目的な運動もするが間違いも多い
混乱	目覚めている状態ではあるが、反応が鈍く、理解力、記憶力、思考力などが低下し、ときに錯覚、幻覚などがみられる。複雑な質問に正確に答えられず、見当識も障害される	Ⅰ 覚醒している	3	自分の名前や生年月日が言えない
			2	見当識障害がある
			1	意識清明とは言えない
清明		清明	0	

意識レベルのアセスメント

● 意識レベルのアセスメントは、まず、通常の用語を用いて正確に表現できるようにする。

● 本邦では、ジャパン・コーマ・スケール（Japan Coma Scale：JCS、3-3-9度法）による9段階の意識レベルの障害程度の評価が多く用いられている（表1）。

● 国際的にはグラスゴー・コーマ・スケール（Glasgow Coma Scale：GCS）が共通評価表現法として用いられている（表2）。

● 実際の評価にあたっては、呼びかけに対する応答、痛み刺激に対する

図2 意識障害に伴う重要症候

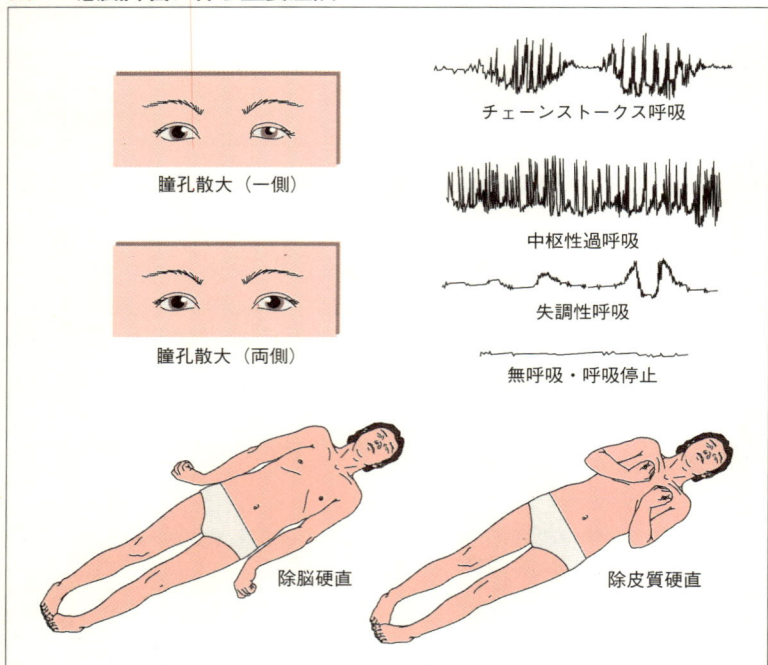

反応、開眼の有無が各レベルを評価するkeyとなる（図1）。
● その意識レベルの基本表現に、瞳孔散大、呼吸パターン、姿勢の異常、バイタルサインなどを加える（図2）。
● 意識障害の中には、そのレベルとしては、覚醒してはいるが、理解力、記憶力、思考力が低下した状態は、意識内容の異常として「混乱」と表現されるものがある。JCSではこれを意識レベルの評価のⅠ-1、2、3で、またGCSではV-5点、4点、3点で表現する。
● 半昏睡のレベルで姿位の異常（**硬直姿勢**）を示すものがある。上肢の伸展か屈曲で除脳硬直、除皮質硬直に分けるが、呼吸パターンと同様に脳損傷の部位（赤核より上位か下位）を示唆する、重要なサインである。

大井静雄

精神状態①：意識状態

表2　グラスゴーコーマスケール（Glasgow Coma Scale：GCS）

大分類	小分類	スコア
開眼（eye opening）	自発的に（spontaneous） 言葉により（to speech） 痛み刺激により（to pain） 開眼しない（nil）	E4 3 2 1
言葉による応答 （verbal response）	見当識あり（oriented） 錯乱状態（confused conversation） 不適当な言葉（inappropriate words） 理解できない声（incomprehensive sounds） 発声がみられない（nil）	V5 4 3 2 1
運動による最良の応答 （best motor response）	命令に従う（obeys） 痛み刺激部位に手足をもってくる（localizes） 四肢を屈曲する（flexes） 　逃避（withdraws） 　異常屈曲（abnormal flexion） 四肢伸展（extends） まったく動かさない（nil）	M6 5 4 3 2 1

■実践アセスメント

＜症例＞
19歳男性。交通事故にて受傷。救急室搬入時、痛み刺激に対して除脳硬直姿勢を示し、開眼なく、右瞳孔散大。
血圧210/130、脈拍48/分、呼吸数36/分。発語なし。
●一般的な意識レベルの表現：半昏睡
●ジャパンコーマスケール（JCS）：Ⅲ-200
《参考》グラスゴーコーマスケール（GCS）：E1、V1、M2（合計4点）

神経学的検査：精神状態②：記憶

Key Words
- 近時記憶
- 遠隔記憶
- 即時記憶
- 受傷時の記憶

記憶のアセスメント

- **近時記憶**は最近のこと（数日前まで）を覚えているか検査する。昨日の天気、朝食のメニューなどを尋ねる。
- **遠隔記憶**は昔のことを覚えているか検査する。生年月日、出身地、子どもの生年月日、歴史上の事件など。
- **即時記憶**は、新しく与えられた情報を数秒～数十秒間覚えている機能を検査する。通常は数字の順唱、逆唱で検査する。
- **改訂長谷川式簡易知能評価スケール**（表2）は、痴呆の有無をスクリーニングする簡単で汎用される検査であり、近時記憶、遠隔記憶、即時記憶の要素をすべて含んでいる。
- **頭部外傷**では、受傷時のことを覚えていない場合、意識消失を伴ったことを示す。意識消失が6時間以内までは**脳振盪**、6時間以上に及ぶと**びまん性軸索損傷**と診断される。頭表の外傷がなく受診時意識清明でも、受傷前後の健忘がある場合、頭部CT検査の適応がある。
- **急性硬膜外血腫**では、外傷の瞬間は意識障害がないか軽度であるが、その後いったん意識が清明となる（**意識清明期 lucid interval**）。しかし、やがて血腫の増大、脳の圧迫とともに、再び意識が悪くなる。
- 記憶障害の責任病巣としては、**両側側頭葉内側部の海馬、海馬傍回**などが重要視されている。
- **アルツハイマー病**では全般的な記憶障害が認められるが、**脳血管性痴呆**では最近のことは忘れても昔のことはよく覚えている。

表1 記憶障害（健忘症候群）の病因

頭部外傷
脳血管障害
脳炎（特にヘルペス脳炎）
低酸素脳症（心肺蘇生後など）
てんかん
脳腫瘍
低血糖症

五十棲一男、泉義雄

精神状態②：記 憶

表2　改訂長谷川式簡易知能評価スケール

No.	質問内容		配点	記入
1	お歳はおいくつですか？ （2年までの誤差は正解）		0　1	
2	今日は何年の何月何日ですか？　何曜日ですか？ （年、月、日、曜日が正解でそれぞれ1点ずつ。）	年	0　1	
		月	0　1	
		日	0　1	
		曜日	0　1	
3	私達が今いるところはどこですか？ ┌自発的に出れば2点、5秒おいて、家ですか？　病院ですか？┐ └施設ですか？　の中から正しい選択をすれば1点。┘		0　1　2	
4	これから言う3つの言葉を言ってみてください。 あとでまた聞きますのでよく覚えておいてください。 ┌以下の系列のいずれか1つで、採用した系列に○印をつけ┐ │ておく。 │　1：a）桜　b）猫　c）電車 └　2：a）梅　b）犬　c）自動車┘		0　1 0　1 0　1	
5	100から7を順番に引いてください。 ┌100－7は？　それからまた7を引くと？と質問する。┐ └最初の答えが不正解の場合、打ち切る。┘	(93)	0　1	
		(86)	0　1	
6	私がこれから言う数字を逆から言ってください。 (6-8-2、3-5-2-9) （3桁逆唱に失敗したら打ち切る。）	2-8-6	0　1	
		9-2-5-3	0　1	
7	先ほど覚えてもらった言葉をもう一度言ってみてください。 ┌自発的に回答があれば各2点、もし回答がない場合、以下┐ └のヒントを与え正解であれば1点。┘ 　a）植物　b）動物　c）乗り物		a　0　1　2 b　0　1　2 c　0　1　2	
8	これから5つの品物を見せます。それを隠しますので何があったか言ってください。 （時計、鍵、タバコ、ペン、硬貨など必ず相互に無関係なもの。）		0　1　2 3　4　5	
9	知っている野菜の名前をできるだけ多く 言ってください。 ┌答えた野菜の名前を右欄に記入する。┐ │途中で詰まり、約10秒待っても出ない場合 └にはそこで打ち切る。┘ 5個までは0点、6個＝1点、7個＝2点、 8個＝3点、9個＝4点、10個＝5点		0　1　2 3　4　5	

満点：30　cut-off point：20/21（20以下は痴呆の疑いあり）　　　　合計得点

神経学的検査：
精神状態③：見当識

Key Words
- 時間
- 場所
- 人

1. 患者への質問事項

●「今日は何年何月何日、何曜日ですか？」
　→「平成12年4月1日、日曜日です」
　　　　　　　　　　　……◎
　「4月2日です」
　　　　……○（1日のズレは可）
　「日曜日です」　　　……○
　「4月だと思う」　　　……△
　「秋ですか」→「春です」……△
　「昭和……」　　　　　……×
　「わかりません」　　　……×
　「……（無回答）」　　……×

●「ここはどこですか？」
　→「○○病院の救急病棟です」
　　　　　　　　　　　……◎
　「病院です」　　　　……○
　「救急車で運ばれてきたところです」……△
　「家ですか？」→「違います」
　「病院ですか？」→「そうです」
　　　　　　　　　　　……△
　「家です」　　　　　……×
　「わかりません」　　……×
　「……（無回答）」　……×

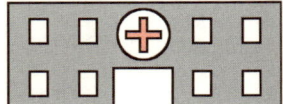

●「一緒にいらしたこの方はどなたですか？」
　→「娘の○○子です」　……◎
　「この女の人は誰ですか？」
　→「看護婦さんです」　……×
　「わかりません」　　　……×
　「……（無回答）」　　……×

2. 見当識障害の意義

●見当識障害は、意識障害の一部としてもとらえられる（JCSにもGCSにも含まれている）し、痴呆症状の一部としてもとらえられる（改訂長谷川式簡易知能評価スケール、p9表2にも含まれている）。

●要するに高次脳機能全般の一過性または不可逆性障害の存在を示すものである。それ自体に病巣局在診断の意義はないが、精神機能が正常でない、何か脳に障害があることの重要な証拠となる。

●見当識障害のある患者には慎重に対応していく必要がある。

五十棲一男、泉義雄

Memo

コルサコフ（Korsakoff）症候群
慢性アルコール中毒に関連して見られ、①記憶障害、②失見当識、③作話、を呈する。ウェルニッケ脳症を伴いやすい。

一過性全健忘（TGA:transient global amnesia）
数時間程度の一過性記憶障害。その後完全に回復する。しかし、発作中のことは思い出せない。一過性脳虚血発作の一種。

■実践アセスメント

＜症例＞
　40歳男性。突然の頭痛にて運ばれた。四肢の運動麻痺はなく、起立・歩行もできたが、会話していて何となく普通でない印象があった。今日の日付を聞いても答えられず、また運ばれた場所も答えられなかった。一緒に来たのが妻であることはわかった。血圧は210/110mmHgと高値を示した。

見当識障害あり→何らかの脳障害あり

　CTスキャンを行ったところ、右尾状核から脳室内への出血を認めた。尾状核出血では、くも膜下出血ほど意識障害や頭痛が強くないことがあり、四肢の運動麻痺もなく、見当識障害だけが陽性所見である場合がある。見当識障害を認めたら、運動麻痺がなくてもCTスキャンを行ってみる必要がある。

神経学的検査：
精神状態④：失　行

●失行とは運動麻痺がないのに行うべき動作ができない状態をさす。

Key Words
- ●肢節運動失行
- ●手指失行
- ●顔面失行
- ●観念運動性失行
- ●観念性失行
- ●構成失行
- ●着衣失行

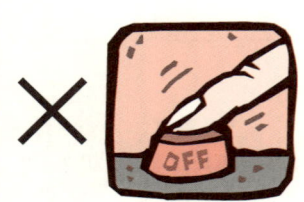

思いどおり指を使えない
↓
肢節運動失行
手指失行（反対側の運動領域の障害）

単純な動作が命令や模倣ではできないが
自発的にはできる
↓
観念運動性失行
（優位半球頭頂葉下部の広範な障害）

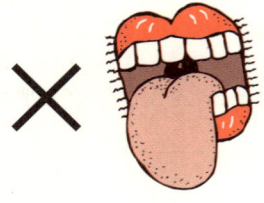

命令に応じて舌を出せない、
目を閉じられない
↓
顔面失行
（左右いずれかの運動領域の障害）

精神状態④：失行

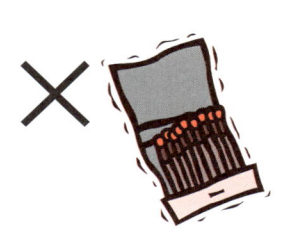

マッチを渡しても
どうやって使うのかわからない
↓
観念性失行
（優位半球頭頂葉を中心とする広範な障害）

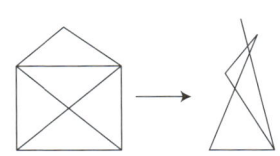

図を模倣させると
構成機能が障害されている
↓
構成失行
（優位半球頭頂～後頭葉の障害）

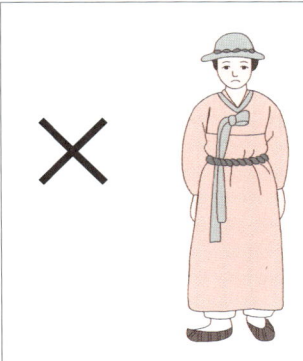

衣類を正しく着たり
脱いだりできない
↓
着衣失行
（劣位半球頭頂～後頭葉の障害）

五十棲一男、泉義雄

神経学的検査：言語

1. 言語障害の分類

●言語障害は大きく分けて、**構音障害、失語症、無言**に分類される（図1）。
●**構音障害**：発音がうまくできず、他人から聞き取りにくい言葉になる状態。
●**失語症**：発音機能に異常がないのに言葉による表現ができなかったり、言葉の理解ができない状態。
●**無言**：意識があるのに全くしゃべらない状態。

Key Words
●構音障害
●失語症
●無言

2. 構音障害

●**球麻痺性構音障害**：延髄の病変で舌咽（Ⅸ）・迷走（Ⅹ）・舌下神経（Ⅻ）の障害により、舌やノドの動きが障害されて発音が不明瞭になっ

図1　言語障害の分類

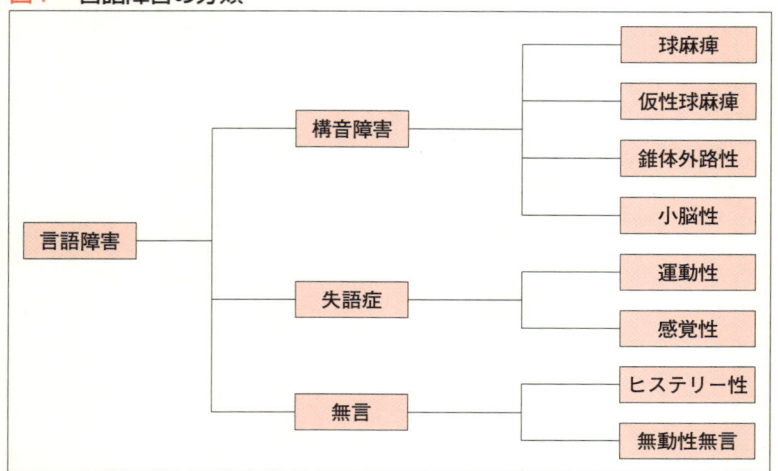

ているものをさす。具体的には脳幹部梗塞や筋萎縮性側索硬化症、重症筋無力症（神経筋接合部障害）などの場合に見られる。

●**仮性球麻痺性構音障害**：両側大脳半球の障害により舌やノドの動きが障害されて発音が不明瞭になっているものをさす。多発性脳梗塞の場合によく見られる。

●**錐体外路性構音障害**：パーキンソン病などの場合に口唇や舌の筋強剛のために発語が緩徐・単調・不明瞭となるものをさす。**言語緩慢**ともいう（なお、看護婦の間で構音障害全般を**呂律緩慢**と表現することが多いが適切な使用法でない）。

●**小脳性構音障害**：脊髄小脳変性症などの場合に、とぎれとぎれで不規則・不明瞭な発音になるものをさす。**断綴性発語**ともいう。

3. 失語症

●**運動性失語**：非流暢失語とも呼ばれ、Broca領野の障害による。言葉の理解はよいが発語が少なく、韻律が障害されている。「聞けるが話せない」状態である。

●**感覚性失語**：流暢失語とも呼ばれ、Wernicke領野の障害による。自発語が多く、韻律も正常であるが、内容が不適切でよくわからないことをしゃべる。他人の言葉の理解は悪い。「話せるが聞けない」状態である。

五十棲一男、泉義雄

図2　言語領野

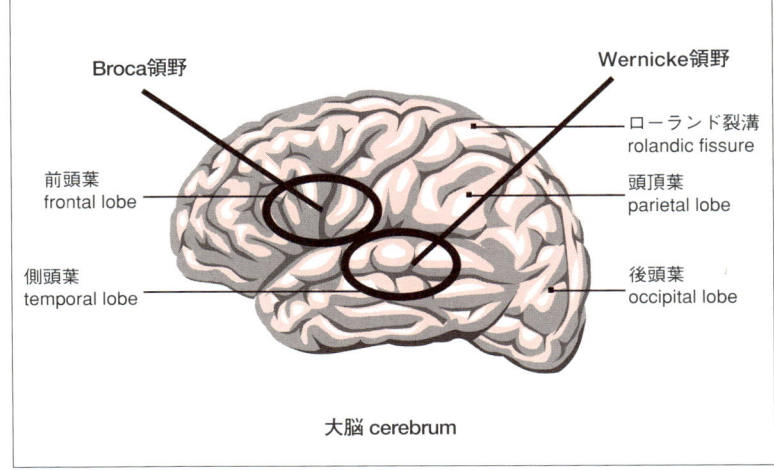

神経学的検査：脳神経

Key Words
- 嗅神経（Ⅰ）
- 視神経（Ⅱ）
- 動眼・滑車・外転神経（Ⅲ, Ⅳ, Ⅵ）
- 三叉神経（Ⅴ）
- 顔面神経（Ⅶ）
- 聴神経（Ⅷ）
- 舌咽・迷走神経（Ⅸ, Ⅹ）
- 副神経（Ⅺ）
- 舌下神経（Ⅻ）

脳神経のアセスメント

●脳神経障害の有無を診ることにより、脳幹部のどこに障害があるかを病巣診断することができる。

1. 嗅神経（Ⅰ）の診かた

●嗅覚は通常の診察では省略することが多いが、診る場合は閉眼させて一側の鼻孔を押さえ、タバコなどを

図1　脳底部の脳神経

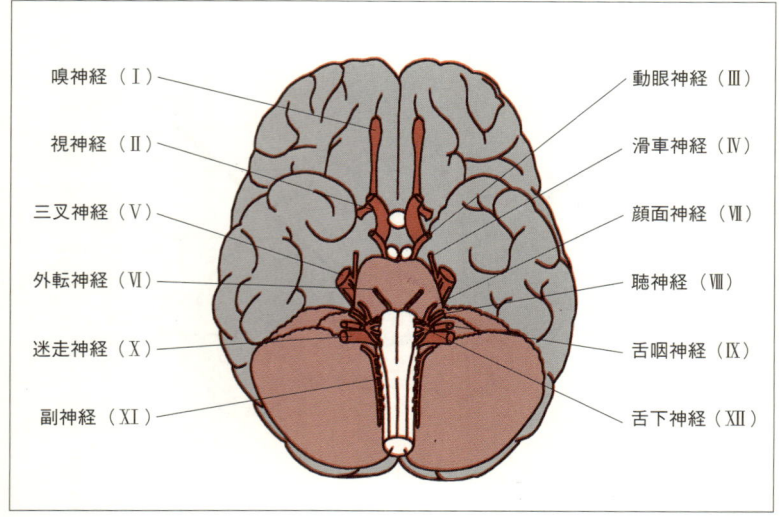

用いて嗅覚を検査する。

2. 視神経（Ⅱ）の診かた

●視力は眼鏡やコンタクトレンズで矯正できる場合は神経学的には正常と考える。
●視野は対坐法で試験し、視野欠損の有無を調べる。

3. 動眼・滑車・外転神経（Ⅲ,Ⅳ,Ⅵ）の診かた

●眼は診るポイントが多い。瞳孔の大きさ、左右差、対光反射、眼位、眼球運動、眼瞼下垂、眼振などをまとめて診察する（図2～4）。

4. 三叉神経・顔面神経の診かた（図5）

●顔面神経麻痺は、中枢性か末梢性かの鑑別が重要である。**中枢性顔面神経麻痺**では、額のしわは正常に寄り、閉眼も随意的に可能であるが、麻痺側の鼻唇溝がやや浅い。
●**末梢性顔面神経麻痺**では、麻痺側の額のしわは寄らず、閉眼もできず、鼻唇溝も浅い。

5. 聴神経（Ⅷ）の診かた

●音叉を用いて聴力を診る。検者を正常として、患者と比べる。
●聴力低下がある場合、**リンネRinne試験**や**ウェーバーWeber試験**により内耳障害か中耳障害かを区別するが、

図2 動眼・滑車・外転神経（Ⅲ,Ⅳ,Ⅵ）の診かた

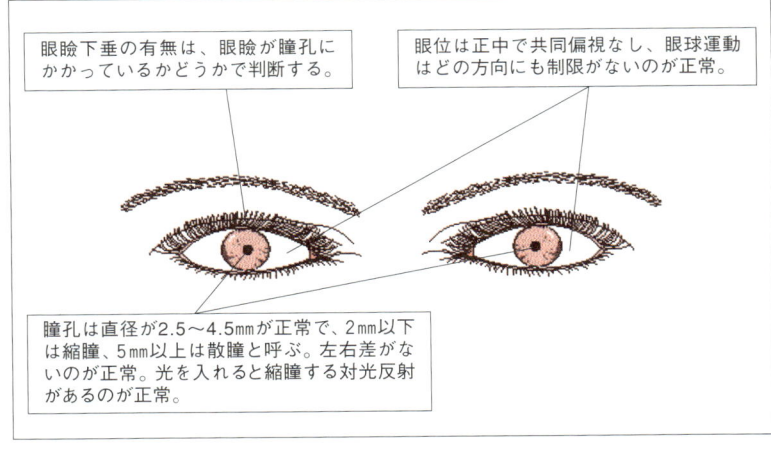

眼瞼下垂の有無は、眼瞼が瞳孔にかかっているかどうかで判断する。

眼位は正中で共同偏視なし、眼球運動はどの方向にも制限がないのが正常。

瞳孔は直径が2.5～4.5mmが正常で、2mm以下は縮瞳、5mm以上は散瞳と呼ぶ。左右差がないのが正常。光を入れると縮瞳する対光反射があるのが正常。

●前庭機能検査の一種である**温度試験**（caloric test）では、患者の鼓膜が正常か確かめた後、20℃の水（脳死判定では氷水）50m*l*を注射器で外耳に注入すると、注入したのと反対側に向かう眼振を生ずる。

詳細は耳鼻科依頼とする。

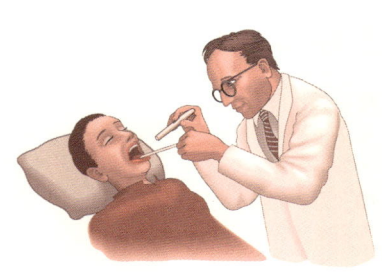

6. 舌咽（Ⅸ）・迷走（Ⅹ）・舌下（Ⅻ）神経の診かた

●患者に声を出させ、軟口蓋・咽頭後壁が対称に動くか観察する。咽頭後壁の筋が一側で障害されると、健側に引っぱられるように動く（カーテン徴候）。

●舌圧子で咽頭後壁に触れると、**催吐反射**（咽頭反射）が生じる。

●舌の観察では、萎縮の有無、線維束性収縮（細かい震え）の有無、前方につき出した時の偏位の有無を診る。舌下神経麻痺があると、前方につき出したとき麻痺側に寄る。

7. 副神経（Ⅺ）の診かた

●胸鎖乳突筋と僧帽筋の筋力と萎縮の有無を調べる。

図3　眼振の記載例

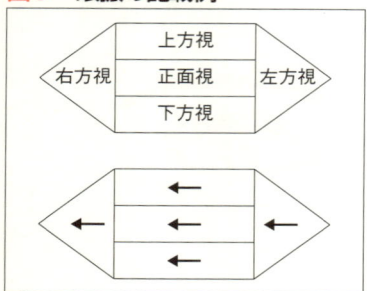

図4　外眼筋

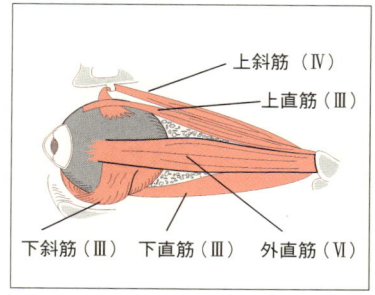

図5　三叉神経・顔面神経の診かた

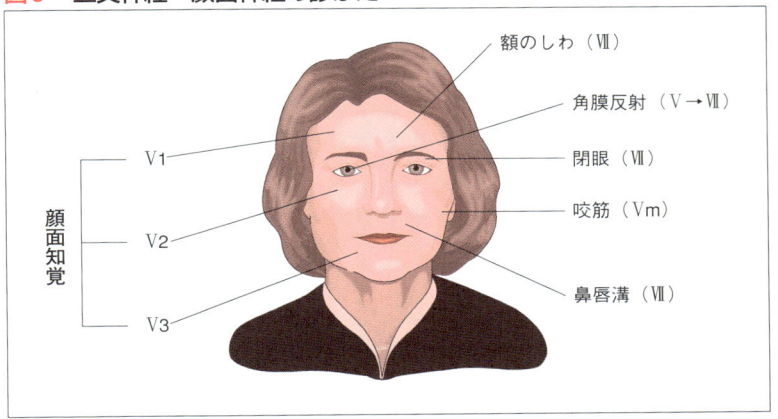

実践アセスメント

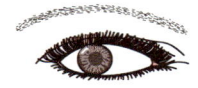 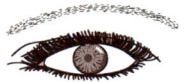

右眼が散瞳し、外転している。
↓
右動眼神経麻痺が示唆される。

図6　脳神経核の位置（概略）

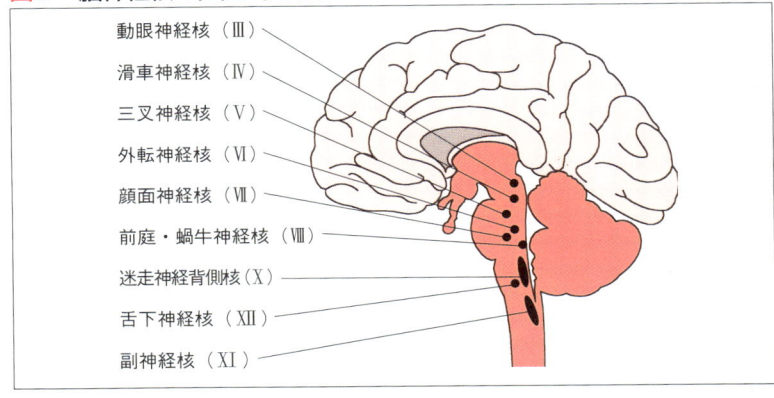

重要な脳神経障害症候群

1）上眼窩裂症候群
●Ⅲ、Ⅳ、Ⅵ麻痺による片側の眼球運動全麻痺、Ⅴの第1枝の麻痺、眼痛。動脈瘤、腫瘍などによる。

2）海綿静脈洞症候群
●Ⅲ、Ⅳ、Ⅵ麻痺による片側の眼球運動全麻痺、Ⅴの第1枝の麻痺、眼球突出、眼瞼浮腫。海綿静脈洞部の動静脈瘻、静脈洞血栓症などによる。

3）内耳道症候群
●Ⅶ、Ⅷの麻痺。聴神経鞘腫、髄膜腫などによる。Ⅴ、Ⅸ、Ⅹの麻痺も伴えば**小脳橋角症候群**となる。

4）ウェーバー Weber症候群（上交代性片麻痺）
●障害側のⅢ（動眼）麻痺と対側の片麻痺。中脳腹内側の障害。中脳梗塞などによる。

5）パリノー Parinaud症候群
●両側の垂直性注視障害と輻輳（両眼を寄せる運動）麻痺。松果体腫瘍による。

6）ミヤール・ギュブレール Millard-Gubler症候群（中交代性片麻痺）
●障害側のⅦ（顔面）麻痺と対側の片麻痺。橋下部腹側の障害。橋梗塞・腫瘍・海綿状血管腫などによる。

7）ワレンベルク Wallenberg症候群
●障害側のⅤ（感覚解離）、Ⅸ、Ⅹの麻痺、**ホルネル Horner症候群**（縮瞳、眼裂狭小）、小脳性運動失調、眼振、対側半身感覚解離。椎骨動脈・後下小脳動脈血栓症による。

五十棲一男、泉義雄

神経学的検査：運動機能

Key Words
- 姿勢
- 筋量・筋萎縮
- 不随意運動
- 筋緊張
- 随意運動
- 筋力
- 運動失調

1. 姿 勢

●姿勢で重要なものには、パーキンソン病における**前傾姿勢**と、陳旧性脳血管障害における**ウェルニッケ・マン** Wernicke-Mann肢位（患側上肢は内転屈曲、患側下肢は伸展）がある。

Memo
線維束性収縮 Fasciculation
●皮膚の上から観察される筋肉のピクつき。正常人でも疲労時や緊張時に出現するが、筋萎縮に伴って見られる時は**脊髄前核細胞の障害**を示唆し、これが全身に見られれば**筋萎縮性側索硬化症**が疑われる。

2. 筋量・筋萎縮

●図1参照。

3. 不随意運動の特徴と原因疾患 (表1)

1) 振戦 tremor
●最も多い不随意運動。律動的な振動運動。**静止時振戦 resting tremor**は膝の上に力を抜いて置いた手が震えるもので、**パーキンソン病**に見られる。

●**姿勢時振戦 postural tremor**：上肢を前方に伸展させ、手指を開いた時に細かく指が震えるもので、**生理的振戦、本態性（家族性）振戦、老人性振戦、中毒性振戦**（甲状腺機能亢進症、アルコール中毒、コカイン中毒など）で見られる。

●**企図振戦 intension tremor**：指鼻試験などを行ったときに目標に近づくほど増強する振戦で、**脊髄小脳変性症や多発性硬化症**などで見られる。

●**羽ばたき振戦 flapping tremor**：**固定姿勢保持困難 asterixis** とも呼ばれ、手を背屈させて保持させると手が一瞬落ちる運動を繰り返すもので、**肝性脳症**などの代謝性脳症で見られる。

2）舞踏運動 chorea
●踊っているような不規則で非対称性の不随意運動。ハンチントンHuntington舞踏病、シデナムSydenham舞踏病、有棘赤血球舞踏病などで見られる。

3）バリズム ballism
●上下肢を投げ出すような激しい運動。多くは一側性で片側バリズムhemiballismという。反対側の視床下核が病巣で、血管障害によるものが多い。

4）アテトーゼ athetosis
●たえずゆっくりとくねるような不随意運動。脳性小児麻痺でよく見られる。

5）チック tic
●顔、頸部、肩などに起こるくり返し運動。習慣性のものと、遺伝性のGilles de la Tourette症候群がある。

6）ジストニー dystonia
●不随意運動というよりは異常姿勢である。頸の異常念転を呈する攣縮性斜頸 spasmodic torticollisは頻度の高いジストニーである。

7）ミオクローヌス myoclonus
●周期性で迅速なピクッとした筋収縮。クロイツフェルト・ヤコブCreutzfeldt-Jakob病、無酸素脳症（ランス・アダムスLance-Adams症候群）などで見られる

表1　不随意運動の種類
- ●振戦 tremor
- ●舞踏運動 chorea
- ●バリズム ballism
- ●アテトーゼ athetosis
- ●チック tic
- ●ジストニー dystonia
- ●ミオクローヌス myoclonus

4.筋緊張の診かた

●患者に力を抜いてもらい、検者は左手で患者の肘を支え、右手で患者の手首を持って、患者の肘関節を曲げたり伸ばしたりする。
●その時に感じる抵抗感が強ければ筋緊張亢進である。
●筋緊張低下は小脳疾患や脳卒中による片麻痺の初期で見られる。

＜筋緊張亢進＞
●痙縮 spasticity：錐体路障害によるもので、折りたたみナイフと同じように初めの抵抗感が強いので折りたたみナイフ現象と呼ばれる。片麻痺・対麻痺・四肢麻痺などの慢性期に見られる。

●硬直・強剛・固縮 rigidity：錐体外路障害によるもので、特にパーキンソン病では歯車を回転させるときのようにカクン、カクンとした抵抗を感じるので、歯車様強剛 cogwheel rigidityと呼ばれる。

図1　筋量・筋萎縮の診かた

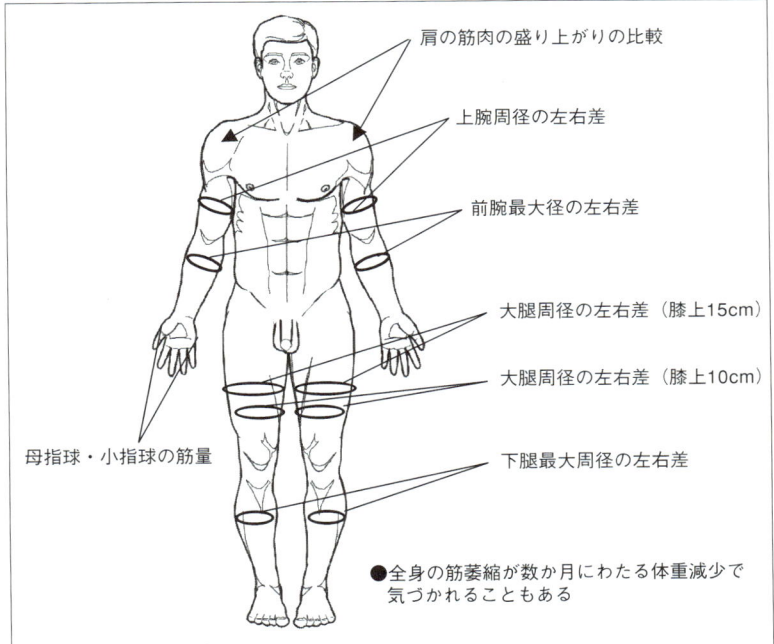

- 肩の筋肉の盛り上がりの比較
- 上腕周径の左右差
- 前腕最大径の左右差
- 大腿周径の左右差（膝上15cm）
- 大腿周径の左右差（膝上10cm）
- 母指球・小指球の筋量
- 下腿最大周径の左右差
- ●全身の筋萎縮が数か月にわたる体重減少で気づかれることもある

5. 筋力の診かた
（図2、3、表2）

●バレー Barré 試験：筋力テストでははっきりしない程度の軽度の不全片麻痺を診る検査。

1）上肢のBarré試験
●両腕を手のひらを上にして前方に水平に挙上させ、閉眼させて、そのままの位置に保つよう命ずる。障害側の上肢は回内し、次第に落ちてくる（Barré徴候）。

表2　筋力の6段階評価
（Medical Research Council法）

5	検者の強い抵抗に打勝って運動できる
4	検者のある程度の抵抗に打勝って運動できる
3	抵抗を加えなければ重力に抗して正常可動域いっぱいに運動できる
2	重力を除外してやれば運動できる
1	筋のわずかな収縮は起こるが関節は動かない
0	全く筋の収縮が見られない

図2 筋力テストで診る筋肉（中枢、支配神経）（前面）

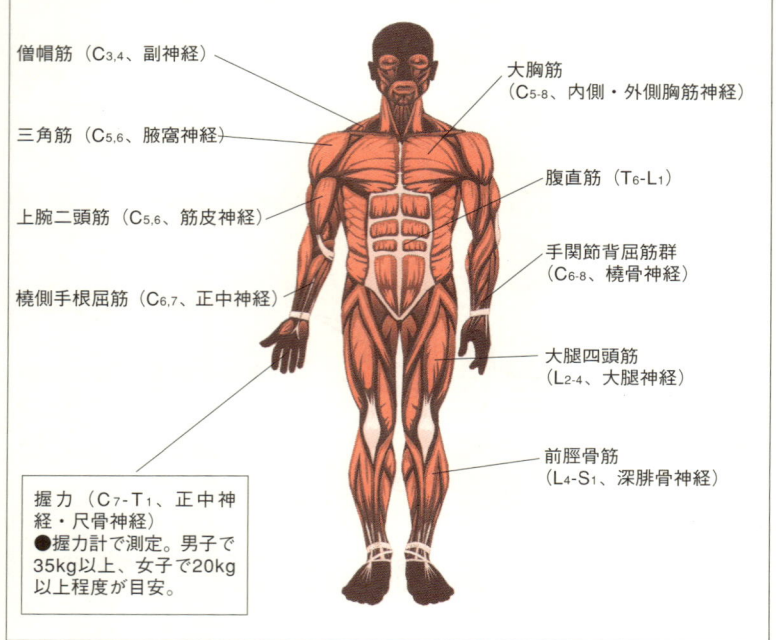

僧帽筋（$C_{3,4}$、副神経）
三角筋（$C_{5,6}$、腋窩神経）
上腕二頭筋（$C_{5,6}$、筋皮神経）
橈側手根屈筋（$C_{6,7}$、正中神経）
握力（C_7-T_1、正中神経・尺骨神経）
●握力計で測定。男子で35kg以上、女子で20kg以上程度が目安。

大胸筋（C_{5-8}、内側・外側胸筋神経）
腹直筋（T_6-L_1）
手関節背屈筋群（C_{6-8}、橈骨神経）
大腿四頭筋（L_{2-4}、大腿神経）
前脛骨筋（L_4-S_1、深腓骨神経）

2）下肢のBarré試験
●患者を腹臥位とし、両側の下腿を膝関節が120°くらいに開くような位置に保持させる。障害側の下腿は自然に落下する（**Barré徴候**）。

6. 運動失調の診かた

1）鼻指鼻試験
●患者の示指を自分の鼻先にあてさせ、次にその指で検者の指先と、患者の鼻先を交互にさわるよう指示する。検者は1回ごとに指の位置を移動させる。
●運動失調があると、正しい位置に指を運べず、目的物に近づくと振戦が生ずる（**企図振戦**）。

2）反復拮抗運動
●両手をできるだけ速く回内・回外させる。
●運動失調があると正確に行えずスピードも遅くなる。

図3　筋力テストで診る筋肉（中枢、支配神経）（後面）

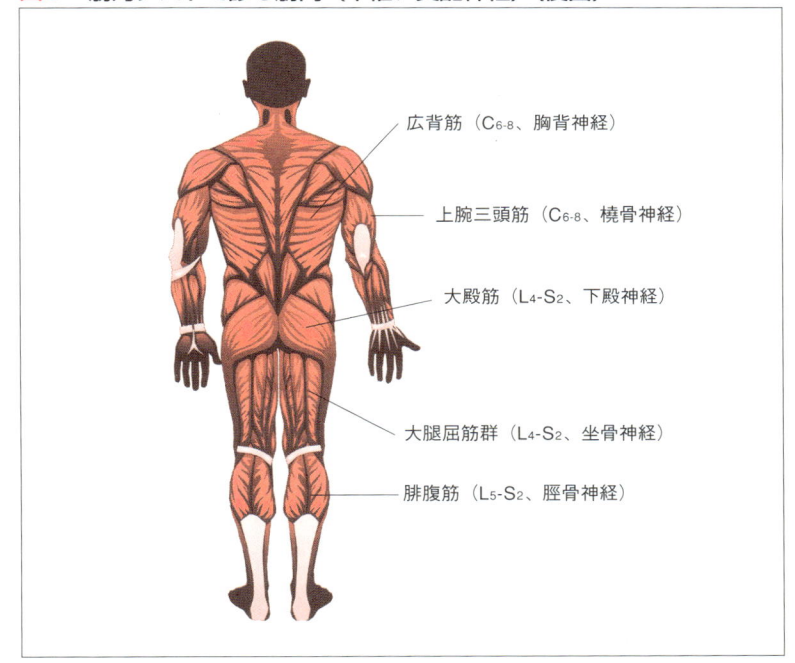

広背筋（C_{6-8}、胸背神経）

上腕三頭筋（C_{6-8}、橈骨神経）

大殿筋（L_4-S_2、下殿神経）

大腿屈筋群（L_4-S_2、坐骨神経）

腓腹筋（L_5-S_2、脛骨神経）

3）踵膝試験
- 仰臥位で閉眼させ、一方のかかとを他方の膝にのせ、かかとをむこうずねに沿って真っ直ぐに下降させ、その後かかとを高く挙上させる運動を繰り返させる。
- 運動失調ではうまくできない。

五十棲一男、泉義雄

神経学的検査：反 射

Key Words
- 腱反射
- 表在反射
- 病的反射

反射のアセスメント

●反射を診ることは、意識障害患者など協力の得られない場合にも客観的に所見をとることができる重要な診察法である。
●腱反射、表在反射、病的反射の3種を診る。
●神経学的意義は**錐体路障害の検出**である。錐体路障害があると、その障害部位以下のレベルで**腱反射の亢進、表在反射の消失、病的反射の出現**が見られる。

1. 腱反射 （図1、2、表1）

●**膝蓋間代** patellar clonusは、患

図1　腱反射の打鍵部位

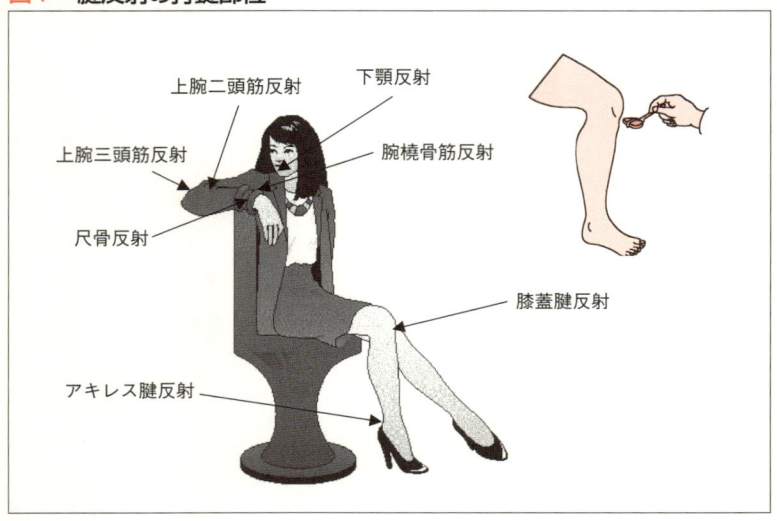

- 上腕二頭筋反射
- 下顎反射
- 上腕三頭筋反射
- 腕橈骨筋反射
- 尺骨反射
- 膝蓋腱反射
- アキレス腱反射

者の膝蓋を強く押し下げると膝蓋が上下に連続的に動く現象。
●**足間代 foot clonus**は、足を上方へ押し上げると足が上下に連続的に動く現象。
●膝蓋間代、足間代ともに腱反射著明亢進（++++）と同じ意義がある。

2. 表在反射と病的反射
（図3 ①〜⑪）

●**吸引反射**（①）：上唇から口角にかけて舌圧子でこすると口をとがらせる。前頭葉障害で出る。
●**口尖らし反射**（①）：上唇の中央をハンマーで軽く叩くと唇が突出する。脳での両側錐体路障害時に出現する。

表1　腱反射の記録法

（−）	……消失
（±）	……減弱
（＋）	……正常
（＋＋）	……やや亢進
（＋＋＋）	……亢進
（＋＋＋＋）	……著明な亢進

●**腹壁反射**（$T_{5,6}$）（②）：肋骨縁に沿って歯車でこする。正常では腹壁筋の収縮により臍が刺激された側に動く。錐体路障害により消失する。
●**腹壁反射**（T_{6-9}）（③）：臍と肋骨縁の間を水平にこする。
●**腹壁反射**（T_{9-11}）（④）：臍の高さを水平にこする。
●**腹壁反射**（T_{11}-L_1）（⑤）：臍より下を水平にこする。

図2　腱反射の表記と中枢

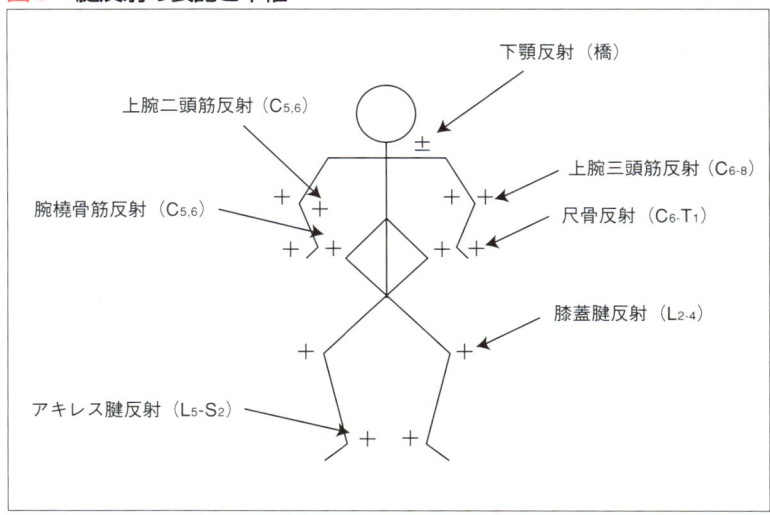

- 下顎反射（橋）　±
- 上腕二頭筋反射（$C_{5,6}$）　+
- 上腕三頭筋反射（C_{6-8}）　+
- 腕橈骨筋反射（$C_{5,6}$）　+
- 尺骨反射（C_6-T_1）　+
- 膝蓋腱反射（L_{2-4}）　+
- アキレス腱反射（L_5-S_2）　+

実践アセスメント

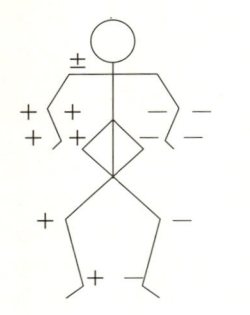

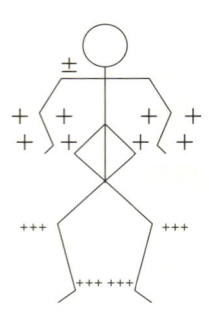

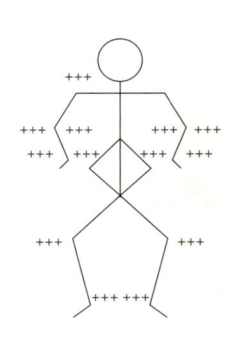

左片麻痺急性期

痙性対麻痺

運動ニューロン疾患

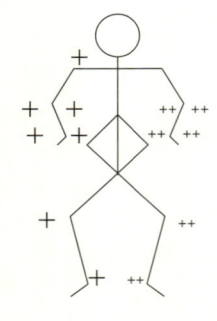

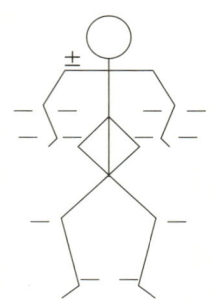

左片麻痺慢性期

末梢神経障害

●**錐体路**とは上位運動ニューロンからの連絡路であり、その障害部位以下の腱反射は亢進する。しかし、下位運動ニューロンや末梢神経が障害されると**反射弓**そのものが障害されるので腱反射は低下する。
●脊髄や脳が外傷・血管障害などで急激に損傷されると、病巣から遠く離れた部位が機能不全を起こす。これを**遠隔機能障害diaschisis**と呼ぶ。脳卒中急性期や**脊髄ショック**の際の腱反射低下はdiaschisisである。

図3　表在反射と病的反射

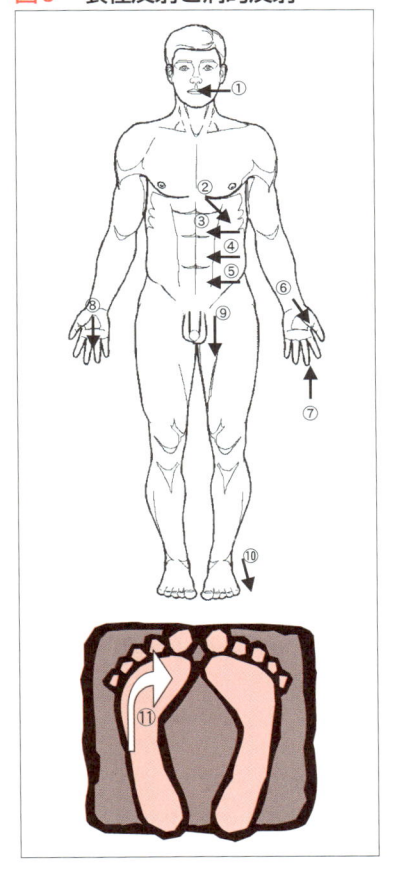

●**手掌頤反射**（⑥）：手掌の母指球を鍵でこすると、同側の頤の筋肉に収縮が起こる。錐体路障害、前頭葉障害時に出現する。

●**ホフマン Hoffman反射**（⑦）：中指の爪を鋭く手掌側にはじくと母指が内転・屈曲する。錐体路障害時に出現する。

●**トレムナー Trömner反射**（⑦）：中指の先端手掌面を強くはじくと母指が内転・屈曲する。錐体路障害時に出現する。

●**把握反射**（⑧）：手掌を軽くこすると手指が自動的に屈曲し握ろうとする動作が起こる。前頭葉障害で反対側に出現する。

●**挙睾筋反射**（L_{1-2}）（⑨）：大腿の内側面に沿って上から下にこすると、同側の挙睾筋の収縮により睾丸が挙上する。錐体路障害があると消失する。

●**チャドック Chaddock反射**（⑩）：足の外側縁を後ろから前へ鍵でこする。錐体路障害では母趾が背屈する。

●**バビンスキーBabinski反射**（⑪）：足の裏の外側縁を、かかとから上に向かってこすり、先端で母趾の方に曲げる。錐体路障害では母趾が背屈する。正常ではこの刺激により**足底反射**が起こるので各足趾は底屈する。

3.障害部位と反射異常
（図4）

1）**大脳が障害されると**
①腱反射がすべて亢進する
②病的反射（Hoffman, Trömner, Babinski, Chaddock）が出現する
③手掌頤反射が出現する
④吸引反射が出現する
⑤口尖らし反射が出現する

図4　反射中枢

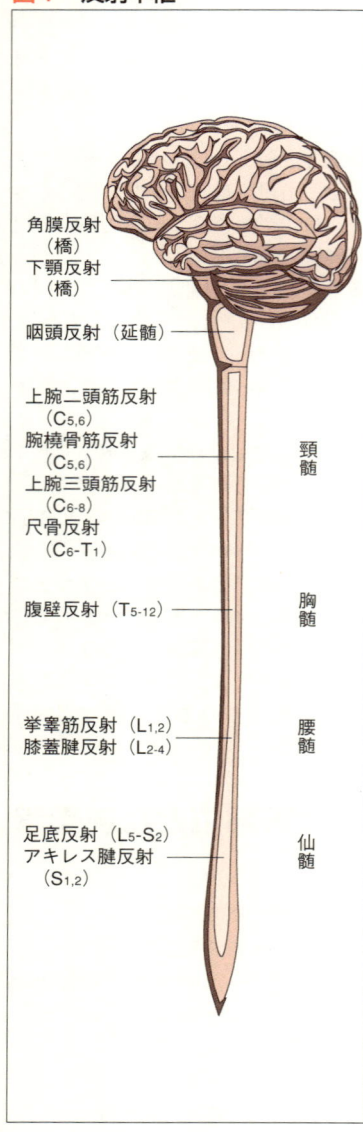

角膜反射（橋）
下顎反射（橋）
咽頭反射（延髄）
上腕二頭筋反射（$C_{5,6}$）
腕橈骨筋反射（$C_{5,6}$）
上腕三頭筋反射（C_{6-8}）
尺骨反射（C_6-T_1）
腹壁反射（T_{5-12}）
挙睾筋反射（$L_{1,2}$）
膝蓋腱反射（L_{2-4}）
足底反射（L_5-S_2）
アキレス腱反射（$S_{1,2}$）

頸髄
胸髄
腰髄
仙髄

⑥把握反射が出現する
⑦腹壁反射が消失する

2）脳幹（中脳〜延髄）が障害されると
①脳幹反射（対光反射、角膜反射、下顎反射、咽頭反射など）が消失する
②上下肢の腱反射が亢進する
③病的反射（Hoffman, Trömner, Babinski, Chaddock）が出現する
④腹壁反射が消失する

3）頸髄が障害されると
①上肢の腱反射が消失する
②下肢の腱反射が亢進する
③腹壁反射が消失する
④下肢の病的反射（Babinski, Chaddock）が出現する

4）胸髄が障害されると
①腹壁反射が消失する
②下肢の腱反射が亢進する
③下肢の病的反射（Babinski, Chaddock）が出現する

5）腰仙髄が障害されると
①下肢の腱反射が消失する
②足底反射が消失する
③挙睾筋反射が消失する

6）神経根・末梢神経・筋が障害されると
①腱反射が低下〜消失する
②腹壁反射が消失する

五十棲一男、泉義雄

神経学的検査:
感　覚

Key Words
- 表在感覚
- 深部感覚
- 複合感覚

●運動障害は他覚的に確認しやすいが、感覚障害は患者の主観によるので、問診、患者の協力と細かな診察が必要である。
●感覚は表在感覚・深部感覚・複合感覚に分けて診るが、意識障害患者では痛み刺激に対する反応で確認するしか方法がない。
●客観性に乏しいので他の神経所見や検査所見と総合して考える。

1. 表在感覚

●皮膚・粘膜の感覚で、痛覚、温度覚、触覚などがある。
●**痛覚**はピンや針で皮膚を軽くつついて検査する。正常部と痛覚鈍麻部の境界はピン車を用いるとわかりやすい。
●**温度覚**は電池式温度覚検査ペンを用いるのが簡便だが高価なので、水（10℃前後）やお湯（40～45℃）を入れた試験管を用いてもよい。氷水や熱湯では痛覚を生じるのでよくない。
●**触覚**は筆やティッシュを用いて軽く触って調べる。閉眼させ、触ったら「ハイ」と答えてもらう。

2. 深部感覚

●骨膜・筋肉・関節などから伝えられる感覚で、振動覚、位置感覚などがある。
●**振動覚**は、振動させた音叉を手足に当てて検者と比較する。
●**位置感覚**は、閉眼させ、手指や足趾を受動的に動かして「上」か「下」かを答えてもらう。

3. 複合感覚

●**二点識別覚、皮膚書字覚、立体認知、二点同時刺激識別覚**などを調べる。これらが障害されているときは対側の頭頂葉の障害が示唆される。

五十棲一男、泉義雄

図1　主要な末梢神経

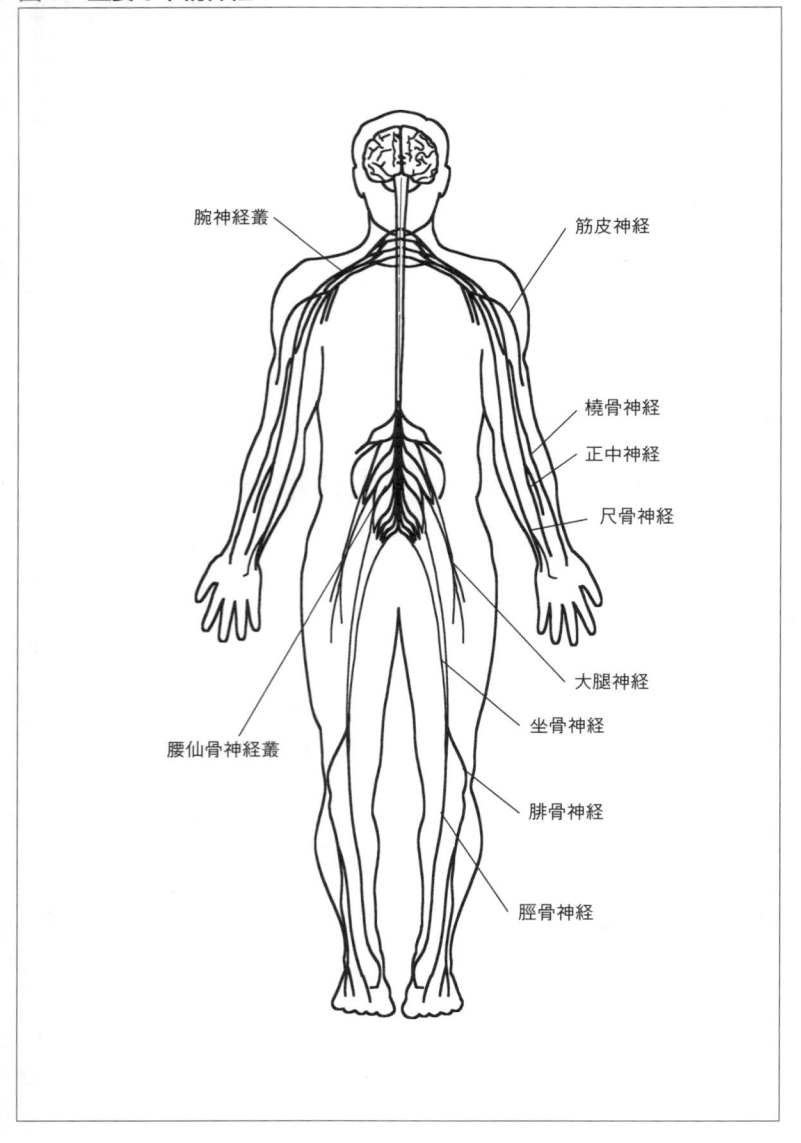

- 腕神経叢
- 筋皮神経
- 橈骨神経
- 正中神経
- 尺骨神経
- 大腿神経
- 坐骨神経
- 腓骨神経
- 脛骨神経
- 腰仙骨神経叢

감 覚 **33**

■実践アセスメント　感覚障害パターンと病巣（代表的原因疾患）

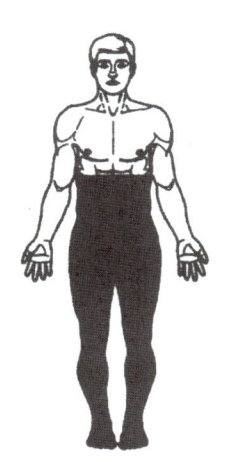

横断性脊髄障害
（外傷性脊髄損傷など）

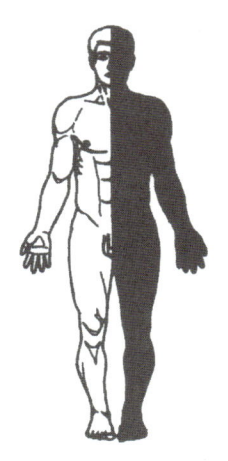

半身性感覚障害
（脳卒中など）

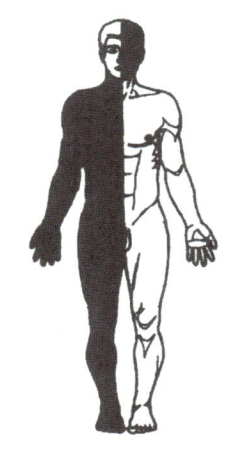

交代性感覚障害
（Wallenberg症候群など）

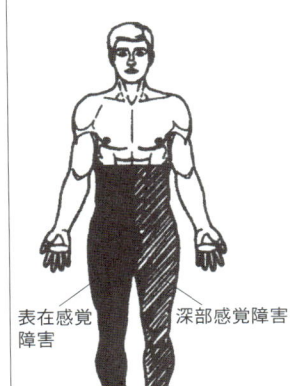

表在感覚障害　　深部感覚障害

Brown-Séquard症候群
脊髄半切症候群
（脊髄腫瘍など）

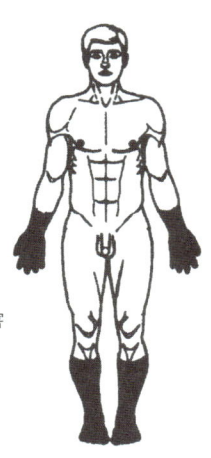

手袋・靴下型感覚障害
（多発神経炎）

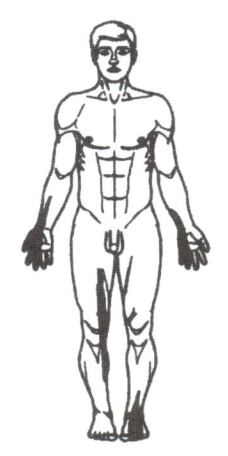

不均等な感覚障害
（多発性単神経炎）

神経学的検査：歩行・姿勢

Key Words
- Romberg試験
- Mann試験
- 片足立ち
- 通常歩行
- つま先歩き
- かかと歩き
- つぎ足歩行

1. 起立時の検査

1) ロンベルグ Romberg試験
●両足をそろえてつま先を閉じて立たせ、閉眼させる。正常であれば閉眼しても立っていられる。
●体が揺れて倒れそうになる場合は**Romberg徴候**陽性で、深部位置覚障害の存在、特に脊髄後索障害を示唆する。

2) マン Mann試験
●Romberg試験よりも鋭敏にバランス障害を検出できるテスト。両足を前後に縦一直線に置いて立たせる。
●このテストは正常人でも閉眼すると動揺する場合があり、開眼で安定していれば可とする。

3) 片足立ち
●片足で立てるだけの筋力があることを確認した上で、左右の足それぞれ片方で立たせる。
●正常人でも閉眼すると動揺する場合があり、開眼で安定していれば可とする。
●開眼でも片足立ちできなければ運動失調を疑う。

2. 歩行の観察

1) 通常歩行
●まず普通に歩いてもらい、歩行に異常がないか観察する。

2) つま先歩き・かかと歩き
●腓腹筋筋力低下ではつま先歩きが、前脛骨筋筋力低下ではかかと歩きができない。

3) つぎ足歩行
●神経学的診察で最も重要な検査の1つ。一方の足のかかとを他方の足のつま先につけるようにして、一直線につぎ足で歩かせる。
●基本的に精神機能、運動機能、感覚機能、バランス機能など神経系のさまざまな機能が正常でないとこの

歩行はできない。逆にこの歩行ができれば、おおまかに考えて神経系に著しい障害はないと考えてよい。

3．異常歩行

1）痙性片麻痺歩行
●脳血管障害慢性期で、痙性片麻痺が残っているものの起立・歩行ができる患者では、まず立位でウェルニッケ・マンWernicke-Mann肢位が見られる。すなわち、麻痺側の上肢は内転・屈曲し、下肢は膝・足関節とも伸展位である。
●この状態で歩行に移ると麻痺側の足が地面につっかえるので、外側に股関節を中心に半円を描くようにして足を進める。

2）痙性対麻痺歩行
●遺伝性痙性対麻痺やHAM（HTLV-I associated myelopathy）などでは両下肢がつっぱっており、両足の間隔が開き、内反尖足位で小幅に歩く。
●脳性小児麻痺では両膝がくっつき、そこを支点に両下腿で進む鋏歩行を呈する。

3）運動失調性歩行
●重症では酔っぱらいのようなフラフラとした不安定な歩行となる（酩酊歩行）。倒れないように両足の間隔を開けている。
●軽症ではつぎ足歩行をさせてみて初めて不安定性に気づかれる。

●深部感覚障害による失調歩行では、閉眼により急に歩けなくなる。
●小脳半球障害による失調歩行では障害側に倒れやすいが、閉眼での増悪はない。
●小脳虫部の障害では四肢に運動失調がなくても体幹運動失調により起立・坐位・歩行が障害される。

4）鶏歩
●ポリオや腓骨神経麻痺ではつま先が垂れるので、引っかからないように膝を高く上げて歩行する。スリッパは脱げてしまう。

5）動揺歩行
●進行性筋ジストロフィーに見られる歩行で、腰帯筋が弱いので腰と上半身を左右に振って歩く。

6）間欠性跛行
●歩行を続けると腓腹筋の痛みと疲労感が強くなり、足をひきずるようになり、歩行を休まざるをえなくなる。休息すると再び歩行が可能となる。
●**下肢血管性間欠性跛行、脊髄性間欠性跛行、馬尾性間欠性跛行**がある。

7）パーキンソン歩行（図1）
●パーキンソン病でYahrⅢ度以降に見られる。
●まず立位で**姿勢保持障害**があり(a)、どうしても前かがみになってしまう。
●歩き始めはなかなか第一歩が出な

図1 パーキンソン歩行

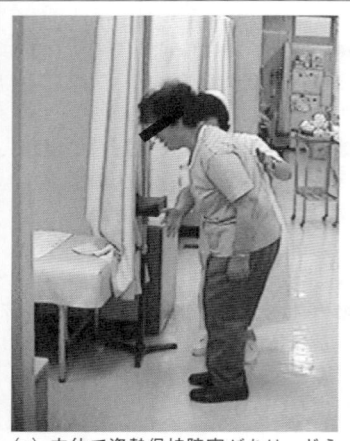

(a) 立位で姿勢保持障害があり、どうしても前かがみの姿勢になってしまう

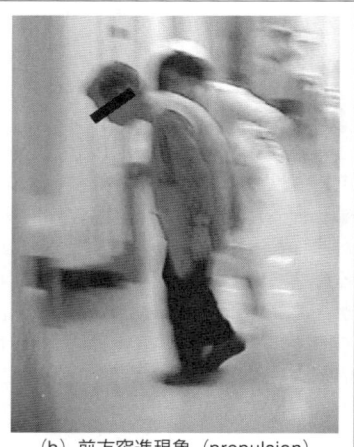

(b) 前方突進現象（propulsion）

い（**すくみ足**）。
●歩行時には前傾したままのため体重が前にかかって倒れそうになるが、足が大きく踏み出せず**小刻み歩行**となる。手の振りは乏しい。そのまま前方にかけ足のようになることもある（**加速歩行**）。
●急に立ち止まることはできない（**突進現象**）。

五十棲一男、泉義雄

Part 2

補助的検査法

X線検査①：頭蓋単純X線撮影 …………………38
X線検査②：脊椎単純撮影 …………………………40
造影検査①：脳血管撮影 ……………………………42
造影検査②：DSA ……………………………………45
造影検査③：脊髄造影 ………………………………48
CTスキャン …………………………………………50
MRI …………………………………………………53
核医学検査①：脳シンチグラフィー ………………56
核医学検査②：脳槽シンチグラフィー ……………59
核医学検査③：PET、SPECT ………………………61
超音波診断法 …………………………………………65
電気生理学的検査法①：脳波検査 …………………68
電気生理学的検査法②：誘発電位検査 ……………71
電気生理学的検査法③：筋電図検査 ………………74
検体検査①：血液検査 ………………………………77
検体検査②：髄液検査 ………………………………78
内分泌機能検査 ………………………………………80
頭蓋内圧動態検査 ……………………………………82
その他の検査 …………………………………………86

X線検査①：頭蓋単純X線撮影

1. 目 的

●頭蓋の形・大きさ・厚さ・濃淡の変化、石灰化（**表1**）、頭蓋内圧亢進所見（頭蓋拡大・縫合離開・指圧痕などで、特に小児で著明）、骨折（線状骨折、陥没骨折など）、血管溝など頭蓋全体の所見を見、さらに副鼻腔、トルコ鞍、眼窩、視神経、内耳道などの局所変化も見ることにより、頭蓋骨そのものおよび頭蓋内・外の病態を推測・診断するために行う。

2. 適 応

●すべての脳神経外科疾患が適応となるといっても差し支えはない。頭部外傷においては必須である。
●しかし、使用機器や時間的制約も少ないことにより容易に施行可能であるが、被曝を考え、必要な症例にのみ限って行うべきである。
●近年、CTやMRIの進歩に伴い、頭蓋内病巣はこれらの方法によって直接描出可能となったため、間接所見を描出する単純X線撮影の必要性は限られてきており、頭蓋骨そのものの病巣の診断時にのみ必須であるといっても過言ではない。
●さらに、頭蓋骨病巣は骨三次元CTのほうが描出力に勝る場合も少なくない。

3. 方 法 （表2）

●一般的には、前後像（anteroposterior；AP view）、側面像（lateral view）にタウン撮影（Towne's view）を加えた三方向撮影を行う（ことに、頭部外傷症例）。
●このほか、必要に応じてウォータース撮影（Waters view）、頭蓋底撮影（axial view）、視束管撮影などを行う。

4. ケアのポイント

●妊娠の可能性を聴取し、可能性がある場合（ことに妊娠早期）は行わない。
●頭部に異物（ヘアピン等）がないかチェックし、ある場合はこれをはずさせる。

潤井誠司郎

表1 石灰化を示す状態

生理的石灰化	松果体、脈絡叢、大脳鎌、小脳テントなど
異常石灰化	脳動脈硬化、巨大脳動脈瘤、脳腫瘍（髄膜腫、頭蓋咽頭腫、松果体腫瘍など）、脳膿瘍、硬膜下血腫、結節性硬化症、Sturge-Weber症候群、副甲状腺機能低下症、など

表2 種々の頭蓋単純撮影法

撮影法	方法	目的部位
矢状方向撮影 　前後像(AP view) 　後前像(PA view)	OM line (orbito-meatal line；眼窩中点と外耳孔を結んだ線、基準線)がフィルムと垂直になる頭位で、X線をフィルム面に垂直に投影	頭蓋全体
側面撮影 　右左像(RL view) 　左右像(LR view)	頭部矢状面をフィルムと平行に置き、フィルム面に垂直にX線を投影	頭蓋全体
タウン撮影	基準線がフィルムと垂直になる頭位で、X線を基準線に対して頭側に30°傾けて投影	後頭骨、大孔、側頭骨錐体部など
ウォータース撮影	頤部を撮影台につけ、鼻尖をフィルム面より2～3cm離した頭位で、X線をフィルム面に垂直に投影	副鼻腔（上顎洞、前頭洞）、眼窩、頬骨、顎骨など
コードウェル撮影	基準線がフィルム面と垂直になる頭位で、X線を基準線に対して足側に15°傾けて投影	副鼻腔（前頭洞、篩骨洞）、眼窩など
頭蓋底撮影	フィルム面に頭頂部をつけて基準線をフィルム面と平行とし、X線を垂直に投影	頭蓋底骨、頭蓋底諸孔（棘孔、卵円孔など）
その他	接線方向撮影	陥凹骨折など
	断層撮影	トルコ鞍など

X線検査②：
脊椎単純撮影

1. 目 的

●CTやMRIの発達した現在においても、頭部・頭蓋と異なり、脊椎は重要な身体支持組織であり、骨組織そのものであるため、単純X線撮影は必要不可欠な検査である。
●脊椎は、内部に脊髄があり、ここから神経根が出るため、骨すなわち脊椎の状態を脊椎単純撮影（時にCT）で見、神経系すなわち脊髄・神経根の状態をMRI（時に脊髄造影、CT）で見ることにより、互いに補完しあい、病巣の全貌が把握可能となる。
●脊柱の変形、骨（椎体、椎弓、椎弓根、椎間孔、関節など）の破壊・肥厚、骨折・脱臼に加え、小児では二分脊椎その他の骨奇形に留意する。

2. 適 応

●ほとんどすべての脊椎・脊髄疾患で適応となる（**表1**）。

3. 方 法

●一般的には、頸椎では、正面、側面（中立位、前屈位、後屈位の3方向）、斜位（右前、左前）の6方向に、必要に応じて正面開口位を加える。
●胸椎では、正面、側面の2方向、腰椎では正面、側面に両斜位を加えた4方向撮影が一般的である（**表2**）。

4. ケアのポイント

●妊娠の可能性を聴取し、可能性がある場合（ことに妊娠早期）は行わない。
●撮影部位に異物（ネックレス、着衣の金属等）がないかチェックし、ある場合はこれをはずさせる。

潤井誠司郎

表1　脊椎単純撮影が適応となる疾患

分　類		疾　患
外傷		骨折（線状骨折、圧迫骨折）、脱臼
変性疾患		椎間板ヘルニア、変形性脊椎症、後縦靱帯骨化症、黄色靱帯骨化症
腫瘍	脊椎	転移性脊椎腫瘍、多発性骨髄腫、脊索腫、血管腫
	脊髄	神経鞘腫、髄膜腫、上衣腫・星細胞腫
炎症性疾患		結核性脊椎炎、化膿性脊椎炎、強直性脊椎炎、リウマチ性関節炎
先天異常		頭蓋底陥入症、環椎後頭化、環軸脱臼、Klippel-Feil症候群、二分脊椎、脊椎すべり症
骨系統疾患		Hurler症候群、Morquio症候群、軟骨異栄養症、骨形成不全症、大理石病
代謝・内分泌疾患		Ca・P代謝異常、骨粗鬆症、末端肥大症、Cushing症候群、Paget病

表2　脊椎単純撮影法

レベル	撮影方法		観察部位・目的
頸椎	正面		椎弓根、Luschka関節、椎体の高さ・幅
	側面	中立	椎体、椎間関節、椎間腔、棘突起、
		前屈	脊椎管前後径、およびこれらの動的変化
		後屈	軟部組織（後縦靱帯、黄色靱帯）
	斜位	右前	椎間孔
		左前	
	開口位		環椎、軸椎（殊に歯状突起）
胸椎	正面		椎弓根、椎弓、椎体の高さ・幅
	側面		椎体、椎間孔、椎間腔
腰椎	正面		椎弓根、椎弓、横突起
	側面		椎体、椎間孔、椎間腔
	斜位	右前	椎間関節
		左前	

造影検査①：脳血管撮影（Angiography）

1. 目 的

●脳血管に造影剤を注入し、連続的に頭部のX線撮影を行い、脳血管自身の異常、病的血行動態などを直接的に診断したり、あるいは正常脳血管の偏位を生ずる病巣、病態を間接的に診断するために行う。

2. 適 応

●脳血管障害、脳腫瘍など。

3. 方 法

●直接穿刺法（左右頸動脈、左右上腕動脈穿刺）
●経大腿動脈穿刺法（セルジンガー法）（図1）
●経上腕動脈穿刺でモディファイド・シモンズ・カテーテルによる選択的撮影（種々のカテーテルを使用し、目的とする血管まで進める）

4. 撮影法

●正面・側面連続撮影
●斜位・軸位撮影
●拡大撮影
●立体撮影

5. ケアのポイント

1）検査前（表1、2）

●患者および家族に十分な説明を行い、不安を除き協力を得る。
①一食絶食とする。
②排尿後、穿刺部を剃毛、清拭する。意識障害あるいは検査が長時間になる場合は膀胱バルーンカテーテルを留置する。

図1 脳血管撮影における穿刺部位

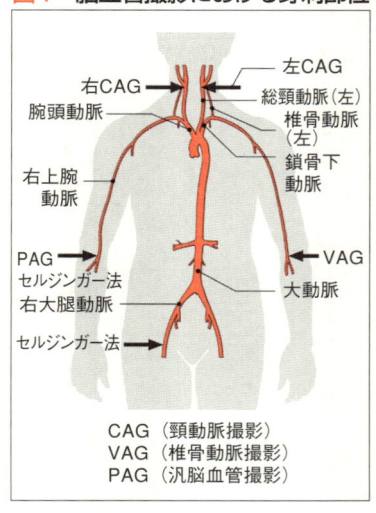

CAG（頸動脈撮影）
VAG（椎骨動脈撮影）
PAG（汎脳血管撮影）

③前投薬前にバイタルサインをチェックし、めがね、義歯、ヘアピン、装身具をはずす。
④穿刺部以外の手足より血管確保する。
⑤術衣に更衣させ、もう一度バイタルサインをチェックする。

2）検査中
●患者に声かけ、説明を行い、不安を除く。
①ガイドワイヤー、カテーテルに抵抗があれば無理をせず押し進めない。
②ガイドワイヤー、カテーテルは最適のものを使用する。
③バイタルサインのチェック、穿刺部での出血や血腫のチェックをする。
④造影剤の副作用に注意し、必要ならば副腎皮質ステロイド、硫酸アトロピン、昇圧剤、酸素吸入を行う。
⑤止血時血腫を形成しないように十分止血する。特に頸動脈直接穿刺の場合十分に注意する。

3）検査後（図2）
●バイタルサインのチェックおよび一般状態の観察を行う。
①セルジンガー法
●検査側の足背動脈触知および末梢循環障害の有無、血腫の形成、出血の有無を観察する。
●6時間絶対安静圧迫固定とし、その後トイレ歩行のみ許可する。
●飲水、食事は、検査終了後3時間嘔気嘔吐、その他の異常がなければ

図2　カテーテル抜去後の圧迫止血

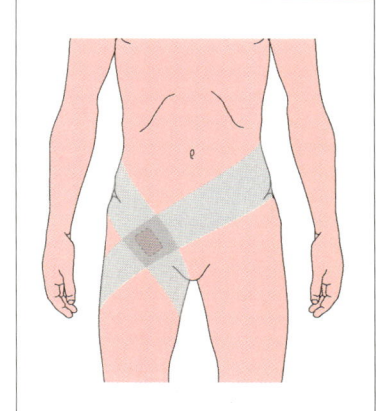

1）大腿動脈穿刺部にロールガーゼを置き、圧迫する。
2）圧迫帯（絆創膏）で交差するように被う。
3）圧迫帯は、腸骨稜が支点になるようにする。

摂取を許可する。
②上腕動脈穿刺法
●検査側の橈骨動脈を触知し、血腫形成、出血の有無を観察する。
●血腫、末梢循環障害および正中神経障害による前腕のしびれなどの出現に注意する。
●検査終了後3時間は絶対安静とする。
●その他は①と同じ。
③頸動脈穿刺法
●血腫形成、出血に特に注意する。
●頸部に血腫が形成され、気道閉塞をきたすことがあるので、穿刺部位の圧迫状態、止血を確かめる。
●検査終了後3時間は絶対安静とし、その後も可能な限り頸部を動かさな

表1　準備する用具

血管造影用トレー	
20mlガラス注射器（ルアーロック）	2
10mlガラス注射器（ルアーロック）	2
10mlプラスチック注射器（局所麻酔用）	1
モスキート鉗子	1
ガラスビーカー	1
金属ビーカー	2
シャーレー	1

その他	
ガーゼ	多数
3方活栓	1
穴あき敷布	1
滅菌テープ	1
局所麻酔薬（キシロカイン、プロカインなど）	10ml
イントロデューサー・シースセット	1
脳血管撮影用造影剤	
カテーテル（種々）	
ガイドワイヤー	

表2　前処置

成人	小児
硫酸アトロピン 　0.5mg筋注	硫酸アトロピン 　0.1mg＋(0.01mg/kg) 筋注
フェノバール100mg 　（セルシン10mg） 　（アタラックスP　25～50mg） 　筋注	体重10kgまで 　ペンタジン 2 mg/kg 　ウインタミン 1 mg/kg 　ピレチア 1 mg/kg 　筋注 体重10kg以上は 5 kgごとに10％ずつ 　減量し、筋注 鎮静が不十分な場合は 　セルシン0.2mg/kgを静注

いようにする。
●その他は①と同じ。

庄瀬　祥晃

造影検査②：DSA

●画像信号をデジタル化し、造影剤注入後の画像から、造影剤注入前の画像を黒白反転画像とし差し引き（サブトラクション）を行い、静止しているバックの組織を消し、血管像のみを映し出し、コンピューターを使用し、リアルタイムに映し出すものである。

●脳血管撮影装置では診断が第一目的であったが、DSA（digital subtraction angiography）装置の進歩、またそれに伴う血管内手術（interventional radiology；IVR）の飛躍的進歩および普及により、DSA装置は最近では治療のモニターとして使用されている。

1. 目　的

●脳血管障害および脳腫瘍の診断、および治療（血管内手術）のモニターとして行う。
●利点：
①わずかな濃度差の識別能（コントラスト分解能）が高い。
②演算処理が速いためリアルタイムにサブトラクション像を得ることができる（**写真1**）。

2. 適　応

●通常の脳血管撮影の適応疾患
●脳動脈瘤（未破裂、破裂）の塞栓術
●脳動静脈奇形、硬膜動静脈奇形、

写真1　海綿静脈洞内動脈瘤

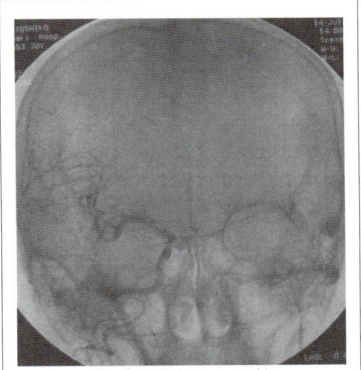

サブトラクション前

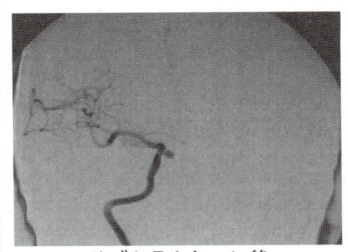

サブトラクション後

写真2　海綿静脈洞内動脈瘤

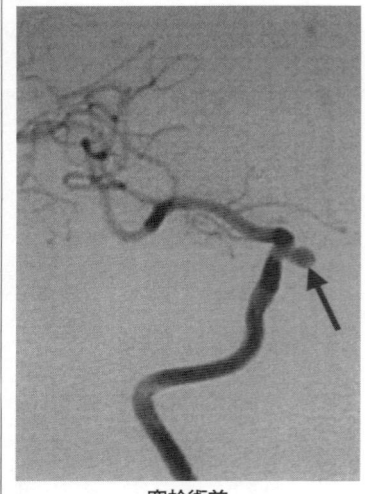

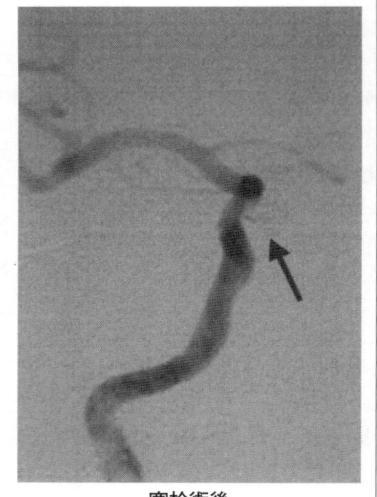

| 塞栓術前 | 塞栓術後 |

脊髄動静脈奇形の塞栓術
●脳腫瘍の栄養血管の塞栓術および選択的動注療法
●血管拡張術（バルーン、ステント使用）
●虚血性病変に対する線溶療法など。

3. 撮影法

●正面・側面連続撮影、拡大・斜位撮影、立体回転撮影ができるが、すべてリアルタイムに描出できる。
●経静脈撮影（IVDSA）と経動脈撮影（IADSA）がある。現在ではほとんど経動脈撮影である。

4. 方　法

1）通常の撮影の場合
●脳血管撮影と同様の前処置と手技を行い、撮影する。

2）血管内手術の場合（写真2）
①局所あるいは全身麻酔下に全身ヘパリン化（70～100単位/kg）を行い、ACT（活性化凝固時間）を250～300秒に維持する。
②大腿動脈よりシースイントロデューサーを挿入し、DSA装置を使用し、親カテーテルを誘導し留置する。親カテーテルを介して、マイクロカテーテルを病変部まで誘導する。
③マイクロカテーテルよりコイルな

表1　血管撮影後、血管内手術術後のチェック項目

1．局所的チェック	A　穿刺部皮下出血 B　穿刺部末梢の血行 　　動脈（足背動脈、後脛骨動脈など）脈拍触知 　　皮膚冷感・色調・疼痛
2．全身的チェック	A　血圧・脈拍・呼吸・体温 B　嘔吐・嘔気 C　自排尿
3．神経学的チェック	A　意識レベル B　麻痺（四肢など）、しびれなど C　瞳孔不同の有無、眼球運動障害、視力・視野障害など

どの塞栓物質の注入、バルーンの拡張、薬剤の注入、ステントの留置などの処置をDSA装置にて確認しつつ行う。
④術後、ヘパリンの中和は行わず、抗凝固療法を継続する。
⑤3～5日間、抗凝固療法を継続する。
⑥術前1週間前よりアスピリンないしチクロピジンの内服を行い、術後原則として3か月継続する。

5. ケアのポイント (表1)

●血管内手術（IVR）の場合は、十分なインフォームド・コンセントが特に必要である。

●IVRは少ない侵襲で、外科的手術に匹敵するような効果を得ようとするものであるが、少なからず患者の心身の苦痛や危険性を伴うものであるため、心身の状態のチェックも必要である。

●DSA検査およびIVRの術前、術中、術後ともチェックポイントは脳血管撮影と同じである。

●IVRの場合は、全身ヘパリン化を行っているが、術中の処置、塞栓物質のため血栓、塞栓形成の危険性が高い。

●検査・IVRの術中、術後に神経症状のチェック、穿刺部の出血、血腫形成に注意しなければならない。

庄瀬　祥晃

造影検査③：
脊髄造影

1. 目 的

●脊髄腔に陽性造影剤を注入し、①脊髄、神経根、血管の陰影、およびこれらと周囲組織との関係を観察することによる解剖学的な病巣の把握、②髄液循環動態の把握、の主に2つの目的で行われる。

●このうち、前者①の目的には、造影剤の影として間接的に病巣を描出する脊髄造影よりも、直接病巣そのものを描出するMRIのほうが優れる場合が少なくないため、脊髄造影はかつてほど行われなくなった。

●逆に、MRIは骨の情報に乏しいため、骨組織（脊椎）と神経組織（脊髄、神経根）の相互の関連が非常に大切な脊椎・脊髄疾患においては、不可欠な検査方法である。

2. 適 応

●一応あらゆる脊椎・脊髄疾患が適応とはなるが、上述の理由から、脊椎と脊髄の相互関連の把握が不可欠である疾患において、CT脊髄造影と併せ行うことにより有用である。

3. 方 法

●通常、側臥位もしくは腹臥位で腰椎穿刺を行い、X線透視下で水溶性造影剤を延長チューブを用いて確実にゆっくりとクモ膜下腔に注入する（表1参照）。

●水溶性造影剤は、非常にすばやく拡散・希釈されてしまうため、手際よく検査を進めることが大切である。ことに頸部脊髄造影時は、検査台を10～20°頭部挙上位として造影剤を注入し、すばやく検査台をhead-downとして撮影するなどの工夫が必要である。

●正面撮影、側面撮影に加え、斜位撮影など、目的とする病巣に応じた方向での撮影を行う。

●完全ブロックの場合は、病巣の上端を検索するため、後頭下穿刺または頸椎側方穿刺による上方からの脊髄造影が必要となることがある。

●通常、脊髄造影の後、CT脊髄造影も併せて行うことが大切である。

●完全ブロックが考えられる場合、検査後急速に病状が悪化することがあるため、手術が引き続き可能な準備をして行うべきである。

表1 脊髄造影の部位別使用薬剤・濃度・量

造影部位	造影剤	濃度	量
腰　部	オムニパーク240 イソビスト240	190〜240mgI/ml	8〜12ml
胸　部	オムニパーク240 イソビスト240	240mgI/ml	8〜12ml
頸　部	オムニパーク240 イソビスト240	240mgI/ml	8〜12ml

4. ケアのポイント

● 検査中は、ヨード造影剤に対するアレルギー反応やショック状態を起こすことがあるため、意識状態やバイタルサインを注意深く観察する。
● 検査終了後も、頭痛、嘔気・嘔吐、およびこれらに伴う不安がかなり高頻度にみられ、またまれに痙攣を起こすこともあり、十分な観察と看護が必要である。
● 検査当日は、終日安静臥床を指導するのが得策である。

潤井誠司郎

CTスキャン

1. 目 的

- 人体に多方向からX線を照射し、これを高感度の検出器で計測。コンピューターにより画像処理し神経系の断層像（主に水平断）を得る。
- X線吸収係数の差で病巣を診断（図1）。
- 立体的なデータを収集できるヘリカルCT（スパイラルCT）により、三次元表示や任意位置の断層画像の再構成が可能。

2. 適 応

- 頭部外傷・脳血管障害・脳腫瘍など。
- 特に受傷早期の外傷・急性期の脳血管障害では第一選択の検査法。

3. 方 法

1）単純CT（図2）

- 頭部水平断は通常、眼窩外耳孔線（OMライン：orbitomeatal line）を基準線とする。これに平行か10～15°の角度をつけて撮像。
- 断層の厚さ（スライス厚）は通常10mm。後頭蓋窩では5mmスライスを使うことがある。
- 副鼻腔・眼窩病変にはReid基準線に平行に撮像。
- 脊椎（脊髄）は椎体後面に直角に撮像。通常スライス厚は5mmを使用。
- CT値（水のX線吸収係数を基準＜0＞として物質のX線吸収係数を相対的に表したもの）が脳実質より高い場合、高吸収値（画像で白い）と表現。脳実質と同じ場合は等吸収値、脳実質より低い（画像で黒い）場合は低吸収値と表現。
- 観察したい部位の吸収値（ウィンドウ・レベル）、詳細にみたいと思う吸収値の幅（ウィンドウ幅）を設定し、画像表示する。

2）造影CT

- 水溶性ヨード造影剤を経静脈的に投与（ボーラス注入あるいは点滴静注）。
- 造影剤増強効果を示す正常構造：動静脈・静脈洞・脈絡叢・硬膜（大脳鎌・小脳天幕）など。
- 血管の豊富な病巣（血液脳関門破綻部が増強され、病変部を明瞭にする）：脳腫瘍・脳膿瘍・脳動静脈奇形など。

図1　X線吸収係数と病巣

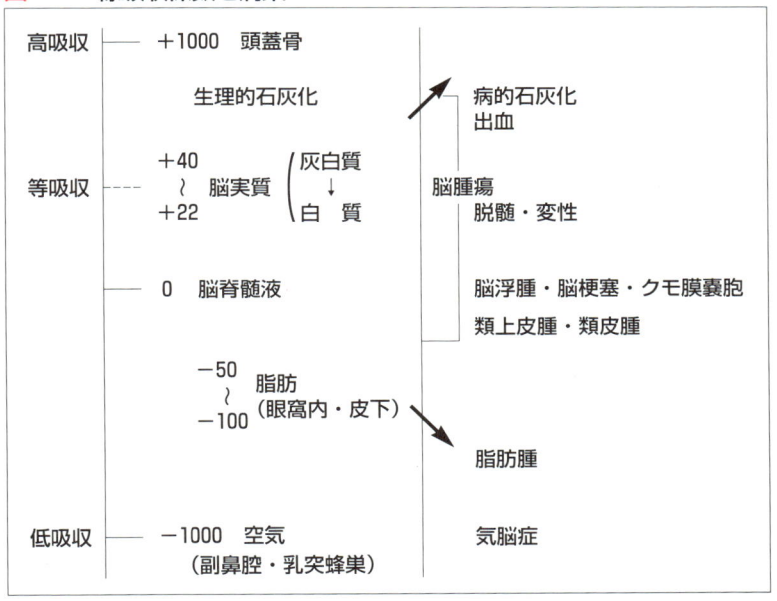

高吸収	+1000　頭蓋骨	
	生理的石灰化	↗ 病的石灰化 　　出血
等吸収	+40 　～　脳実質（灰白質 ↓ 白質） +22	脳腫瘍 脱髄・変性
	0　脳脊髄液	脳浮腫・脳梗塞・クモ膜嚢胞 類上皮腫・類皮腫
	−50 　～　脂肪（眼窩内・皮下） −100	↘ 脂肪腫
低吸収	−1000　空気（副鼻腔・乳突蜂巣）	気脳症

図2　単純CT

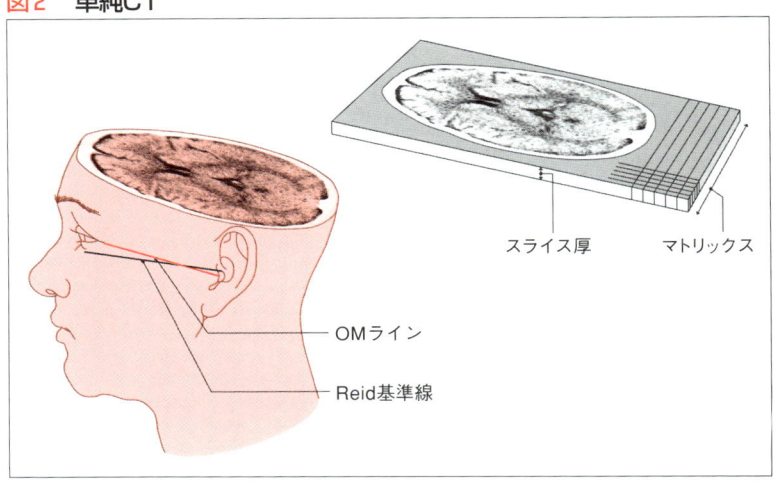

スライス厚　マトリックス
OMライン
Reid基準線

3）CT血管造影（CTアンギオグラフィー）

●造影剤（60～100ml）をボーラス注入（2～4ml/秒）し、ヘリカルCTで三次元データを収集。適切に条件設定をし（しきい値設定）、血管系を描出する。
●脳動脈瘤・脳動静脈奇形・髄膜腫などに使用。

4）CT脳槽造影（CTシステルノグラフィー）

●通常、腰椎穿刺を行い脊髄造影用の非イオン性水溶液を6～10ml注入。
●髄液循環動態をみる場合には、注入後、(1)・3・6・24・48時間と経時的に撮像。
●脳室内逆流現象・脳室内停滞の有無、造影剤の流出状態から判断。正常圧水頭症などに行う。
●脊椎管・脳槽内あるいはそれに近接する病巣の判断には、トレンデレンブルグ体位をとらせタイミングをみて撮像。

5）ゼノンCT

●ゼノン（^{133}Xe）ガスを十分な濃度で吸入させるとCT上増強効果を示す。
●これを利用して局所脳血流量を測定。

4. ケアのポイント

●特別な前処置はいらない。
●検査についてよく説明し不安を取り除く。
●小児・不穏状態の患者などでは鎮静が必要。
●鎮静剤使用中は検査中も患者の状態を観察する。
●造影剤を使用する際の注意点：
①十分な問診を行う（副作用の既往・甲状腺疾患の有無）。
②ヨード濃度と用法（脊髄造影用かCT造影用か、など）。
③投与前に体温まで温める。
④副作用の早期発見に努め（ショック・痙攣・咳・発疹など）、すみやかに対応。遅発性の副作用（1時間～数日後に発疹・悪心など）の可能性についても説明する。
●緊急時に備え酸素・気道確保・救急薬品などを準備する。

山内　康雄

MRI

1. 目 的

●人体を強力な磁場の中に置き、特定の周波数の電波を加えて水素原子核（プロトン）を共鳴させ、これが元の状態に戻る時に放出される電磁波（MR信号）を検出して画像化。
●プロトンの分布状態をみたもので、任意の断層像（冠状・矢状・水平断など）が得られる。

2. 適 応

●あらゆる神経疾患が適応となる。脱髄・変性・奇形などには特に有用。
●骨によるアーチファクトがなく任意の断層像が得られることから、下垂体・脳幹・脊髄病変の診断に威力を発揮。
●骨・石灰化・空気は描出されない。

3. 方 法

●磁石が強力になるほど精度があがる。0.3T（T：テスラー）以下を低磁場、0.5～1.0Tを中磁場、1.5T以上を高磁場装置という。
●頭部水平断では前交連下縁と上丘上縁（後交連）を結んだ線に平行に撮像。

●脊髄では椎体後面に直角に、あるいは椎間板に平行に撮像。
●冠状断は目的に応じて断層面を決定。

1）通常撮像

●画像化のためにMR信号を収集する方法をパルス系列という。
●種々の方法があり、スピン・エコー法（SE法）が現在最もよく用いられている。
①T_1強調画像（図1）
白質＞灰白質＞＞髄液
←白い（高信号と表現）
　　　　　　黒い（低信号と表現）→
②T_2強調画像（図1）
髄液＞＞灰白質＞鉄の沈着部位＞血管※
←高信号　　　　　　　　　　低信号→
※あるスピード以上で流れているものは
　無信号となる。フロー・ボイドという
③プロトン密度強調画像
灰白質＞白質＞髄液
←高信号　低信号→

2）造影MRI

●ガドリニウム製剤を静注する（0.2ml/kg）。
●CTとはほぼ同様の造影機序と考えてよい。T_1強調画像で白くなる（T_2強調画像では変化しない）。
●下垂体微小腺腫ではダイナミッ

54 Part 2 補助的検査法

図2 入室時の注意

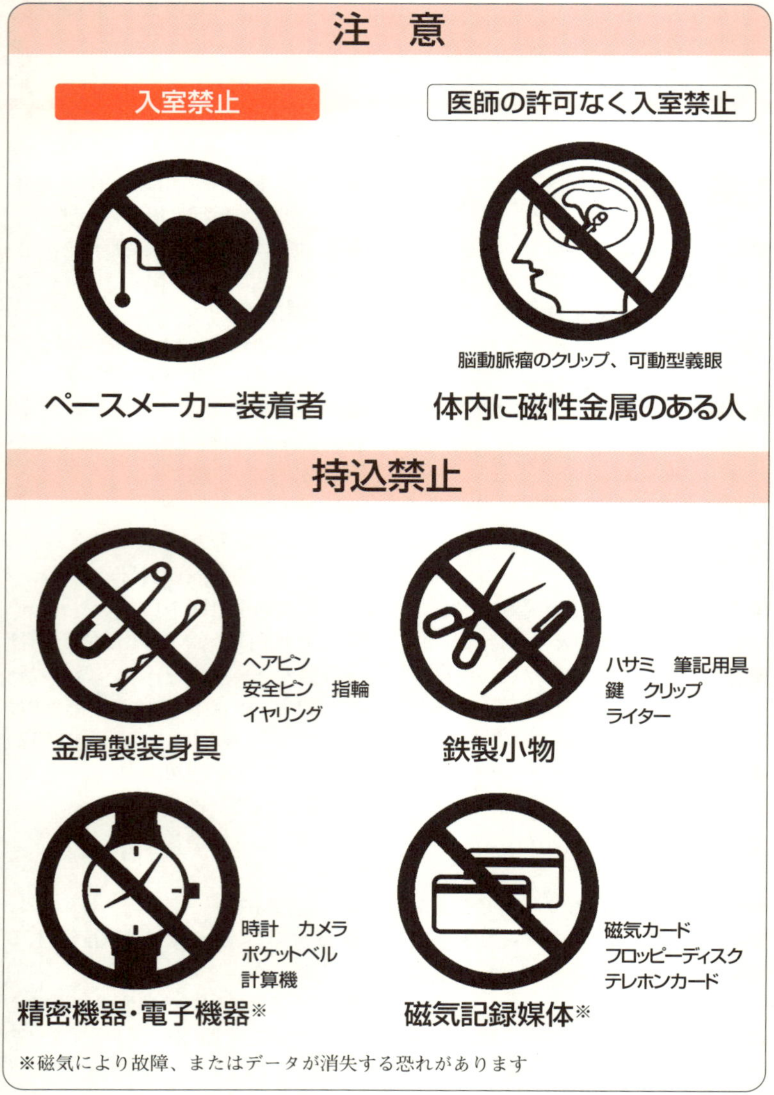

注 意

入室禁止

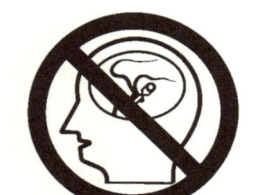

ペースメーカー装着者

医師の許可なく入室禁止

脳動脈瘤のクリップ、可動型義眼
体内に磁性金属のある人

持込禁止

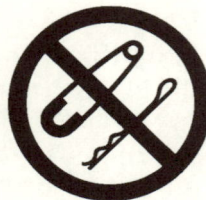

金属製装身具
ヘアピン 安全ピン 指輪 イヤリング

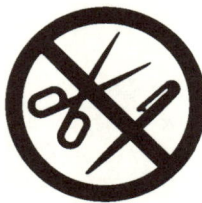

鉄製小物
ハサミ 筆記用具 鍵 クリップ ライター

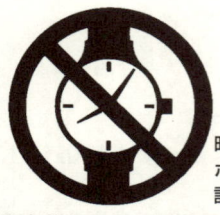

精密機器・電子機器※
時計 カメラ ポケットベル 計算機

磁気記録媒体※
磁気カード フロッピーディスク テレホンカード

※磁気により故障、またはデータが消失する恐れがあります

(JIS規格改変)

図1 T₁、T₂強調像

	T₁強調像 低信号（黒）	T₁強調像 高信号（白）
T₂強調像 高信号（白）	脳腫瘍 嚢胞（クモ膜嚢胞など） 脳浮腫・炎症 脱髄・変性	亜急性期の出血 蛋白濃度の高い液体 脂肪（撮像法により少し異なる）
T₂強調像 低信号（黒）	急性期・慢性期の出血 水分に乏しい組織 フローボイド 骨・石灰化 空気	メラノーマ 移行期血腫 脂肪 石灰化

ク・スキャン（同一スライスを短時間に幾度も経時的に撮像）を行う。

3）MRアンギオグラフィー（MRA）
●流れの情報を二次元・三次元的に収集し、画像化したもの。動脈・静脈それぞれの描出が可能。
●時に造影剤を使用。

4）フレアー法（FLAIR法）
●脳脊髄液などの水の信号を抑えた（黒く描出）もの。
●脳室周囲の病巣がみやすい。

5）拡散（強調）画像
●水分子の拡散（ブラウン運動）を検出し、画像化。
●拡散が低下した部分（超急性期梗塞：嚢胞性病変）が高信号になる。

6）MRスペクトロスコピー（細胞の代謝やその異常を調べる）、灌流画像（微小循環動態を画像化）、脳機能画像（fMRI：運動野、視覚野など脳の活動状況を画像化）などがある。

4.ケアのポイント

●特別な前処置はいらない。
●CTよりも時間がかかり、検査中規則的に大きな音がすることなど検査についてよく説明する。
●閉所恐怖症の患者さんは時に検査不能。
●不穏患者や小児では鎮静が必要（自然睡眠下での検査は困難）。
●検査禁忌、入室時の注意（図2）。
●患者のアイシャドー、刺青がアーチファクトの原因となることもある。
●造影剤使用時は問診を十分にし、副作用発現を早期に発見し、対処する。

山内　康雄

核医学検査①：脳シンチグラフィー

●X線CTが臨床に用いられるまでは、脳の画像診断の中心的役割をしていた（1970年代まで）。

1. 目 的

●放射性同位元素を用いて頭蓋骨・頭蓋内病変の有無を調べる。
●放射性同位元素は正常であれば脳血管関門を通過できないが、脳腫瘍などでは異常部位（すなわち脳血管関門が破壊されている）に放射性同位元素が集積する。

2. 適 応

●脳腫瘍、頭蓋骨腫瘍、脳血管障害、脳膿瘍など。
●CT・MRIの臨床への導入後、あまり行われない。

3. 方 法

●目的とする放射性同位元素を静脈内投与する。
●放射性同位元素から出されるγ線を測定して写真にする。

1) 用いられる同位元素
　Technetium-99
　Indium-113
　Ytterbium-167
　Mercury-197
　Mercury-203
　Iodine-131

※放射性同位元素の単位はキューリー（Curie；Ci）で表す。1キューリーは1秒間に370億個の原子が壊れたときの放射能の強さ。

2) 望ましい核種の条件
●病巣部と正常部の取り込み比の高いもの、単一なγ線のみを放出するもの、血中濃度が速やかに減少し、生物学的半減期の短いもの、物理学的半減期の短いもの、資料が容易に得られるものなど。

3) 現在よく用いられるもの
●$^{99m}TcO_4^-$（pertechnetate）：半減期も短く、大量生産も可能でありよく使われていた。RI angiographyも可能である。
●^{99m}Tc-DTPA：^{99m}Tc-pertechnetateは脈絡叢に取り込まれ、異常hot-spot（RIの異常集積を意味する）と鑑別が困難なことがあるため、それを避け

る目的で用いる。
● ^{99m}Tc-Red blood cell、^{99m}Tc-Human Serum Albumin：脳の灌流のみを調べるのに適している。

4) Dynamic studyとしてのRI angiography
●RIをbolusで注入した直後から1秒ごとに約10秒間シンチレーションカメラで撮影する。コンピュータを用いて目的とする局所のflow patternを調べる。
●RI angiographyで得られる陽性所見としては、脳虚血変化、血管奇形、脳動脈瘤等である。

5) Static study (狭義の脳シンチ)
①早期に行うearly study (5〜15分後)
●blood pool imageともいわれる。血流量の多い部分がよく描出される。
②4時間後頃に行うdelayed scan
●血中のRI濃度は低くなり、病巣部がより明瞭に描出される。
●有意な陽性所見が得られるのは、脳腫瘍・脳梗塞（特に亜急性期）・脳膿瘍などであるが、これは脳血管関門の破綻・局所血管床の増加・組織内の代謝亢進による。
●正常では、正面像で頭蓋骨外に頭皮・側頭筋などによるperipheral rimと呼ばれる取り込みや、中央部に上矢状静脈洞による取り込みがみられる。側面でも、側頭筋やシルビウス裂近傍の血管による集積や、前述のように脈絡叢による取り込みがみられることがある。

6) 脳腫瘍のシンチ画像
●脳腫瘍はhot spotとして認められることが多い。局在診断に有用であったが、現在では空間分解能が高いCT・MRIを用いることが多い。
●髄膜腫・多形性膠芽腫・転移性腫瘍などで陽性率が高いが、これは血管に富んでいたり、悪性度が高いためである。したがって、CT・MRIでも検出率は高い。天幕下病変や頭蓋底病変の検出率は極めて低い。
●注意点：
①腫瘍周辺の脳浮腫がhot spotとなることがある。
②神経膠腫では多形性膠芽腫やgrade Ⅲなどではhot spotとして描出されるが、grade Ⅰ、Ⅱ等では陽性率は低い。
③多形性膠芽腫・脳膿瘍・転移性脳腫瘍などでは、hot spotの中央が抜けた、いわゆるドーナツサインを示すことがある（脳出血でもみられることがある）。
④髄膜腫ではearly scanで、多形性膠芽腫ではdelayed scanで陽性となることが多い。転移性脳腫瘍ではhot spotが多発性に認められることがある。
●最近のトピックス：タリウムを用いた腫瘍シンチが行われる。

図1　ガリウムシンチ

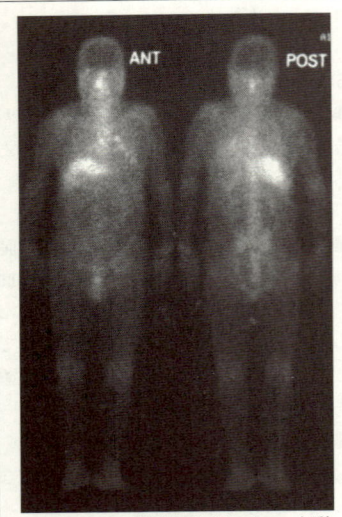

小脳部に淡い陽性部分を認める。転移性小脳腫瘍である。左肋骨にも陽性部分を認めるが、これは若いときの胸部外傷によるもので、読影に注意を要す。

7）脳血管障害のシンチ画像
①虚血性疾患
●RIアンギオグラフィーでflow patternをみることで主幹動脈の状態を調べることができる。
②脳梗塞のRIアンギオグラフィー
●delayed appearance and delayed clearance 型：患側でRIの流入・排出が遅れる（flip flop sign）。
●灌流減少型：陳旧例でみられる。
●灌流増加型：閉塞血管の再開通により比較的早期にみられる。後述のluxury perfusionに相当。
●正常型：梗塞が小さい場合。
③脳梗塞のstatic study
●脳梗塞急性期には異常はみられない。1週目から梗塞部にhot spotがみられ、2週から4週で明瞭に認められるようになり、8週目頃からみられなくなる。CTの造影効果とほぼ同じ。

8）脳出血のシンチ画像
●static studyで1週目以降に出血部位の周辺にhot spotが認められる（CTのring like enhancementと同じ）。

4. ケアのポイント

●RIを静注するときに液漏れがないように注意する。
●検査の時点では痛みのないことを説明し、検査に対する恐怖心を和らげることも必要である。

稲垣　隆介

核医学検査②：脳槽シンチグラフィー

1. 目 的

● 放射性同位元素を用いて脳室・脳槽（クモ膜下腔）の髄液の循環動態を調べる。

2. 適 応

● 正常圧水頭症
● 髄液鼻漏・髄液耳漏

3. 方 法

● 髄液は主に脳室の脈絡叢で産生され、第四脳室からクモ膜下腔へと流出する。
● クモ膜下腔の髄液は脳槽、脳表のクモ膜下腔および脊髄周囲のクモ膜下腔を灌流した後、大部分は大脳上面のクモ膜顆粒から吸収され、静脈洞内へ入ると考えられている。
● 腰椎穿刺により脊髄周囲の髄液腔内に放射性同位元素を投与し、放射性同位元素から出されるγ線を測定し写真にすることで髄液循環動態を調べる。

1）用いられる同位元素
^{111}In-DTPA：0.5〜1mCiを使用することが多い。
^{113}I
^{169}Yb-DTPA

● 注入後、1時間、3時間、6時間、24時間、48時間など経時的に計測する。
● 正常圧水頭症ではventricular refluxの有無、クリアランスの速さ等から手術適応を決める。
● ただし、前述の脳シンチグラフィーと同様、最近ではCT脳槽造影を行い手術適応を決めることが多くなっている。

2）正常のパターン
● 注入後約2〜3時間で脳底部脳槽に、6時間でシルビウス裂・迂回槽に、18〜24時間で傍矢状部に集積する。
● 48時間でほとんど消失する。
● 正常では脳室に入ることはない（脳室へ逆流した状態をventricular refluxという）。小児では灌流が速く、老人では逆に遅い。

4. 髄液漏の場合

● 髄液漏の症例では、正面像・側面像を組み合わせることで、漏出部位

図1 脳槽シンチ

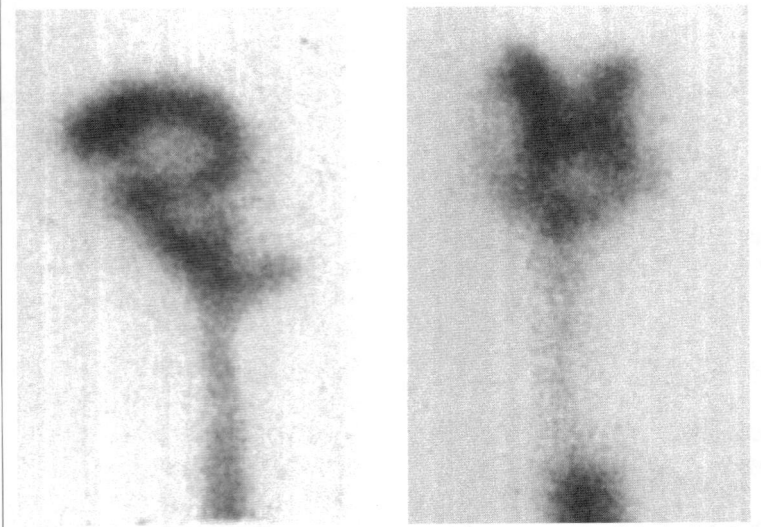

腰椎穿刺後、約6時間後。側面像では典型的な側脳室のC-shape型の描出がみられる。この症例は正常圧水頭症である。

を確定できることがある。
●髄液漏が微量のときは、画像のみからでは漏出部位の同定が困難なことがある。このような場合は、鼻腔などに挿入しておいたガーゼなどの放射性同位元素の量を測定することにより漏出部位を同定できることがある。

4.ケアのポイント

●腰椎穿刺で薬剤を注入したときには、穿刺の後しばらく安静臥床が必要となる。
●鼻腔にガーゼなどを入れて検査をするときは、ガーゼなどを普通ゴミと同じ場所に捨てないように、よく説明する。

稲垣　隆介

核医学検査③:
PET、SPECT

I PET（ポジトロン断層法：positron emission tomography）

1. 目 的

● 脳内に集積した放射線医薬品から出てくる放射線を体外測定する。

2. 適 応

● 調べることができるのは、脳血流、酸素代謝、脳血液量、グルコース代謝。

3. 方 法

● 超短半減期のポジトロン（β線、陽電子）を用いる。
● ポジトロン放出核種で標識したさまざまな放射線医薬品（^{11}C、^{13}N、^{15}O）を体内に投与する。臓器内分布を断層像として表示する。
● ポジトロンカメラで計測する。
● 長所：
・非侵襲的に血流や代謝機能を測定できる。
● 短所：
・設備と運営に巨額の費用を要する。
・技術の習得に時間がかかる。
・多くのスタッフを要す。

・一部の核種を除き保険診療が認められていない。

1）脳の循環動態の評価

● 血管内を通過する化合物（血管内トレーサー）：^{11}C-CO、^{15}O-COなどの非拡散トレーサを用いて脳血液量の測定、脳内の通過時間を測定する。
● 血流によって組織に運ばれて組織内に入るが、再び血流によって血液中に洗い出される化合物（拡散性トレーサー）：^{15}O-H$_2$Oは、半減期が短く、繰り返し脳血流量を算出する。
● 血流によって組織に運ばれて組織内に捕捉されて長時間滞留する化合物（蓄積型トレーサー）：^{62}Cu-PTSMが用いられる。

2）脳エネルギー代謝

● 脳の代謝測定は^{11}Cや^{18}FなどのPETトレーサのみで測定が可能である。
● ^{15}O-O$_2$では脳内酸素代謝、^{18}F-FDG（フルオロデオキシグルコース）では糖代謝が測定できる。
● misery perfusion：脳血液と代謝の関係で相対的に血液が少ない状態。
● luxury perfusion：脳血液と代謝の関係で相対的に血液が多い状態。こ

表1 脳循環代謝測定と用いられる核種の関係

	測定機能	PET	SPECT
脳循環代謝	血管内トレーサー 拡散性トレーサー 蓄積型トレーサー	^{11}C-CO、^{15}O-CO ^{15}O-H$_2$O、^{15}O-CO$_2$ ^{62}Cu-PTSM	^{99m}Tc-RBC、^{99m}Tc-HSA ^{133}Xe ^{123}I-IMP、^{99m}Tc-ECD、 ^{99m}Tc-HMPAO
脳エネルギー代謝	酸素代謝 グルコース代謝 アミノ酸代謝	^{15}O-O$_2$ ^{18}F-FDG ^{11}C-メチオニン	

れは正常脳に対しても非常に悪い影響を与える
- ischemic penumbra：脳梗塞の周辺の壊死に陥っていない部分。
- misery perfusionの状態であり、ischemic penumbraが存在すればSTA-MCAやCEAに対する手術適応となる。

3）脳血流量の測定
- 痴呆の鑑別に利用される。

II SPECT（シングルフォトン断層法：single-photon emission computed tomography）

1. 目　的

- 一般の核医学で用いられているγ線放出核種を用いて、脳内に集積した放射線医薬品から出てくる放射線を体外測定する。
- 放出される位置・強さを時間的な変化として記録する。

2. 適　応

- SPECTでは以下のことができる。
①脳血流量：脳血管障害の状態を把握する。脳梗塞に陥った部位を調べるのみならず、周辺部の血管反応性を調べることで手術適応の決定も行う。
②脳梗塞・TIAのみならず、もやもや病の状態や、TGA（一過性全健忘）の検討にも応用される。
③痴呆性疾患の鑑別に利用されることもある。
④てんかんや子癇発作の診断に応用される。
⑤脳炎とくに単純ヘルペス脳炎の早期診断にも応用される。

＜最近の進歩＞
①ドーパミントランスポーターの測

定
②パーキンソン病、コカイン中毒の病態解明
③ドーパミンD_2レセプターの検査
④パーキンソン病とその鑑別診断に役立つ
⑤精神分裂病の検討
⑥中枢性ベンゾジアゼピンレセプターの測定
⑦てんかんの焦点部位の決定
⑧脳血管障害・痴呆などにおいて、ニューロン残存数・残存機能の評価(^{123}I-イオマゼニール)

3. 方　法

1）装置
●回転型ガンマカメラ：単検出器型・2検出器型・3検出器型・4検出器型など
●リング型SPECT装置
●プローブ型検出器
●最もよく利用されるのは回転型ガンマカメラである。
●問題点、欠点：急速に改良されつつあるが、空間分解能に劣る。
●長所：PETと比較して比較的簡単に臨床応用ができる。

2）放射線医薬品
^{99m}Tc-ECD（ジェネレーターからいつでも取り出せる）
^{123}I-IMP
^{133}Xe
^{99m}Tc-HMPAO

図1　SPECT画像

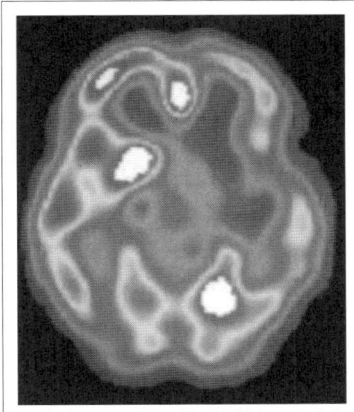

11歳女児、原因不明の脳梗塞。左基底核部分で著明な血流の低下を認める（白・赤・黄・緑・青の順で血流が減っていく）

3）脳の循環動態の評価
●血管内を通過する化合物（血管内トレーサー）：^{99m}Tc-赤血球、^{99m}Tc-アルブミンなどの非拡散トレーサを用いて脳血液量の測定、脳内の通過時間を測定する。
●血流によって組織に運ばれて組織内に入るが、再び血流によって血液中に洗い出される化合物（拡散性トレーサー）：^{133}Xeなどの希ガスは、組織内に拡散した後の洗い出しの過程から脳血流量を算出する。
●血流によって組織に運ばれて組織内に捕捉されて長時間滞留する化合物（蓄積型トレーサー）：^{123}I-IMP、^{99m}Tc-ECD、^{99m}Tc-HMPAOなどは高い脂溶性を有し、高率に脳組織に取

＜代表例＞

● 123I-IMPは、初回脳循環における取り込み率が90％以上で、高CBF（cerebral blood flow：脳血流量）領域においても低下が少ない。

●また、健常脳組織における半減期は20分から40分程度である。このため、静注直後から数分後までの早期には脳からの洗い出しが無視でき、脳組織の123I-IMPの集積はCBF分布とほぼ等しい。

●また、取り込み率が高値であるためTc製剤に比べ、高CBF領域での過小評価が少なく、ダイアモックスDiamox負荷などCBF増加時のCBF測定に適している。

●脳循環には、血圧が変動しても脳血流（CBF）を一定に維持する機構が存在する（autoregulation）。これは、灌流圧低下時には細動脈を拡張させて抵抗を下げCBFの低下を防ぎ、灌流圧上昇時には細動脈を収縮させCBFの上昇を抑える。

●CBFを一定に保つ能力を脳循環予備能というが、主幹動脈狭窄の病態把握、バイパス術、頸動脈内膜剥離術の手術適応などに重要である。

●これを調べる目的でDiamoxの静注を行い、CBF測定を行う。

り込まれる。123I-IMPはマイクロスフェアモデルで脳血流量が測定できる。99mTc-ECD、99mTc-HMPAOは高い分解能の画像が得られる。

4. ケアのポイント

●脳シンチグラフィーに準ずる。
●検査の説明を十分にする。苦痛を伴わないことを説明し、検査の恐怖心を取り除く。

稲垣　隆介

超音波診断法

1. 目　的

●人間の可聴音域より高い周波数を有する音（20kHz以上）を超音波という。
●空気中よりも、水などの液体や固体などの中を伝わるという超音波の特徴を利用する。
●これらの波は、まっすぐに伝播するが、障害物があると一部が元に戻る（エコー）。これを画像化する。

2. 適　応

●手術中に嚢胞や腫瘍の位置を同定する。
●未熟児・新生児の頭蓋内出血の有無を確認したり、経過観察をする。
●水頭症の経過観察。
●脊髄内出血・腫瘍の同定。

3. 方　法

●超音波を発生させかつ受信する探触子を生体に当てる。
●診断には1.5から15MHzの超音波を使うことが多いが、低い周波数のものは頭蓋骨などを透過するものの解像力には問題がある。
●これに比し、周波数の高いものは体内で減衰するため、深部の検査には向かないが微細構造を見ることができる。
●具体的には手術中や大泉門からの診断には5MHz、脊髄には7.5MHz、胎児には3.5MHzを用いることが多い。
●利点として以下の5点があげられる。
①非侵襲性（染色体などへの影響はないと考えられる）
②患者に苦痛がない。
③造影剤も不必要（特殊な新しい方法として、超音波用の造影剤を用いることはある）。
④検査が簡便に施行できる。
⑤装置が比較的小さく持ち運びが可能。

1）**超音波パルス法（パルス反射法）**
●脳外科ではMモードを使用することは少なく、Bモードを用いることが多い。
●Aモードは現在はほとんど使用されない。
●Bモード超音波パルス法：リニア・セクタ・コンパウンド方式を組み合わせて行う。ブラウン管に表示

図1　走査線の違い

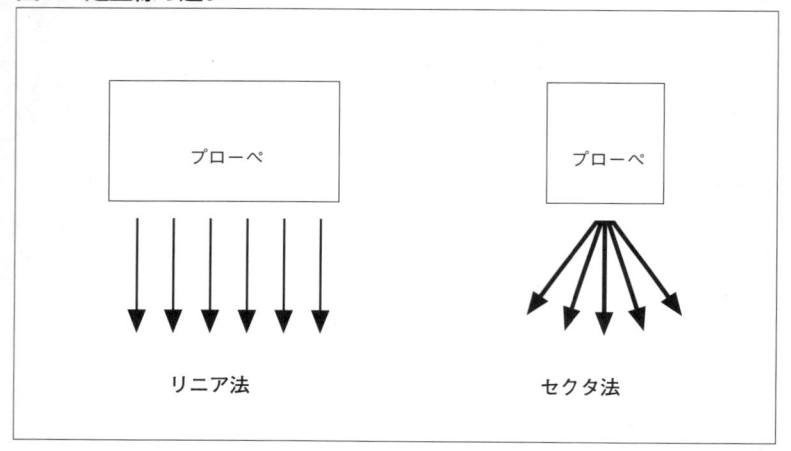

リニア法

セクタ法

して検査を行う。

2) 胎児診断
●脳外科領域では、水頭症・脊髄髄膜瘤・脳瘤など先天奇形疾患の早期診断に用いる。

3) 頭蓋内病変の検索
●基本的に探触子を当てられる部位が狭いことが多く、リニアよりセクタが利用される。
①新生児
●大泉門を用いて頭蓋内出血の有無・水頭症の状態把握などを行う。特に、未熟児の脳室上衣下出血・脳室内出血などの診断に有用である。
②手術中
●開頭部位と病変の位置を正確に把握するために行う。

●腫瘍の生検や脳室穿刺に用いる。
●最近では超音波探触子に穿刺針用のガイドも用意された製品もある。

4) 頸部血管病変
●5～10MHzの超音波ビームを用いて頸動脈狭窄や閉塞の診断などに用いる。簡便にかつ非侵襲的にスクリーニングとして行える。
●また、血行再建術後の経過観察にも用いられる。

5) 超音波ドップラー血流計
●音源に対して反射体が運動していると相対的に波長の変化をきたし、反射波の周波数が見かけ上変化する現象を利用する。
●経皮的もしくは直視下に血管に超音波を送り血管内の血流を調べる。

図2 セクタ法によるエコー

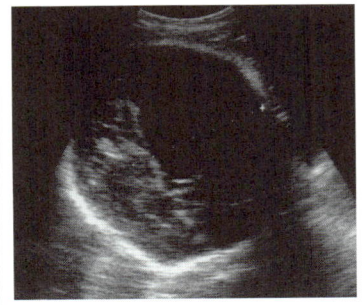

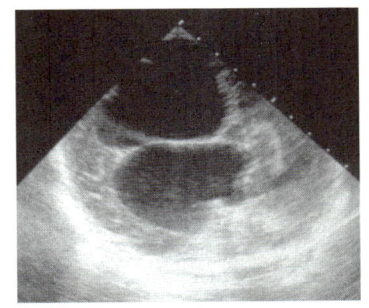

巨大な嚢胞の存在位置が容易かつ正確に同定できる。
左：胎児エコー。母体の腹壁上から胎児の頭部の状態も検査できる。
右：同一患児の手術時の術中エコー。

図3 頸動脈ドップラー検査

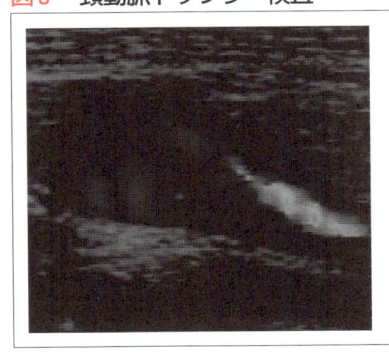

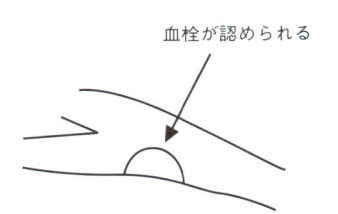

血栓が認められる

片麻痺で発症した脳梗塞例。頸動脈分岐部に高度の狭窄を認める。血流方向により色が異なって描出される（ビデオからの写真のため解像度に問題がある）

●連続波：直視下もしくは皮下の血管の検査に適す。以前は、血流の方向まではわからなかったが、周波数変異方式などの採用により、血流方向も同定できるようになった。
●パルス波：一定時間間隔で断続的に超音波を発射し、ある限られた距離からの反射波のみを取り出す。深部血管が調べられる。経頭蓋ドップラー超音波検査などに用いる。

4. ケアのポイント

●安全にくり返し行える検査であることを説明し、安心してもらう。

稲垣　隆介

電気生理学的検査法①：
脳波検査 (Electroencephalography, EEG)

1. 目 的

● 脳波は、大脳皮質の神経細胞の電気的活動を記録し評価する検査である。

2. 適 応

● てんかん、脳死判定、脳腫瘍や脳挫傷などの頭蓋内疾患の評価。
● てんかん外科手術での発作焦点や切除範囲の決定。
● 睡眠パターンの評価、肝性脳症、脳炎の補助診断(ただし、脳波で性格や考え方などは決して判定できない)。

3. 方 法

● 通常は頭皮上に16個の皿状の電極を専用のペースト糊を用いて貼り付ける(図1)。また耳朶にも同様に不関電極をつける。これらの電極を脳波計に接続して脳の電気活動を記録する。
● てんかんや脳腫瘍の手術の準備として脳表に直接留置した電極から記録したり、手術中に直接脳表から記録することもある(図2)。
● このように大脳皮質から直接記録する方法をelectro-corticography (ECoG) と呼ぶ。
● 蝶形骨部や脳深部に電極を留置して記録することもある。
● 脳波は図3に示すようにさざ波のような波形で、記録紙には1秒間3cmの速度で記録される。したがって、3cmの範囲の波の数を数えることによって脳波の周波数がわかる。
● この周波数によって表1のようにアルファ波、シータ波などと分類する。
● デルタ波、シータ波をあわせて徐波と呼ぶ。
● 正常脳波ではアルファ波が中心で、てんかん症例では棘波 (spike)、鋭波 (sharp wave) など (図3) が見られる。
● 異常な脳波を記録しやすくするために、記録中に光刺激、音刺激、過呼吸などの賦活を行ったり、睡眠時に記録することもある。
● てんかんなどでは症状をビデオに記録しながら数日にわたって連続して記録する場合もある。
● 通常の脳波記録は閉眼安静状態で20～30分記録し、過呼吸、光刺激賦活も行うため検査全体では1時間程

度を必要とする。
●脳死判定では脳波が平坦であることが条件になっているが、このための脳波記録は感度を4倍以上にし、30分以上記録するなどと細かな規定が設けられている。

4. ケアのポイント

●患者の緊張度が高いと、筋電図や発汗によるアーチファクトの原因となるので、緊張を和らげ、リラックスさせる。
●自然睡眠時の脳波記録には静かな環境が必要であるが、前日に睡眠不

図1 頭皮上の電極の配置と、それぞれの部位の略号

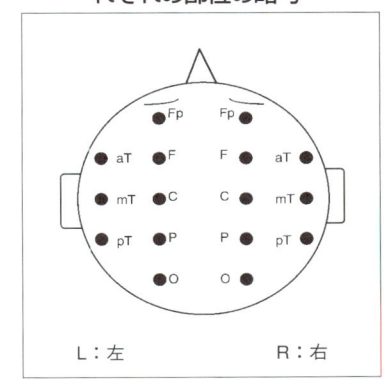

L：左　　　　　　　　R：右

図2 脳表からの脳波記録の例

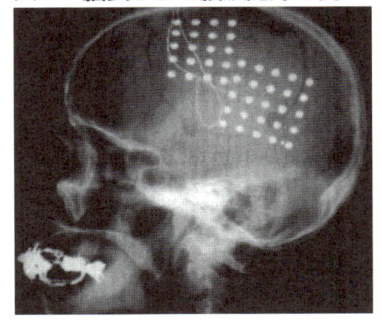

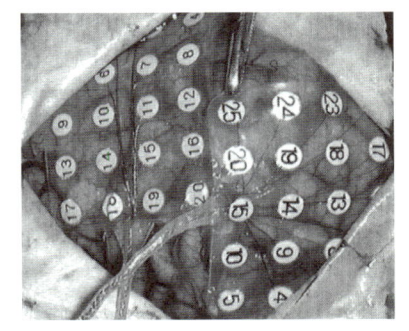

表1 脳波の周波数と分類

デルタ（delta、δ）波	0.5〜3Hz	徐波
シータ（theta、θ）波	4〜7Hz	
アルファ（alpha、α）波	8〜13Hz	
ベータ（beta、β）波	14〜30Hz	速波

図3 脳波波形の実例
（てんかん性棘波徐波結合）

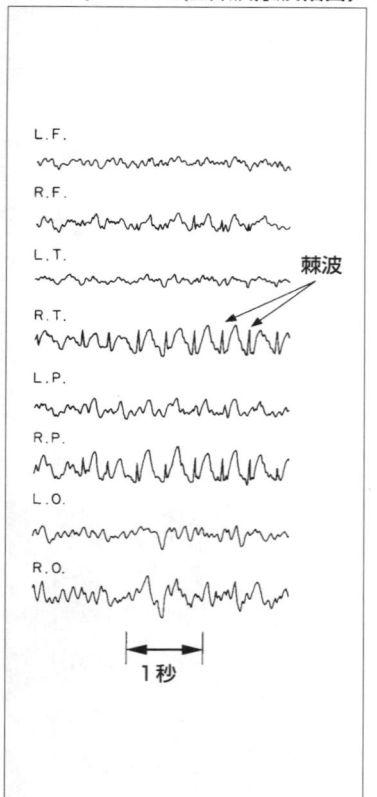

棘波

図4 脳波波形の実例
（徐波焦点）

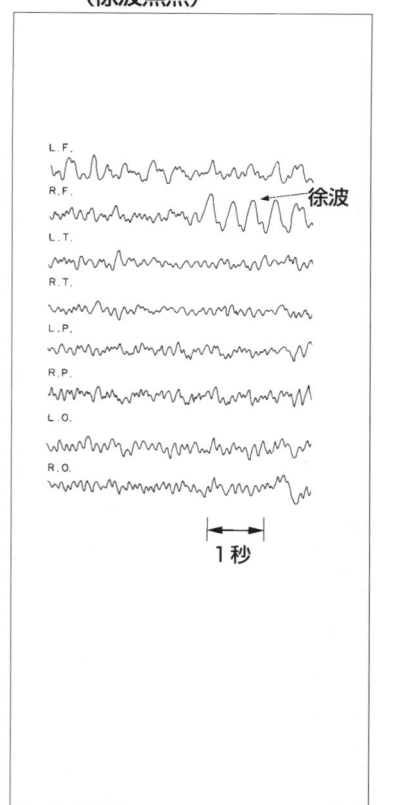

徐波

1秒

足にして記録時に眠りやすい条件にする。
- 小児では必要に応じて前投薬を行う。
- 脳波記録中にてんかん発作や過呼吸症候群を起こすことがあるので対応できるようにしておく。
- 記録後、頭皮の電極糊の清拭を行う。
- 頭蓋内電極を留置している場合には、創の清潔、髄液漏の有無などに注意する。

平　孝臣

電気生理学的検査法②：
誘発電位検査 (Evoked Potentials)

1. 目 的

- 触覚、聴覚、視覚などの感覚刺激によって生じる脳内の電気的反応を記録して、これらの神経経路の機能を評価する検査である。
- 刺激する感覚の種類によって、主なものとして体性感覚誘発電位 (SEP)、聴性脳幹誘発電位 (ABR)、視覚誘発電位 (VEP) がある (図1)。
- SEP、ABRの神経経路と波形の起源はそれぞれ図2、3に示すように考えられている。

2. 適 応

- 病変による感覚神経経路の障害部位の評価、手術中に神経経路を傷害しないようにするためのモニターとして、また手術に際して大脳中心溝の部位決定などに用いる。

3. 方 法

- 脳波に比べてはるかに微弱な電気活動を記録するために、記録電極部を酒精綿や専用の紙ヤスリで磨いて、電極を目的の部位に貼り付ける。
- SEPでは通常頭頂部に関電極、耳朶に不関電極を設置する。
- ABRでは耳朶に関電極、前頭部に不関電極を、VEPでは後頭部に関電極を設置する。

図1 体性感覚誘発電位 (SEP)、聴性脳幹誘発電位 (ABR)、視覚誘発電位 (VEP) の代表的波形

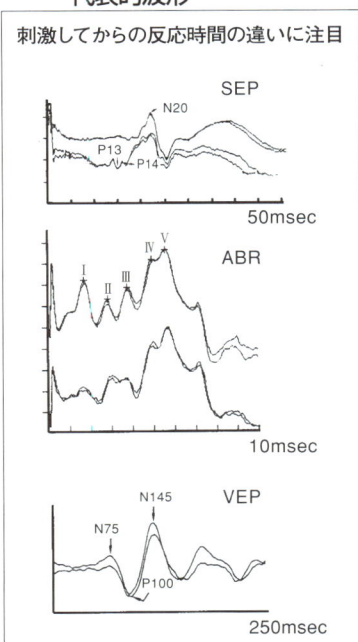

- SEPでは手根部正中神経を電気刺激し、ABRではヘッドホンからクリック音で音刺激を与える。
- VEPではフラッシュライト、スクリーン上の白黒反転格子模様、ゴーグルからの光などで光刺激を行う。
- 誘発電位は神経の電気的反応が微弱なため、反復した刺激による反応を平均加算し、刺激に同期した反応だけを抽出する。
- このためSEPでは100〜500回の刺激、ABRでは2000〜3000回、VEPでは100回程度の刺激が必要である。
- 手術中に大脳中心溝を決定するには、SEPで中心溝の前後でN20という波形が反転するのを指標とする（図4）。
- ABRではI波とV波の潜時の差を中枢伝導時間（CCT）と呼び、脳幹機能の指標とすることが多い。

4. ケアのポイント

- SEPでは通常手根部で正中神経を皮膚の上から電気刺激するが、感電などの危険はないので、電気刺激に対する恐怖心を和らげることが大切である。
- 電極装着部位の発赤、かゆみなどに注意する。

平　孝臣

図2　手根部正中神経を刺激した場合の体性感覚誘発電位（SEP）の伝導経路

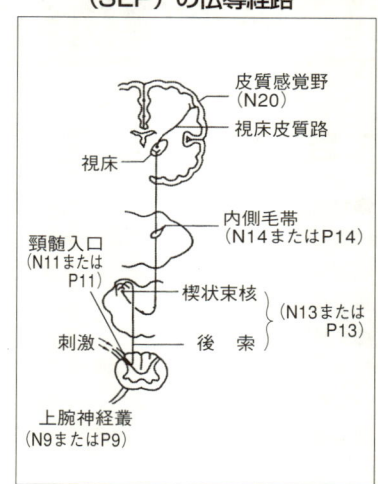

図3　聴性脳幹誘発電位（ABR）の波形と脳幹における起源

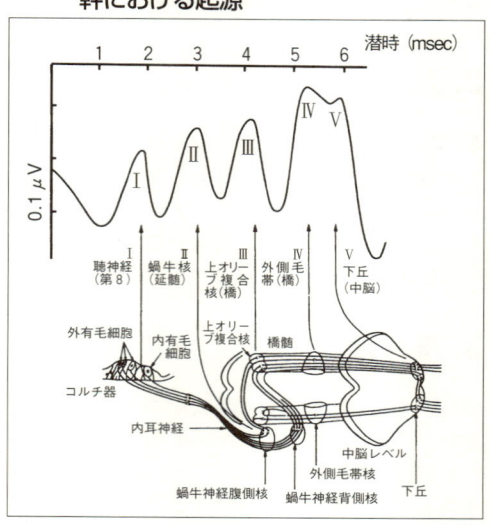

図4 術中SEP記録による中心溝の同定

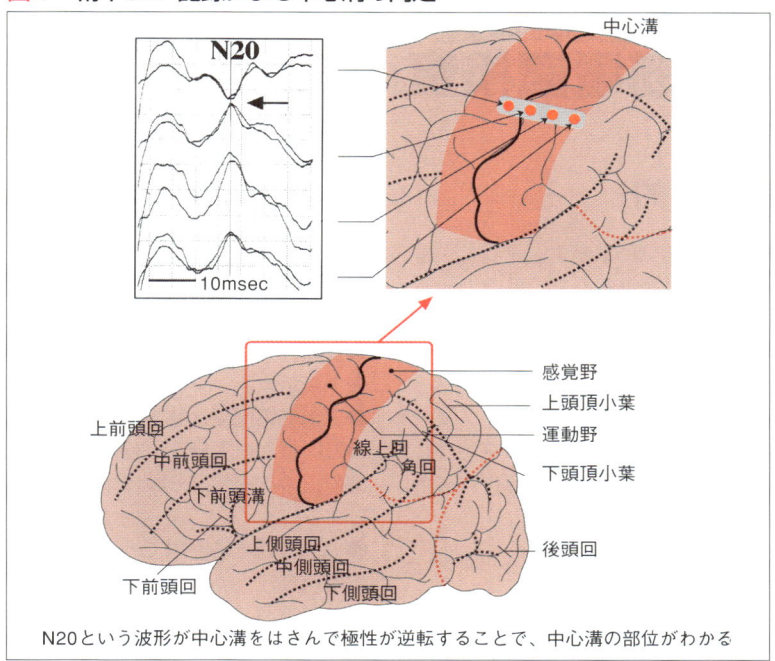

N20

10msec

中心溝

感覚野
上頭頂小葉
上前頭回
運動野
中前頭回　線上回
下前頭溝　角回
下頭頂小葉
下前頭回
上側頭回
中側頭回
後頭回
下側頭回

N20という波形が中心溝をはさんで極性が逆転することで、中心溝の部位がわかる

表1 代表的誘発電位の神経路

	体性感覚誘発電位:SEP	聴性脳幹誘発電位:ABR	視覚誘発電位:VEP
刺激	感覚神経電気刺激	音刺激	光刺激
神経経路	末梢神経A-beta線維 脊髄後根 脊髄後索 頸髄核 内側毛帯 視床感覚中継核 頭頂葉体性感覚野	蝸牛 蝸牛神経 蝸牛神経核 上オリーブ核 中脳下丘	網膜 視神経 視交叉 視索 外側膝状体 視放線 後頭葉視覚野
備考	深部感覚、触覚の経路からの反応 (痛覚系は関与しない)	橋・中脳からの反応	反応は主として後頭葉から

電気生理学的検査③:
筋電図検査 (Electromyography, EMG)

1. 目 的

● 筋肉の電気的活動を記録して、運動神経、神経筋接合部、筋肉の状態や機能などを評価する検査である。

2. 適 応

● 筋ジストロフィーなどの筋疾患、不随意運動、中枢性運動障害、末梢神経疾患など。

3. 方 法

● 筋肉の直上の皮膚に電極を貼って記録する表面筋電図と、筋肉に直接電極針を刺入して記録する針筋電図とがある。
● また神経を刺激して誘発される筋収縮を記録する誘発筋電図というものもある。
● これらの種類と適応疾患の関連を**表1**に示す。
● 表面筋電図では脳波記録に用いるのと同様な皿電極を、目的とする筋肉の上の皮膚に貼りつけて記録電極とする。
● 一般に誘発筋電図でも同様の電極を用いる。
● 針筋電図では目的に応じて各種の針電極が用いられる(**表2、図1**)。
● **図2**に表面筋電図の例として各種

表1 筋電図の種類と適応のまとめ

方 法	適応と評価の対象	意 義
表面筋電図	不随意運動・筋緊張異常 運動機能評価	不随意運動の分類・診断、中枢性運動障害の性状
針筋電図	脊髄前角細胞、運動神経の病変 神経筋接合部疾患(筋無力症など) 筋疾患(筋ジストロフィーなど)	障害部位の診断、量的診断
誘発筋電図	運動神経の病変(神経伝導速度) 神経筋接合部疾患(筋無力症など) 痙縮の評価(H反射) 脳幹反射(瞬目反射)	末梢運動神経の障害度、神経筋伝達障害の性状、脊髄反射異常

図1　針電極の種類

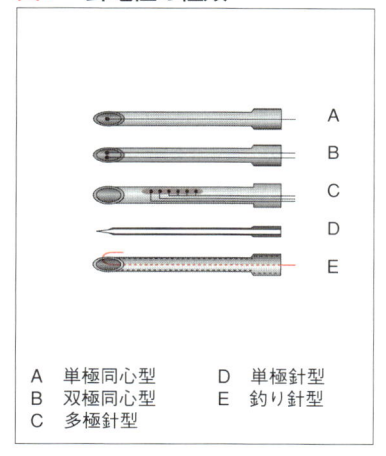

A　単極同心型
B　双極同心型
C　多極針型
D　単極針型
E　釣り針型

図3　顔面痙攣手術中のオトガイ筋異常誘発筋電図の変化

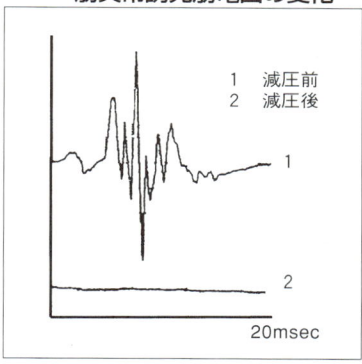

1　減圧前
2　減圧後

20msec

図2　各種不随意運動の特徴的表面筋電図

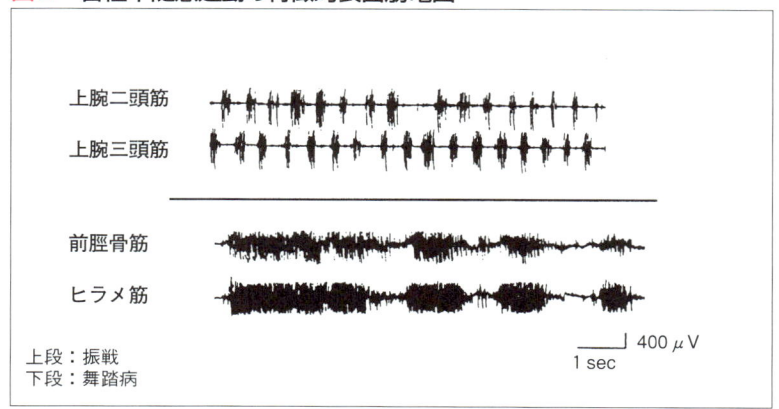

上腕二頭筋
上腕三頭筋

前脛骨筋
ヒラメ筋

上段：振戦
下段：舞踏病

400μV
1 sec

の不随意運動の例を示す。
①振戦（ふるえ）では拮抗筋と共同筋の交互の収縮が見られる。
②舞踏病では不規則な粗大な筋収縮が見られる。
③ジストニアでは拮抗筋と共同筋の同時収縮が特徴的である。
●脳神経外科領域で用いられる筋電図としては、顔面痙攣に対する神経血管減圧術の効果を手術中に判定す

表2 針電極の種類と使用目的

電　極	使用目的	意　義
単極同心型	1個の運動単位の活動電位記録	脊髄運動神経細胞、末梢運動神経、筋線維のいずれかの異常の鑑別
双極同心型	強い筋収縮時の1個の運動単位の活動電位記録	脊髄運動神経細胞、末梢運動神経、筋線維のいずれかの異常の鑑別
多極針型	複数の単一筋線維の活動電位記録	筋線維密度の測定
単極針型	筋全体の活動を記録	表面筋電図より直接的
釣り針型	筋全体の活動を記録	筋収縮時にも痛みがない

るための、オトガイ筋異常誘発筋電図というものがある（**図3**）。

●これは顔面神経が脳幹から出た部分で血管によって圧迫されている部位で、異常な神経伝導が生じているため出現するもので、血管の解除によって消失する。

●また、三叉神経第一枝を刺激して反射的に収縮する眼輪筋の活動を記録する瞬目反射検査は脳幹の反射機能を評価するもので、誘発筋電図の1つといえる。

4. ケアのポイント

●針筋電図では穿刺部位の清潔に留意する。

●誘発筋電図では神経を皮膚の上から電気刺激するが、感電などの危険はないので、電気刺激に対する恐怖心を和らげることが大切である。

●電極装着部位の発赤、かゆみなどに注意する。

平　孝臣

検体検査①：
血液検査

1. 目 的

●全身状態の評価、感染症の有無をチェックする目的で行う。

2. 適 応

●入院を要するすべての脳神経外科患者に対して検査の適応がある。

3. 検査項目

●電解質：Na、K、Cl
●腎機能検査：尿素窒素（BUN）、クレアチニン
●肝機能検査：GOT、GPT、γ-GTP、LDH、コリンエステラーゼ
●総コレステロール、中性脂肪、HDL-コレステロール
●貧血検査（赤血球数、ヘモグロビン、ヘマトクリット）、白血球数およびその分画、血小板数
●総蛋白、アルブミン
●糖尿病検査：血中グルコース値、ヘモグロビン-A_{1C}
●血液凝固能：プロトロンビン値（PT）、活性部分トロンボプラスチン値（PTT）
●動脈血ガス分析：動脈血酸素分圧、二酸化炭素分圧、ベースイクセス（BE）、pH
●感染症検査：梅毒検査（TPHA）、C型肝炎検査（HCV）、エイズ検査（HIV）、炎症反応（C-reactive protein、CRP）
●疾患の種類に応じて、ホルモン値、腫瘍マーカーなどをチェックする採血も必要になる。

4. 方 法

●早朝空腹時の採血が望ましいが、入院後直ちに行って全身状態の把握に努める。
●動脈血ガス分析の採血以外は静脈血を採血する。

5. ケアのポイント

●採血項目に応じた採血チューブに、採血後手際よく分注し、血液凝固が起こらないようにする。
●採血後はできるだけ早く検査室に持っていき、検査値に影響が出ないようにする。

西澤　茂

検体検査②：髄液検査

1. 目的

●脳脊髄液を採取し、髄液の性状、組成を検査することによって頭蓋内で起こっている病的状態を把握する目的で行う。

2. 適応

●髄膜炎
●クモ膜下出血、特に病歴からクモ膜下出血が強く疑われるが、CTでクモ膜下出血がはっきりしない場合
●一部の脳腫瘍、特に髄液播種が疑われる場合
●末梢神経炎、神経変性疾患

3. 検査項目

●髄液の色調
●細胞数、細胞分画
●蛋白量
●グルコース量
●細菌検査、細菌培養
●ウイルス抗体価

4. 方法

①患者に手技の手順を十分説明し、恐怖心を取り除くようにする。
②患者を側臥位にする。
③両下肢を屈曲させ、大腿部を下腹部に付けるようにする。
④頸部を前屈させ、臍を見るように指示し、後背部ができるだけ伸展するような体位をとる。良い体位が取れるかどうかで、腰椎穿刺が成功するかどうかのほとんどが決まるといっても過言ではない。
⑤腰部を十分消毒する。
⑥骨盤の左右の腸骨稜を結ぶ線を想定する（Jacoby線）。消毒するときに上側の腸骨稜に消毒薬でマークを付けておくと、この線を想定しやすい。この線と脊椎の交点が第4腰椎の棘突起のレベルに相当する（図1）。
⑦穿刺は第3／第4腰椎間か、第2／第3腰椎間で行う。
⑧滅菌した覆布で目的とする穿刺部位を残して後背部を広く覆う。
⑨局所麻酔剤を用いて穿刺部位を麻酔する。穿刺前に患者にこれから麻酔剤の局所注入を行うことを告げる。いきなり穿刺すると驚きと痛みで筋性防御反射が起こり、以後の処置がやりにくくなることがある。
⑩患者に穿刺を開始することを告げた後、21ゲージの腰椎穿刺針を用い

図1 腰椎穿刺

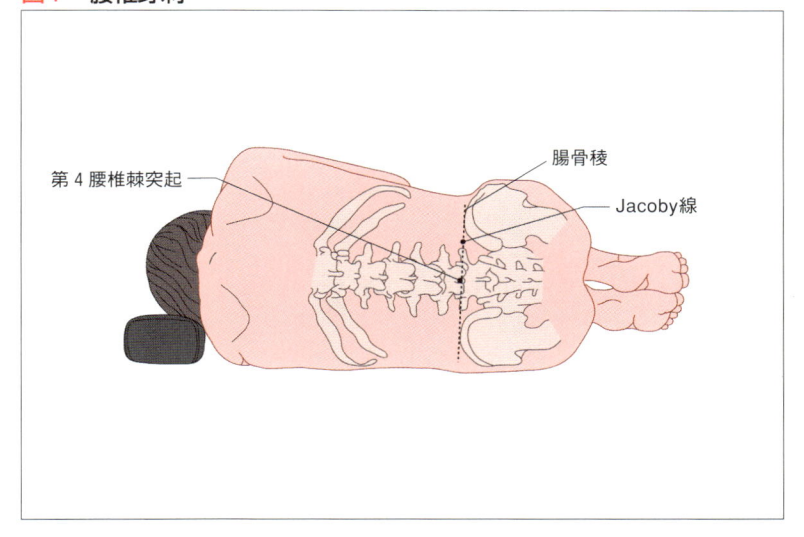

第4腰椎棘突起
腸骨稜
Jacoby線

て穿刺する。穿刺前に指で目的とする椎間を触れ、穿刺部位をよく確認しておかなければならない。

⑪穿刺針が椎間に入ったと思われたら、針を少しずつ進めるたびに内筒を抜き、髄液の流出があるかどうかを確認する。流出がなければ、内筒を再び挿入しさらに穿刺針を進めていく。硬膜を貫いた時には手に硬い膜を貫いたときの一種の抵抗感を感じるものである。

⑫穿刺針が髄腔内に入り髄液の流出をみたら、三方活栓に圧棒を付け、初圧を測定する。その後、細菌検査用、髄液生化学検査用に髄液を滅菌スピッツに採取する。髄液採取後の終圧を測定し、穿刺針を抜去し、同部を消毒して検査を終了する。

5. ケアのポイント

● 患者に検査の手順を説明し、恐怖心を取り除く。
● 検査進行状況は、患者が見ることができないので逐一検査のステップを説明する。
● 至適な体位が取れるように検査中、患者の肩、頭部、下肢を保持する。
● 検査後すぐ起き上がると、低髄圧による頭痛が起こることがあるので、検査後1〜2時間はベッド上での臥床を指導する。

西澤　茂

内分泌機能検査

1. 目 的

●間脳下垂体の部分に病変が存在し、間脳下垂体系のホルモン分泌機能障害が疑われる場合にその内分泌機能を把握する目的で行う。
●間脳（視床下部）障害、下垂体前葉障害、下垂体後葉障害によって検査方法は異なる。

2. 適 応

●下垂体腫瘍（機能性、非機能性）
●頭蓋咽頭腫、髄膜腫、胚細胞性腫瘍などの、トルコ鞍近傍に発生するすべての腫瘍。

3. 検査項目

●GH（growth hormone, 成長ホルモン）
●TSH（thyroid stimulating hormone, 甲状腺刺激ホルモン）
●ACTH（adrenocorticotropic hormone, 副腎皮質刺激ホルモン）
●コルチゾール（副腎皮質ホルモン）
●PRL（prolactin, プロラクチン）
●LH（luteinizing hormone, 黄体化ホルモン）
●FSH（follicle stimulating hormone, 卵胞刺激ホルモン）

4. 方 法

1）下垂体前葉負荷試験

①早朝空腹時、ベッド上安静臥床で施行する。朝7時前から開始するのが望ましい。
②左右どちらかの肘静脈に留置針を留置し、血管を確保する。ルートの途中、静脈に近いところに三方活栓を連結しておく（図1）。

図1　下垂体前葉負荷試験

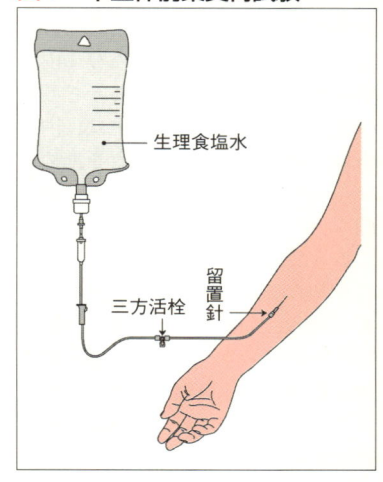

③点滴ルートの維持は生理食塩水で行う。
④静脈を穿刺後、コントロールの採血を行う。
⑤採血後、三方活栓から、CRH (corticotropin releasing hormone, ACTH刺激ホルモン)100mg、TRH (thyrotropin releasing hormone, TSH刺激ホルモン)0.5 mg、GRH (growth hormone releasing hormone, GH刺激ホルモン)100mg、LH-RH (luteinizing hormone-releasing hormone, LH-FSH刺激ホルモン)0.1mgの4者を同時に静注する（4者負荷試験）。
⑥静注後、30分、60分、90分、120分後に三方活栓から採血する。採血前に、点滴ルート内の生理食塩水を十分吸引し、ルート内が血液で満たされてから血液サンプルを採取する。

2）下垂体前葉負荷試験
①間脳（視床下部）障害が疑われるときには、CRH、GRHの代わりにヒューマリンR0.1U/kgをTRH、LH-RHとともに静注する（3者負荷試験）。
②この時は、上述の測定項目に加え、血中グルコース値を適時チェックする。もし低血糖の症状が現れたら、すぐに10％グルコース液を20ml静注する。しかし、検査はこの後も続行しても問題ない。

3）下垂体後葉負荷試験（高張食塩水試験＋ピトレッシン負荷試験）
●2.5％高張食塩水を0.25ml/分/kgで45分間点滴静注する。
●投与前30分から終了まで15分ごとに連続採尿する。
●終了時、ピトレッシンを100mU静注し、さらに30分間採尿する。

5. ケアのポイント

●早朝空腹時にヒューマリンを静注する場合は、低血糖症状の出現に十分注意する必要がある。下垂体機能低下が検査前疑われる場合は特に注意が必要である。
●常にベッドサイドにグルコース液を用意しておき、症状がみられたらすぐに静注する。
●また、ベッドサイドでも血糖値を逐次測定できる準備をしておく必要がある。

西澤　茂

頭蓋内圧動態検査

I 持続頭蓋内圧測定検査

1. 目的

- 頭蓋内圧を持続的にモニターし、頭蓋内圧亢進症の程度とその経時的変化を診断する。
- その診断結果から手術適応の決定や頭蓋内圧亢進に対する治療法の選択、治療効果の判定を行う。

2. 適応

- 重傷頭部外傷（グラスゴーコーマスケール8点以下）。
- 急性脳障害にて人工呼吸療法や低体温療法を施行中。
- 頭蓋内占拠性病変に対する開頭術後。
- 水頭症（高圧性、正常圧）の手術適応決定。
- 代謝性脳症、脳炎、偽脳腫瘍。

3. 方法

- 頭蓋内圧センサーを硬膜外腔、硬膜下腔、クモ膜下腔、脳室内のいずれかに挿入し、持続的に圧を測定する（図1）。
- 水頭症や脳室拡大のある場合には脳室内圧測定法、その他では硬膜外または硬膜下腔圧測定法が用いられることが多い（図2）。
- 頭蓋内圧と同時に血圧、呼吸数、脳波、眼球運動なども同時に記録し、分析する。
- 分析に際しては、頭蓋内圧測定値、脳灌流圧（平均動脈圧－頭蓋内圧）、圧波の有無と持続時間などについて検討する。
- 圧波ではA波（50～100mmHgに達

図1 頭蓋内圧センサーの設置部位と測定法

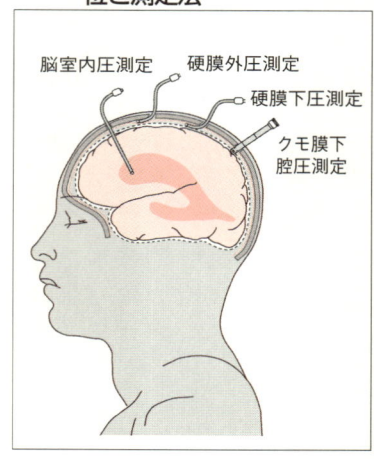

する圧が5〜30分持続する、プラトー波）、B波（30秒から2分に1度50mmHg程度の圧が短時間出現する）が重要である（図3）。

4. ケアのポイント

●頭蓋内圧センサーの固定に注意。特に意識障害があり、体動の激しい時に。
●センサーや脳室カテーテルの挿入部位の汚染に注意し、汚染されたときはガーゼを交換する。

図2　硬膜下・脳実質内圧測定用マイクロセンサーシステム

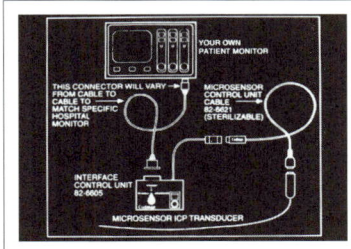

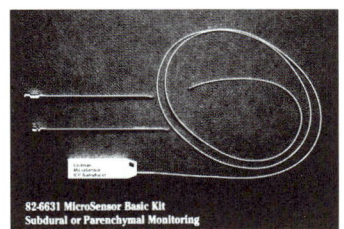

上：頭蓋内圧測定用システム
下：マイクロセンサー
（Codman社製、Johnson&Johnson社提供による）

5. 持続頭蓋内圧測定の合併症

●感染：頻度0〜11％、脳室内カテーテル法で最も高頻度。脳室内カテーテル法では通常抗生剤の予防的投与を行う。

図3　Lundbergによる頭蓋内圧圧波の種類

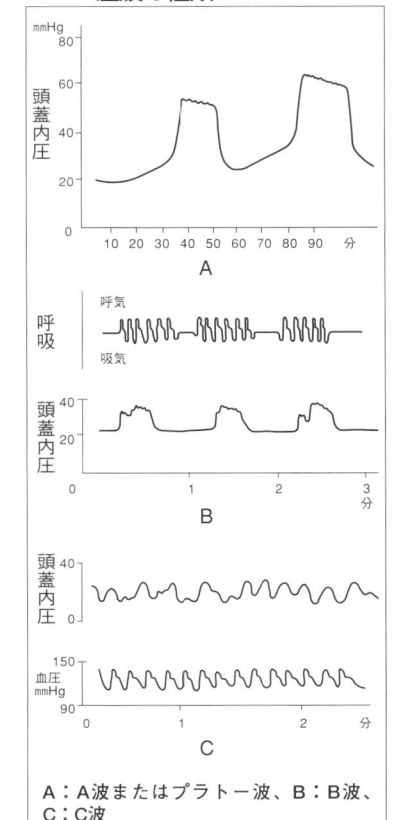

A：A波またはプラトー波、B：B波、C：C波

（半田譲二ら、1991[1]）より引用）

- 出血−脳損傷：脳室内カテーテル挿入時に何回も穿刺を行った場合に多い。頻度1.4％。
- 頭蓋内圧が25〜40mmHg以上を持続的に示すとき、圧波出現が頻発するときには、担当医に連絡し、治療対策を立てる必要がある。

II 髄液負荷試験

1. 目 的

- 一定量の生理的食塩水を髄液腔に負荷し、これによる頭蓋内圧の変動から、髄液腔環境（圧−容量反応）を評価し、手術適応の決定に役立てる。

2. 適 応

- 乳幼児水頭症、成人の正常圧水頭症の手術適応決定。

3. 方 法

- 脳室内または脊髄クモ膜下腔にカテーテルを挿入し、持続的に頭蓋内圧を測定する。
- 一定量（1〜5 ml）の生食をボーラスにて注入し、その後の頭蓋内圧の変動を経時的に測定する。
- この圧測定曲線図4より、表1に示す諸計測値を計算し、髄液腔環境を評価する。
- PVI（pressure volume index）、C（compliance）が低下し、Ro（髄液吸収抵抗値）が高値を示す症例に良いシャント手術適応がある。

4. ケアのポイント

- 検査内容をよく患者に説明するが、

表1 髄液負荷試験による計測項目と正常値

項目	計算式	正常値
pressure volume index (PVI)	$\dfrac{\Delta V}{\log_{10} P_P/P_0}$	25〜30ml
髄液吸収抵抗値（Ro）	$\dfrac{t_2 P_0}{(PVI)\log\left[\dfrac{P_2}{P_P} \cdot \dfrac{P_P - P_0}{P_2 - P_0}\right]}$	2〜12mmHg/ml/min
コンプライアンス（C）	$\dfrac{0.4343 \cdot PVI}{P_0}$	0.25〜1.5ml/mmHg

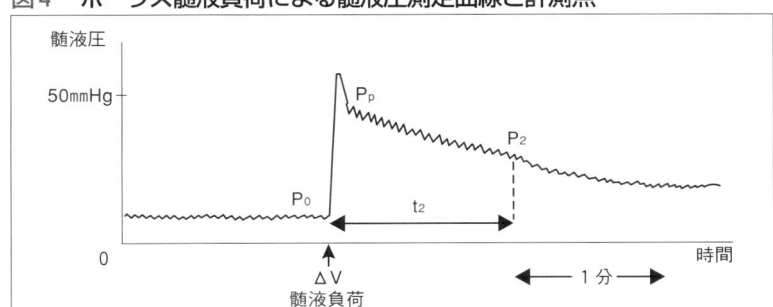

図4 ボーラス髄液負荷による髄液圧測定曲線と計測点

(グラフ：縦軸 髄液圧、横軸 時間。P_0、P_p、P_2、t_2、ΔV 髄液負荷、1分 の計測点が示されている。50mmHg の目盛あり。)

小児例や正常圧水頭症患者では患者の協力が十分得られないことが多いので鎮静剤の投与も必要。
● この場合には検査中のバイタルサインに注意。
● 検査時の患者の体動が検査測定に影響するため、体動の防止に協力する。

西本　博

参考文献
1）半田譲二ら訳：脳神経外科チームのための患者管理の実際、メディカルサイエンスインターナショナル、p22-54、1991
2）有賀徹：頭蓋内圧モニター、＜高倉公朋監修、脳神経外科に必要なモニタリング、現代医療社、1988、p163-180＞
3）Marmarou A et al：A nonlinear analysis of the cerebrospinal fluid system and intracranial pressure dynamics. J Neurosurg 48：332-144、1978
4）板東邦秋ら：乳児水頭症における髄液圧、頭蓋内容積関係、髄液収集抵抗ならびに髄液吸収圧の臨床的意義について、脳と発達25：240-247、1993

その他の検査

I 経頭蓋骨的超音波ドップラー脳血流速測定検査

1. 目 的

- 発振超音波周波数が2 MHzのパルスドップラーを用いて、経頭蓋骨的に頭蓋内主要血管の血流速度を測定し、頭蓋内血行動態を評価する。
- 超音波ドップラー法のため無侵襲で、経時的な測定が可能である。

2. 適 応

- 頸動脈・頭蓋内主幹動脈狭窄症の診断
- 脳塞栓（栓子シグナル）の検出
- 脳血管攣縮の早期発見
- 脳動静脈奇形の血行動態診断
- 脳死の判定

3. 方 法

- 頭蓋骨の薄い側頭部や眼窩を経由して、頭蓋内へ超音波を発振し、頭蓋内血管からのドップラー信号を得る（図1）。

図1 超音波ドップラーによる脳主幹動脈血流測定法

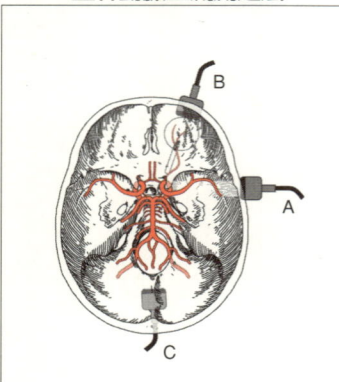

A：側頭骨窓からのアプローチ
B：経眼窩的アプローチ
C：大後頭孔からのアプローチ
（板部武史、1990[1]）より引用）

図2 経頭蓋超音波ドップラー脳血流測定システム

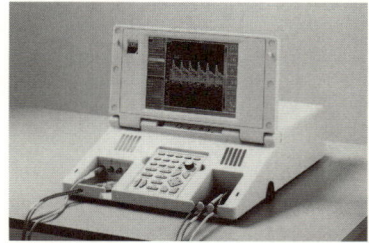

（Nicolet Biomedical社製、利康商事提供による）

図3 頭蓋内主幹動脈の超音波ドップラースペクトラム（正常例）

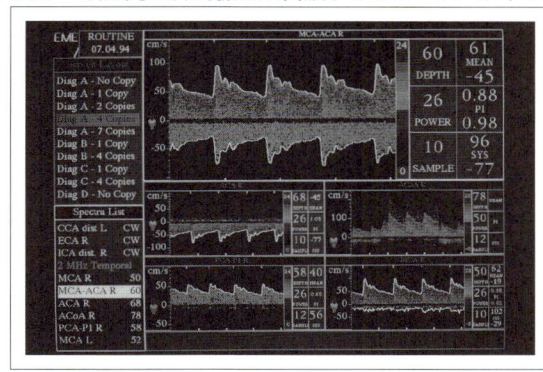

上段：
右中大脳動脈（上向き）
と前大脳動脈（下向き）
下段：
左上；前大脳動脈（右）、
右上；前交通動脈（右）、
左下；後大脳動脈（右）、
右下；中大脳動脈（右）

表1 各種疾患における超音波ドップラー所見の特徴

病態	特徴
クモ膜下出血後 血管攣縮	中等度攣縮：平均血流速　140〜200cm/sec 重度攣縮：平均血流速　＞200cm/sec musical murmurs（周波数は攣縮の程度に相関する）
狭窄	軽度：血流速増加（局所性）、スペクトラム変化が少ない 中等度：収縮期および平均血流速増加 　　　　　二方向性の高振幅シグナル 重度：血流速減少 完全またはほぼ完全閉塞：検知できない PI減少、側副血行路検知、閉塞部より末梢の血流速減少
脳動静脈奇形（AVM）	AVM feeders：高流速、PI減少 脳血管の炭酸ガス反応性低下
頭蓋内圧亢進	平均血流速減少、PI増加 "to-and-fro"パターン 収縮期ピークおよび拡張期ゼロパターン
内頸動脈狭窄	ウイリス動脈輪を介する側副血行 　　同側ACAの血流方向の逆転 　　反対側ACAの血流速増大 　　同側PCAの血流速増大（MCA血流速より大）

PI：pulsatility index、ACA：前大脳動脈、PCA：後大脳動脈、MCA：中大脳動脈

（板部武史、1990[2]）より引用）

- ドップラー信号を得る位置、深さと方向により、内頸動脈、眼動脈、中大脳動脈、前大脳動脈、椎骨動脈、脳底動脈の血流速（velocity）とpulsatile index（PI、収縮期流速と拡張期流速から計算する）を測定する（図2、3）。

  PI＝(Vs−Vd)/Vm

  Vs：収縮期最大速度
  Vd：拡張末期速度
  Vm：平均速度

- 上記の疾患における所見を**表1**に示す。

4. ケアのポイント

- 無侵襲で、ベッドサイドにて簡便に施行可能な検査なので特別のケアは要しないが、検査の内容を患者に説明し、不安を除く。

II 近赤外線分光測定装置（Near-infrared spectroscopy）による脳内酸素代謝測定

1. 目 的

- 近赤外線（波長700〜3000nm）を使用して、この波長帯に特定の吸収スペクトルを持つ脳内ヘモグロビン（Hb）、チトクロームオキシダーゼの変化量を無侵襲的に測定する。
- これにより脳内の酸素代謝、血液量の変化を推定し、病態診断に役立てる。

2. 適 応

- 虚血性脳疾患、低酸素性脳症
- 頭蓋内圧亢進症
- 頭部外傷（ただし、クモ膜下出血など脳表に出血のある場合は不可）
- 運動領、知覚領などの脳機能マッピング

3. 方 法

- 発光部と受光部を有するセンサーをモニターする部分の頭皮上に設置する。
- 頭皮上に置いたセンサーの発光部よりHbに特異に反応する波長の近赤外線光を投射し、直下の脳内を通過した吸収散乱光を受光部にて感知し、上記を計測する（**図4**）。
- 発光部と受光部の距離40mmの場合、センサー直下深度30mmの脳内がモニターされる。
- 直接間接的に測定される項目は、酸素化型Hb、脱酸素化型Hbの変化量、Hbの酸素飽和度（rSO_2）、脳内血液量、酸化型チトクロームオキシダーゼの変化量である（**図5**）。

その他の検査 **89**

図4　近赤外線スペクトロスコピーのセンサーと脳内測定範囲

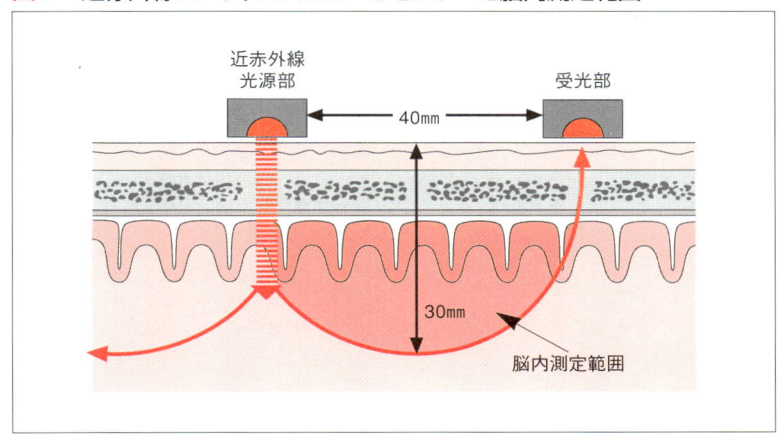

図5　小児重症頭部外傷例における近赤外線スペクトロスコピーの記録結果

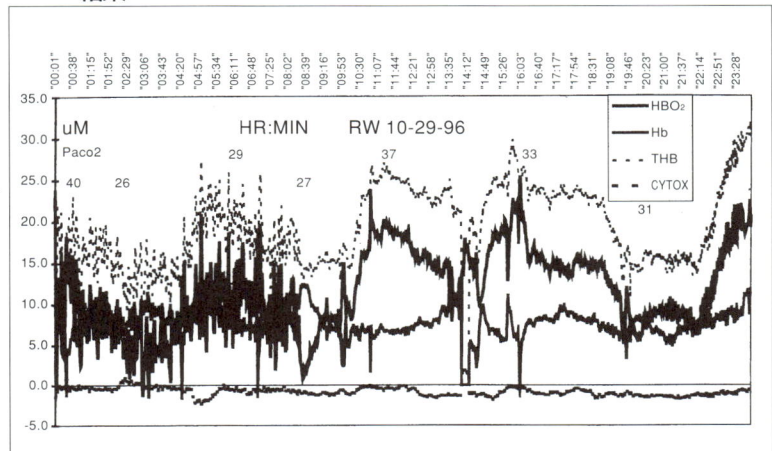

HBO₂：酸素型ヘモグロビン、Hb：脱酸素型ヘモグロビン、THb：Totalヘモグロビン、CYTOX：チトクロームオキシデース

THbの上昇が認められ、脳血液量の増加（hyperemia充血）が発生している。
（Adelson PD et al, 1988 [4]　より引用）

4. ケアのポイント

●測定中はセンサー部分の遮光が重要であるので、センサーのずれに注意する。

西本　博

参考文献
1) Aaslid R et al:Noninvasive transcranial doppler ultrasound recording of flow velocity in basal cerebral arteries. J Neurosurg 57:769-774,1982
2) 板部武史：経頭蓋骨的超音波ドップラー脳血流測定、臨床麻酔、14:1713-1721、1990
3) 田村守：無侵襲的手法による代謝研究－近赤外分光法による生体計測、代謝、23:81-89、1986
4) Adelson PD et al:The use of near infrared spectroscopy(NIRS) in children after traumatic brain injury: A preliminary report. Acta Neurochir(Suppl) 71;250-254,1988

Part 3
主要症状・病態とそのケア

意識障害 …………………………………………92
脳ヘルニア ………………………………………97
頭痛 ………………………………………………104
運動麻痺 …………………………………………108
知覚障害 …………………………………………113
言語障害 …………………………………………118

意識障害

1. 病態生理

- 意識障害には、①意識（覚醒）レベルの低下と、②意識内容の変化という2つの要素がある。
- 意識（覚醒）レベルを保つ生理学的メカニズムは完全には解明されていないが、脳幹から視床下部にかけて存在する上行性網様体賦活系による大脳皮質の賦活化が重要視されている（図1）。
- したがって、意識レベルの低下がみられる場合、大脳の広汎な障害、あるいは上行性網様体賦活系の障害が存在する。
- 一方、意識内容の変化（判断力の低下、記銘力障害、計算能力の低下など）は高次機能障害としてとらえられ、それぞれ特定の大脳皮質の障害により発現する。
- 意識障害の病態生理学的基盤は、脳幹部から大脳皮質に至る重要な部位の機械的破壊、あるいは脳の代謝過程の阻害である。
- 脳の代謝障害による意識障害は、脳のエネルギー代謝に関与する物質の供給不全（虚血、低酸素、低血糖など）か、神経細胞膜レベルで電気生理学的反応が変化すること（電解質異常、てんかん、アルコールや薬物中毒など）に起因する。

図1 Magounが設定した脳幹網様体賦活系（1950）[1]

2. 原因疾患

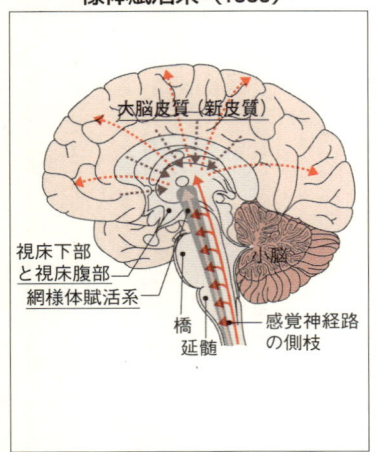

- 意識レベルを正確に再現性よく評価するためには、統一した意識判定法を用いる必要がある。
- 意識判定法としては、グラスゴー方式（Glasgow coma scale；表1）と3-3-9方式（Japan coma scale；表2）が一般によく用いられている。
- 意識障害の程度とともに、時間的

表1　Glasgow Coma Scale（GCS）

観察項目	反応	スコア
開眼（E） （eye opening）	自発的に開眼する	4
	呼びかけにより開眼する	3
	痛み刺激により開眼する	2
	まったく開眼しない	1
最良言語反応（V） （best verbal response）	見当識あり	5
	混乱した会話	4
	混乱した言葉	3
	理解不明の音声	2
	まったくなし	1
最良運動反応（M） （best motor response）	命令に従う	6
	疼痛部へ	5
	逃避する	4
	異常屈曲	3
	伸展する	2
	まったくなし	1

表2　Japan Coma Scale（JCS）

大分類	小分類	JCS
Ⅰ桁：自発的に a.開眼（まばたき）している b.動作をしている、または c.話している	だいたい意識清明だが、今一つはっきりしない	1
	何月か、どこにいるのか、または周囲の者（看護婦か、家族か）がわからない	2
	名前、または生年月日がわからない	3
Ⅱ桁：刺激を加えると a.開眼する b.離握手に応じる、または c.言葉で応じる	呼びかけると、 　開眼する、離握手に応じる、または言葉で応じる	10
	体を揺さぶりながら呼びかけると、 　開眼する、離握手に応じる、または言葉で応じる	20
	痛み刺激を加えながら呼びかけると、 　開眼する、離握手に応じる、または言葉で応じる	30
Ⅲ桁：痛み刺激を加えても a.開眼せず b.離握手に応じず、そして c.言葉も出ない	刺激部位に手を持ってくる	100
	手足または顔を動かす	200
	まったく動かない	300

まず、大分類から選び、次にその中から小分類を選ぶ

推移を把握することが重要である。注意深い観察により評価を行い、意識レベルの低下がみられるならば、早急に原因を検索し対応する必要がある。

● 意識障害をきたしうる主な疾患を表3に示す。

● まず、バイタルサイン（血圧、心拍数、呼吸、体温）などの全身状態や随伴する神経症状を手際よくチェックし、意識障害が①中枢神経系の疾患が原因となっているのか（一次性）、あるいは②中枢神経系以外の問題（循環器疾患、代謝性疾患、内分泌疾患、中毒性疾患など）による二次性のものかを推定する。

● 続いて図2に示すような各種補助検査を行い、診断を確定する。基本的血液生化学的検査（血算、糖、電解質、浸透圧）や血液ガス分析などは必須検査項目である。

● 明らかな局所神経症状（運動麻痺、瞳孔不同など）を呈する場合は中枢神経系の一次性障害が容易に予測できるが、その病態の診断や二次性の原因を除外するためにはCTスキャンが不可欠である。

● バイタルサインに異常を認める場合や高度の意識障害を有する患者では、原因疾患の診断を目的とした作業と同時か、あるいはこれに先だって、気道確保（気管内挿管）や輸液

表3 意識障害の原因

一次性意識障害	二次性意識障害
◆脳血管障害 　　高血圧性脳内出血 　　クモ膜下出血 　　脳梗塞 ◆脳腫瘍（各種） ◆頭部外傷 　　脳振盪 　　急性硬膜外血腫 　　急性硬膜下血腫 　　脳挫傷 　　慢性硬膜下血腫 ◆中枢神経系感染性疾患 　　脳炎 　　髄膜炎 　　脳膿瘍 　　硬膜下膿瘍 ◆水頭症 ◆てんかん	◆循環不全 　　ショック 　　高血圧性脳症 ◆呼吸不全 　　低酸素血症 　　高炭酸ガス血症 ◆電解質異常 　　低ナトリウム血症 　　高ナトリウム血症 ◆糖尿病性昏睡 ◆肝性昏睡 ◆尿毒症 ◆中毒 　　薬物中毒 　　アルコール中毒 　　一酸化炭素中毒 ◆ヒステリー

路の確保などの治療作業を開始する必要がある。

3. 治療・処置

●意識障害患者をみた場合、その原因を問わず救急の対応が必要である。

●とくに高度の意識障害患者は呼吸・循環障害を合併していることが多く、不可逆的脳障害を予防するためには緊急に脳保護の処置が施行されなければならない。

●気道と輸液路を確保し、酸素とブドウ糖を確実に脳へ到達させること

図2 補助的検査[2]

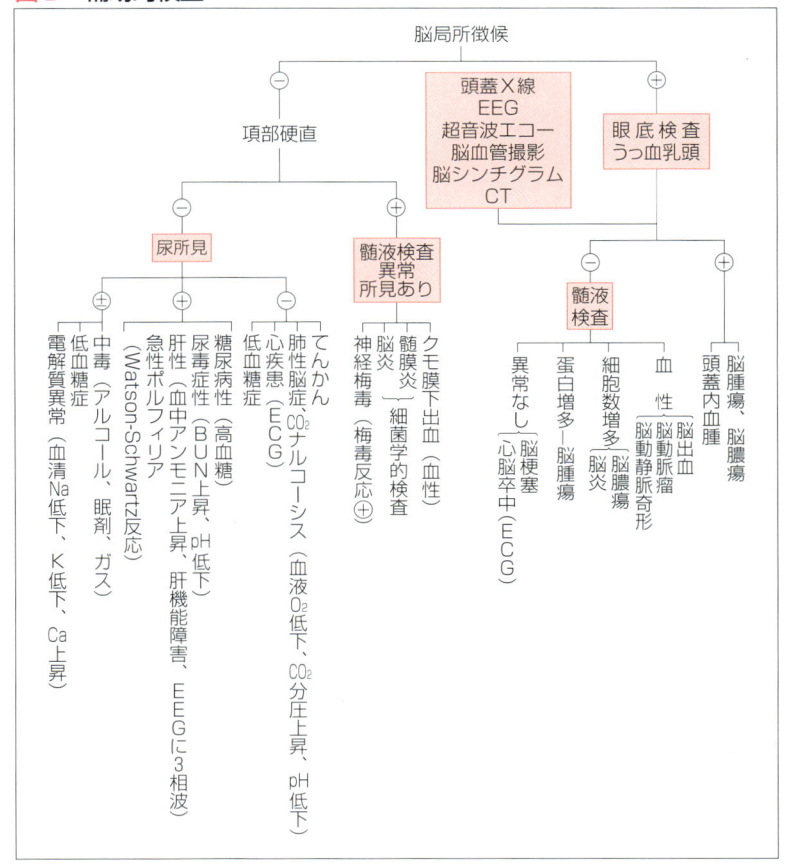

```
                                    脳局所徴候
                          ┌───────────┴───────────┐
                          ⊖                         ⊕
                    項部硬直              頭蓋X線                眼底検査
                          │              EEG                    うっ血乳頭
                          │              超音波エコー
                          │              脳血管撮影
                          │              脳シンチグラム
                          │              CT
              ┌───────────┴───────────┐                 ┌───────────┴───────────┐
              ⊖                         ⊕                ⊖                         ⊕
           尿所見                髄液検査                                        髄液
                                異常所見あり                                     検査
```

- ⊖ 尿所見
  - ⊕
    - 電解質異常（血清Na低下、K低下、Ca上昇）
    - 低血糖症
    - 中毒（アルコール、眠剤、ガス）
    - 急性ポルフィリア（Watson-Schwartz反応）
    - 肝性（血中アンモニア上昇、肝機能障害、EEGに3相波）
    - 尿毒症性（BUN上昇、pH低下）
    - 糖尿病性（高血糖）
    - 心疾患（ECG）
    - 低血糖症
  - ⊖
    - 肺性脳症（血液O₂低下、CO₂分圧上昇、pH低下）
    - てんかん
    - CO₂ナルコーシス

- 髄液検査異常所見あり
  - 神経梅毒（梅毒反応⊕）
  - 脳炎 ─ 細菌学的検査
  - 髄膜炎
  - クモ膜下出血（血性）

- 髄液検査
  - ⊖ 異常なし（脳梗塞、心脳卒中（ECG））
  - ⊕
    - 蛋白増多（脳腫瘍）
    - 細胞数増多（脳膿瘍、脳炎）
    - 血性（脳出血、脳動脈瘤、脳動静脈奇形）

- 頭蓋内血腫
- 脳腫瘍、脳膿瘍

が重要である。同時に前述したような原因疾患の同定を迅速に行い、それぞれの病態に対する適切な治療を開始する。

●日常の脳神経外科診療において最も重要なことは、比較的急速に進行する意識レベルの低下を遅滞なく評価し、適切な処置を行うことである。

●頭蓋内圧亢進や脳ヘルニアを引き起こす恐れのある出血性脳血管障害（高血圧性脳内出血、クモ膜下出血、脳室内出血など）、頭部外傷（急性硬膜外血腫、急性硬膜下血腫など）、水頭症などでは減圧を目的とした外科的治療の適応が考慮されなければならない。

●これらの詳細については次項（脳ヘルニア）で述べる。

4. ケアのポイント

●意識障害はその原因に対する適切な治療がなされた場合、比較的速やかに改善することもある（低血糖、高血圧性脳症、てんかん発作など）。

●しかしながら、脳神経外科で扱われることの多い疾患、ことに脳神経外科手術の適応となる疾患では、意識レベルを維持するのに重要な中枢神経系の機械的圧迫ないし破壊を伴っていることがほとんどで、治療前からみられる意識障害は治療後も遷延する場合が少なくない。

●そのような患者では、呼吸状態に注意をはらい、喀痰による気道閉塞などを起こさないようにしなければならない。場合によっては、気管切開による気管カニューレの挿入が必要になることもある。

●栄養管理面では経鼻経管栄養を行うことも多く、嘔吐や誤嚥には注意を要する。

●また、全身の衛生管理（身体や口腔内の清拭など）、体位変換による褥瘡の予防も重要である。

尾上尚志、阿部俊昭

文献

1) 太田富雄：脳神経外科学、第7版、金芳堂、p.174、1996
2) 田崎義昭、斎藤佳雄：ベッドサイドの神経の診かた、第15版、南山堂、p.294、1994

脳ヘルニア

1. 病態生理

●脳ヘルニアは、頭蓋内の占拠性病変のために、脳組織の一部が本来あるべき解剖学的位置から逸脱した状態である。

●その臨床症状は、逸脱する脳組織の部位、逸脱脳により圧迫をうける脳幹の位置や脳神経の種類などにより、さまざまである。

●しかしながら、脳ヘルニアを引き起こすほどの頭蓋内占拠性病変が存在する場合は、ほとんど例外なく緊急の減圧処置が必要で、漫然と放置すると極めて重篤な状態、すなわち脳死状態を招く可能性が高い。早期発見と迅速な治療を要する切迫した状態である。

●頭蓋は骨性癒合した頭蓋骨からなり、その中に収容できる容積は一定である。そのような閉鎖された頭蓋内空間に脳組織（大脳、小脳、脳幹）、脳脊髄液、血液（動静脈、毛細血管）が収容されている。

●頭蓋内に新たな占拠性病変（血腫、腫瘍など）が発生した場合、頭蓋内圧を一定に保つためには、脳組織、脳脊髄液、血液のうちいずれかの要素の容積が減少しなければならない。

●占拠性病変の容積が小さい場合、脳脊髄液や血液量の減少により頭蓋内圧は代償される。また脳組織自体にも弾性があるため、占拠性病変の容積増大が比較的緩徐な場合は、頭蓋内圧はある程度まで代償される。

●慢性あるいは亜急性に経過する頭蓋内圧亢進症では、頭痛、嘔吐、うっ血乳頭による視力障害などの症状を呈する。

●しかしながら、占拠性病変の容積が限界を超えるかあるいは容積増大が急速である場合は、頭蓋内圧は著しく上昇し脳ヘルニアの状態を引き起こす。こうなると、もはや意識レベルを維持できなくなってくる。

●頭蓋内部は硬膜組織からなる大脳鎌や小脳テントによりしきられている。左右の大脳半球間には大脳鎌があり、大脳半球および間脳（テント上）と中脳以下の脳幹（テント下）は小脳テントで隔てられている。

●頭蓋内の局所に占拠性病変が出現すると、余分となった脳組織が大脳鎌や小脳テントのすき間に向かって移動し始める。

●脳ヘルニアの臨床症状は、こうして移動してきた脳組織が脳幹や脳神経を圧迫することにより発現する。

●脳ヘルニアは、ヘルニアをきたす脳の解剖学的位置によって、以下のように分類される（図1）。

1）帯状回ヘルニア（大脳鎌下ヘルニア）
●一側の大脳半球の占拠性病変により、同側の大脳半球内側面に位置する帯状回が大脳鎌の下縁から反対側に偏位する。
●この状態のみで重篤な神経症状を呈することは少ないが、正中を走行する前大脳動脈や内大脳静脈が圧迫されると、これらの灌流領域に虚血性変化を生じることがある。

2）経テント切痕ヘルニア（鉤回ヘルニア、海馬ヘルニア）
●一側性のテント上占拠性病変により、同側の側頭葉内側に位置する鉤回や海馬傍回がテント切痕から下方に偏位する。
●テント切痕部には中脳があり、動眼神経や後大脳動脈が走行しているので、これらの構造物が偏位してきた側頭葉内側部により圧迫を受けることになる。
●臨床症状は、病態の進行により表1に示すような病期に分けられる。晩期動眼神経期の典型的症状を図2に示す。
●経テント切痕ヘルニアは中脳をはじめとする脳幹部の機能障害が進行しつつある状態であり、緊急の減圧処置を必要とするので、早期に発見されなければならない。

3）経テント切痕ヘルニア（中心性症候群）
●テント上の遠隔部位に占拠性病変が発生すると、まず間脳に歪みをきたし、その機能を障害する。放置すれば、圧迫による脳幹の機能障害が中脳、橋、延髄へと下向性に進行し死亡する。
●中心性症候群の臨床症状を、病期別に示すと表2のようになる。
●大脳や間脳レベルまでの障害では除皮質硬直が、さらに障害が中脳レベルまで進行すると除脳硬直姿勢がみられるようになる（図3）。

4）小脳扁桃ヘルニア（大孔ヘルニア）
●とくに後頭蓋窩（テント下）の占拠性病変により起こりやすく、小脳扁桃が下降し大孔に嵌入するものである。
●脳脊髄液の流れを閉塞して急性水頭症をきたしたり、延髄を直接圧迫して呼吸停止を引き起こしたりする、非常に危険な状態である。

2. 原因疾患

1）脳腫瘍
●腫瘍自体の容積に加え腫瘍周囲の脳浮腫により、頭蓋内圧の亢進と脳ヘルニアを引き起こす。ときに脳脊髄液の循環を障害し、急性水頭症を

図1　脳ヘルニアの分類

- 大脳鎌
- 間脳
- 中脳
- 橋
- 延髄
- 帯状回ヘルニア（大脳鎌下ヘルニア）
- 中心性症候群　｜経テント切痕ヘルニア
- 鉤回ヘルニア　｜
- 動眼神経
- 小脳テント
- 小脳扁桃ヘルニア（大孔ヘルニア）
- 小脳扁桃

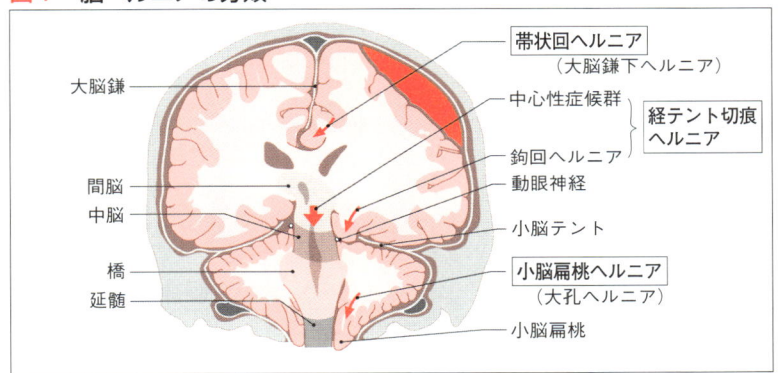

表1　経テント切痕ヘルニア（鉤回ヘルニア）

早期動眼神経期
- ◆意識障害（JCS100：疼痛刺激に対し、はらいのけ動作あり）
- ◆動眼神経の圧迫による瞳孔不同（病巣側の瞳孔散大、対光反射減弱）
- ◆中脳の大脳脚（錐体路）の圧迫による病巣と反対側の片麻痺
- ◆病巣と反対側のバビンスキー反射陽性
- ◆頭部回転による眼球運動は左右共同性
- ◆正常呼吸

晩期動眼神経期
- ◆意識障害は増強（JCS200：刺激に対し、除脳硬直あるいは除皮質硬直が出現）
- ◆病巣側瞳孔は強く散大（対光反射消失）
- ◆病巣側にも運動麻痺が出現
- ◆両側バビンスキー反射陽性
- ◆頭部回転による眼球運動は左右非共同性
- ◆中枢性過換気あるいはチェーン・ストークス呼吸

中脳～上部橋期
- ◆高度の意識障害（JCS200～300：刺激に対し、除脳硬直を示すか無動）
- ◆両側瞳孔散大（対光反射消失）
- ◆頭部回転による眼球運動は非共同性ないし消失
- ◆中枢性過換気
- ◆これ以降、経テント切痕ヘルニア（中心性症候群）と区別がつかなくなる

併発するとさらに頭蓋内圧が上昇する。

2）脳血管障害
●脳出血は急速にその容積が増大するため、著しい頭蓋内圧亢進をきたし脳ヘルニアを引き起こしやすい。
●出血後数日を経て血腫周囲の脳浮腫が増強することが多い。小脳出血が第四脳室を閉塞したり、脳室に穿破した血腫が脳脊髄液の流通を障害すると、急性水頭症を併発する。
●脳梗塞のような閉塞性脳血管障害でも、広範な脳浮腫をきたすと脳ヘルニアを引き起こすことがある。

図2　経テント切痕ヘルニア（鉤回ヘルニア）、晩期動眼神経期の症状

運動麻痺
（病巣と反対側に強い片麻痺）

意識障害
（JCS100〜200）

瞳孔不同
（病巣側瞳孔散大、対光反射消失）

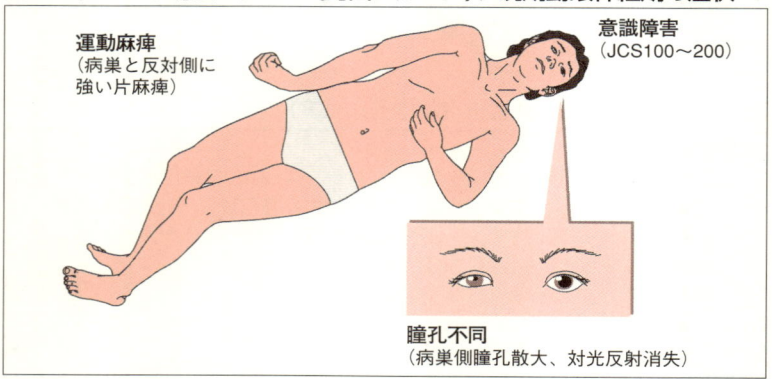

図3　除皮質硬直・除脳硬直

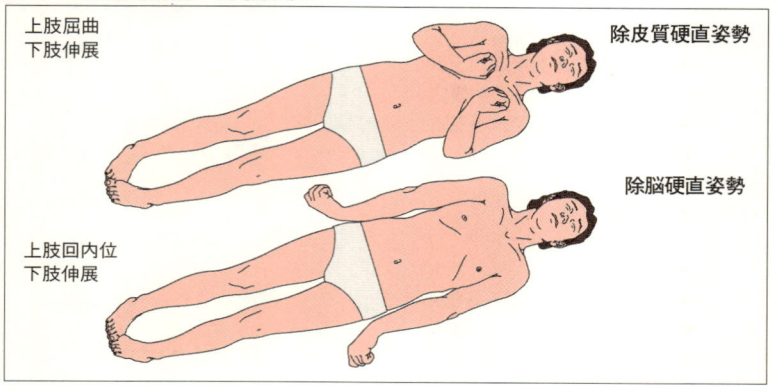

上肢屈曲
下肢伸展

除皮質硬直姿勢

除脳硬直姿勢

上肢回内位
下肢伸展

3）頭部外傷
●外傷後の頭蓋内出血、脳挫傷、これらに伴う脳浮腫により、頭蓋内圧亢進をきたし脳ヘルニアを引き起こす。急速に進行することが多く、迅速な対処が必要である。

4）感染性疾患
●中耳炎や副鼻腔炎などから感染が頭蓋内に波及し、脳実質内や硬膜下腔に膿瘍が形成されることがある。
●周辺の強い脳浮腫を伴うことが多く、脳ヘルニアをきたしやすい。

3. 治療・処置

●脳ヘルニアでは、頭蓋内圧亢進の原因（占拠性病変）を迅速に診断し、緊急の減圧処置を行う必要がある。
●脳腫瘍、脳出血、外傷性頭蓋内出

表2 経テント切痕ヘルニア（中心性症候群）

早期間脳期
- ◆意識障害（JCS1～100：疼痛刺激に対し、はらいのけ動作あり）
- ◆瞳孔縮瞳（対光反射陽性）
- ◆両側バビンスキー反射陽性
- ◆頭部回転による眼球運動は左右共同性
- ◆正常呼吸あるいはチェーン・ストークス呼吸

晩期間脳期
- ◆意識障害は増強（JCS100～200：刺激に対し、除皮質硬直が出現）
- ◆瞳孔縮瞳（対光反射陽性）
- ◆頭部回転による眼球運動は左右共同性
- ◆チェーン・ストークス呼吸

中脳～上部橋期
- ◆高度の意識障害（JCS200～300：刺激に対し、除脳硬直を示すか無動）
- ◆両側瞳孔散大（対光反射消失）
- ◆頭部回転による眼球運動は非共同性ないし消失
- ◆中枢性過換気あるいはチェーン・ストークス呼吸

下部橋～延髄期
- ◆深昏睡（JCS300：弛緩性無動）
- ◆両側瞳孔散大（対光反射消失）
- ◆頭部回転による眼球運動は消失
- ◆失調性呼吸、やがて呼吸停止

表3 頭蓋内病変と外科治療

脳血管障害
- ◆高血圧性脳内出血 ⇒ 開頭・血腫除去術、脳室ドレナージ
  （被殻出血、小脳出血など）
- ◆クモ膜下出血（脳動脈瘤破裂） ⇒ 動脈瘤クリッピング術、脳槽・脳室ドレナージ
- ◆脳梗塞（小脳梗塞など） ⇒ 減圧開頭術、脳室ドレナージ

脳腫瘍
- ◆神経膠腫（星細胞腫、膠芽腫など）
- ◆髄芽腫
- ◆髄膜腫 ⇒ 開頭・腫瘍摘出術
- ◆神経鞘腫（聴神経腫瘍など）
- ◆転移性脳腫瘍

頭部外傷
- ◆急性硬膜外血腫 ⇒ 開頭・血腫除去術
- ◆急性硬膜下血腫 ⇒ 開頭・血腫除去術
- ◆脳挫傷 ⇒ ときに開頭・血腫除去術
- ◆慢性硬膜下血腫 ⇒ 穿頭・血腫洗浄術

感染性疾患
- ◆脳膿瘍 ⇒ 穿頭・排膿・ドレナージ
- ◆硬膜下膿瘍 ⇒ 開頭・膿瘍除去術

水頭症 ⇒ 脳室ドレナージ、脳室-腹腔シャント術

表4 頭蓋内圧亢進症の治療

- ◆体位変換（頭部挙上）による頭部静脈還流の促進
- ◆酸素供給による低酸素状態の予防
- ◆血圧調節による脳灌流圧の確保
- ◆体温調節（高熱回避）による脳保護
- ◆高浸透圧利尿薬（マンニトール、グリセロール）の静脈内投与
- ◆副腎皮質ホルモン投与による脳浮腫の軽減
- ◆抗てんかん薬投与による痙攣発作の予防
- ◆人工呼吸器下の過換気
- ◆バルビツレート昏睡療法
- ◆低体温療法

血、急性水頭症などに対しては、原則として外科的治療が必要である（**表3**）。

●また、術前・術後の頭蓋内圧のコントロールや脳浮腫の軽減に必要な処置を**表4**に示す。

4.ケアのポイント

●脳ヘルニアをきたすような頭蓋内病変を有する患者では、例外なく意識障害がみられる。
●意識障害の程度を評価したら、バイタルサインを手際よくチェックする。
●頭蓋内圧亢進時には、血圧は上昇し、徐脈がみられる（クッシング現象）。
●呼吸状態にはとくに注意が必要で、意識障害のため舌根沈下がみられるならば気道確保を行う。
●呼吸運動のリズム自体が不規則であるときは、間脳から脳幹部の機能障害がすでに進行しつつある可能性が高く、人工呼吸管理が必要となる。
●嘔吐やそれによる誤嚥にも注意しなければならない。
●頭蓋内に重大な問題を有する患者の救命のチャンスを逸しないためには、意識レベルの低下、運動麻痺の出現、瞳孔の異常所見（対光反射を含め）などを見落とさないように、注意深く患者を観察することが大切である。

謝辞
稿を終えるにあたり、本項で使用した図・表の作成に多大な御協力をいただいた、東京慈恵会医科大学付属病院看護部看護婦、増田ゆかさんに深謝いたします。

文献

1）馬場元毅：絵でみる脳と神経；しくみと障害のメカニズム、第1版、医学書院、p62、1991

尾上尚志、阿部俊昭

頭痛

1. 病態生理

- 頭痛は原因が多様で特異的な症状ではない。頭痛の分類には国際頭痛学会による分類が用いられている（表1）。
- 頭痛の多くは症状が頭痛だけの機能的または慢性的といわれる1次性頭痛であるが、最も大事なことは、クモ膜下出血や髄膜炎など生命に関わる器質性疾患による2次性頭痛（症候性頭痛）を見逃さないことである。
- 頭痛の程度と重症度は必ずしも平行しない。2次性頭痛の中には緊急を要するものがあるので、いたずらに細かな診断にこだわらずに迅速な診断・処置が必要である。

2. 診察・検査

- まず行うことは病歴聴取である。これでほとんどの診断がつく。
- 突発性、進行性の頭痛、今まで経験したことのない強い頭痛、神経症

表1　頭痛の国際分類

機能性頭痛
1) 片頭痛
2) 緊張型頭痛
3) 群発頭痛および慢性発作性片側頭痛
4) その他の非器質性頭痛

症候性頭痛
5) 頭部外傷による頭痛
6) 血管障害による頭痛
7) 非血管性頭蓋内疾患に伴う頭痛
8) 薬物あるいは離脱に伴う頭痛
9) 頭部以外の感染症による頭痛
10) 代謝性疾患に伴う頭痛
11) 頭蓋骨、眼、鼻、副鼻腔、歯、口、あるいは他の頭部・頭蓋組織に起因する頭痛
12) 頭部神経痛、神経幹痛、除神経後痛

その他
13) 分類不能な頭痛

状や精神症状を伴った頭痛、重症感を伴った頭痛は症候性の可能性があるので補助診断を行う（表2、表3）。

3. 原因疾患

●日常よく遭遇する頭痛や重要な原因疾患で起こる頭痛の特徴と発生機序、病名を示す（表4）。

4. 治療・処置

1）器質性頭痛
●器質性頭痛の治療は原疾患の治療を優先するが、並行して十分に頭痛をとることは原疾患の治療を成功さ

表2　診察

1. 病歴聴取
   頭痛の起こり方（突発性か、徐々に起こったか、何をしていた時か）
   頭痛の程度、部位、誘因
   嘔吐の有無、めまい等の随伴症状
   外傷の既往、家族歴や服薬歴、頭痛の治療歴
2. 診察
   意識障害の有無
   バイタルサイン（血圧、脈拍、呼吸、体温）
   うっ血乳頭の有無
   神経症状（瞳孔の状態、対光反射、眼球運動、運動麻痺等）

表3　検査

検査	適応	注意点、観察点
CTスキャン	意識障害、神経症状、髄膜刺激症状、初めての痙攣などを伴うとき 突発性で強い頭痛 急性で嘔吐を伴うとき （必要に応じ造影も行う）	高吸収域や脳正中構造の変位 視交叉槽の確認 （確認できないときはクモ膜下出血を疑う）
眼底検査	器質性疾患が疑われるとき （侵襲のない検査なのでなるべく行う）	うっ血乳頭、眼底出血、網膜動脈硬化
血液検査	発熱があり、炎症が考えられるとき	血液一般、生化学、血糖、CRP、BUN
腰椎穿刺	発熱があり髄膜炎が疑われるとき クモ膜下出血が疑われCTで確認できないとき	分割採取を行う。髄液一般検査、培養を忘れない 脳圧亢進では原則禁忌だが、行うときは細い針で少量の採取にとどめる

せるコツである。
●対症療法としては以下のような治療を組み合わせて行う。
①頭蓋内圧亢進に対して
a．外科的治療
　・髄液ドレナージ、内外減圧術。

b．内科的治療
　・高浸透圧性脳圧降下剤：マニトール、グリセオール。
　・副腎皮質ホルモン：ベータメサゾン。
②頭痛に対して

表4　主な原因疾患の発生機序と頭痛の特徴

発生機序	病名	頭痛の特徴や他の症状
頭蓋内圧亢進	高血圧性脳出血 外傷性頭蓋内血腫 慢性硬膜下血腫 脳腫瘍、脳膿瘍 水頭症	意識障害、瞳孔異常、神経症状、嘔吐、うっ血乳頭などを伴うことがある。
	高血圧性脳症	220/130mmHg以上の著明な高血圧。
低髄液圧	髄液漏、腰椎穿刺後	起坐で増強、臥位で消失。
炎症	髄膜炎（化膿性、ウイルス性、結核性、真菌性） 側頭動脈炎	発熱、血液検査で炎症徴候陽性。 項部硬直、ケルニッヒ徴候陽性。 （結核性、真菌性は発熱がないことがある）
	クモ膜下出血	突発した今まで感じたことのない痛み。 項部硬直、ケルニッヒ徴候は伴わないことがある。
眼、耳、歯疾患の放散	閉塞隅角緑内障	眼痛、虹輪視、霧視、散瞳
	急性副鼻腔炎	圧痛
血管の拡張	片頭痛	中年女性に多く、遺伝性もある。 前兆（閃輝性暗点が多い）を伴う。嘔吐を伴うことも多い。持続は数時間以上。
	群発頭痛	中年男子に多い。一定期間連日起こる。 眼球結膜充血、流涙、ホルネル徴候。 飲酒で誘発される。持続は約1時間。
精神・筋の緊張	緊張型頭痛	最も多い頭痛の原因。 慢性～持続性で頭重、圧迫感、肩こり、頸部痛を伴うことあり。 疲労やストレス、気候の変化などで増強。
心因性	うつ病、心気症	頭重が主。食欲不振、不眠を伴うことあり。

- 消炎鎮痛剤：アスピリン、インダシン、ポンタール。

●経口投与できないときは坐薬を用いる。

●頭痛のため不穏となっている時は、鎮静剤やマイナートランキライザーなどを併せて用いるが、意識レベルがわかりにくくなるので注意が必要である。

2）機能的頭痛

●機能的頭痛には特異的な効能の薬剤があるのでしっかりした診断のもとに薬の投与を行う。

①片頭痛

a．発作時：
- カフェルゴット（1日極量6mg、1週間極量10mg）：発作の前兆時、開始時早期に用いる。副作用もあり使いにくい。
- プリンペラン＋消炎鎮痛剤（アスピリン、インダシン）。
- イミグラン3mg皮下注（1日2回まで）

b．発作間欠期：
- 予防薬：ジヒデルゴット、インデラル。
- 生活指導：節制、ストレスを避けカフェイン等刺激物を控える。

②群発頭痛

＜群発期＞
- 100％酸素7l/分15分間の吸入。
- イミグラン3mg皮下注（1日2回まで）
- カフェルゴット1～2錠。
- アルコールを禁ずる。

③緊張型頭痛
- 誘因、ストレスの解消。
- マイナートランキライザー：デパス。
- 筋弛緩剤：テルネリン、ミオナール。
- 鎮痛剤：セデスG、ロキソニン
- 理学療法（マッサージ、入浴、局所麻酔）。

5. ケアのポイント

●鎮痛剤の連用でかえって頭痛が誘発されることがある。服薬歴から鎮痛剤誘発性が疑われたときは鎮痛剤を制限し、他の方法を用いる。

●頭痛で受診する人の多くは器質性疾患による頭痛ではないかという不安が強い。機能性頭痛や一時的な頭痛の場合は、心配のいらないことをその頭痛の機序からよく説明し不安の除去につとめる。

●治療に抵抗性の頭痛の場合、心因性と考え誤診することがあるので、心因性や心気性との診断は慎重にする。

●小児の脳腫瘍による頭痛では神経症状に左右差がないことがあり心因性や機能性の頭痛とされ診断が遅れることがあり要注意。

宮崎瑞穂

運動麻痺

1. 病態生理

● 脳神経疾患における運動麻痺といえば、典型的には右または左の**片麻痺**であることは、いうまでもないだろう。もちろん、両側麻痺や左右差のある麻痺、その他いろいろなパターンがありうるわけだが、ケアに関していえばすべて片麻痺ケアの応用としてとらえることができる。

● **錐体路**は図1のごとく、延髄において交差する（**錐体交叉**）ので、右の大脳に病変があれば左半身の麻痺が、左の大脳に病変があれば右半身の麻痺が出現する。

● 延髄より上の脳幹部（中脳～橋）に病変があると、眼球運動や顔面筋の麻痺側と手足の麻痺側が反対になる**交代性片麻痺**を呈する。

● 脳には**優位半球**と**劣位半球**がある。右利きの人のほとんどは言語機能が左半球にあり、左利きの人の約2/3でもやはり左半球に言語機能がある。

● 言語機能のあるほうの大脳半球を優位半球と呼んでいる。したがって、典型的には右片麻痺には失語症を伴うことが多い。

● 左片麻痺に失語症を伴っていて、その患者が本来左利きであれば、その人の優位半球は例外的に右半球ということになる。その意味で、病歴聴取に際し、本人や家族から必ず**利き手**を尋ねておく必要があることは、

図1　錐体路

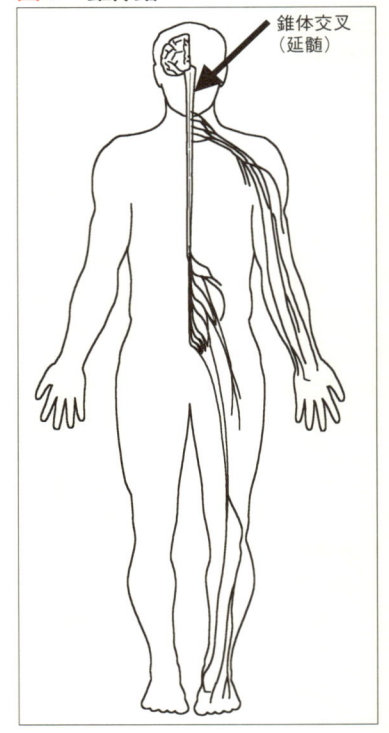

錐体交叉（延髄）

脳神経外科ナースとして他科ナースと異なる点の1つである。
●典型的な片麻痺では、麻痺側の眼裂が開大し、口角が下がる。
●嚥下機能は、急性期には障害されるが、大部分は回復してくる。腕は急性期にはダランと弛緩し、臥位で他動的に腕を持ち上げてもドスンと胸を打ってしまう（**腕落下試験**）。
●また、麻痺側の膝を受動的に持ち

表1　日本脳卒中学会　脳卒中運動機能障害重症度スケール（JSS-M）

[1] 顔面麻痺
A. なし
B. あり

- □ A = −1.27
- □ B = +1.27

[2] 嚥下障害
A. なし
B. 時にむせることがある
C. Tube feeding が必要

- □ A = −4.93
- □ B = −0.89
- □ C = +5.82

[3] 腕
A. 肘を伸ばしたまま腕を挙上できる
B. 肘を屈曲すれば挙上できる
C. 重力に抗して運動できない

- □ A = −0.97
- □ B = −0.09
- □ C = +1.06

[4] 手
A. 正常
B. そばに置いたコップが持てる
C. 物がつかめない

- □ A = −1.26
- □ B = −0.16
- □ C = +1.42

[5] 下肢近位筋
臥位で検査する
A. 正常
B. 膝立て可能
C. 膝立て不能

- □ A = −1.04
- □ B = +0.14
- □ C = +0.89

[6] 足関節
坐位で検査する（坐位がとれない場合は臥位の筋力から推定する）
A. 爪先を上げられる
B. 爪先を上げられない

- □ A = −0.52
- □ B = +0.52

[7] 複合運動
ベッド上仰臥位からベッド脇で立位になるまでの一連の動作
A. ベッド脇に立てる
B. ベッド上に坐れる
C. 坐れない

- □ A = −1.24
- □ B = −0.39
- □ C = +1.63

[8] 歩行
A. 補助具なしに歩ける
B. 補助具ないしは介助者があれば歩ける
C. 自力では歩けない

- □ A = −3.63
- □ B = −0.45
- □ C = +4.08

■使い方の注意点
脳卒中では通常片麻痺の症候を呈するので、本スケールで評価対象に左右差がある場合は、すべて悪いほうを評価する。特殊な脳卒中で両側麻痺があるような場合でも、左右どちらか、より重いほうを評価する。

合計 =	
定数	+14.60
スコア =	

●上げてもパタンと外側に倒れ、膝・足関節とも伸展してしまう。

●脳神経外科領域の疾患・外傷による運動麻痺は、基本的に脳卒中による運動麻痺と症状は同じである。すなわち、運動麻痺のパターンはその病巣によって決まるのであって、病因(疾患の種類)にはよらない。

●日本脳卒中学会では、表1に示す脳卒中運動機能障害重症度スケール(JSS-M)を1999年に発表し、脳外科医・神経内科医双方から好評を得ている。今後、運動麻痺に関する標準スケールとなっていくものと考えられる。

●評価法は簡単で、看護婦や介護者にも容易に、しかも正確に採点できる。合計を電卓で算出して定数を加算し、最終スコア(−0.26〜+31.29)を得る。患者の運動麻痺の客観的な全体評価に極めて有用である(脳卒中21:352-356, 1999)。

2. 原因疾患

●運動麻痺の原因疾患は枚挙にいとまがないが、一応脳神経外科疾患に限定して運動麻痺を呈しやすい代表的な疾患を表2に列挙する。

3. 治療・処置

●運動麻痺の治療は、おおまかに言えば原因疾患に対する治療とリハビリテーションである。

●原因疾患は表2に示すように多岐にわたり、それぞれの治療法を個別に解説することは紙面の制限上、本書の範疇ではない。

●しかし、脳外科的疾患に対してはPart 5の各論で解説されているように、手術を中心とした種々の治療法の組み合わせで治療が行われる。

●リハビリテーションに関しても、Part 6で解説されるのでここでは省略するが、運動麻痺の治療においてリハビリテーションは極めて重要である。原因疾患は除去されたが体が動かなくなったのでは、治療の意義は半減する。

●効果的なリハビリテーションにはリハビリ専門医、理学療法士(PT)、作業療法士(OT)、言語療法士(ST)などだけでなく、看護婦の積極的参加が欠かせない。

4. 処置とケアのポイント

1) 体位変換

●高度の運動麻痺を伴っていると、自分で体を自由に動かせない。その結果、圧迫部位に褥瘡を形成したり、筋肉・骨の萎縮、上下肢の神経圧迫、関節拘縮などの**廃用症候群**を生じる恐れがある。また肺炎や無気肺など呼吸器合併症を生じやすい。

●これらの予防として、**体位変換**(体位ドレナージ)が必要となる。

●体幹を軸として回転し、枕などを用いて側臥位・腹臥位をとったり、

ベッドの傾斜を使うなどして、頭低位や頭部挙上位をとらせ、1〜2時間ごとに行う。
●また排痰したい肺区域が、気管分枝部に対し垂直上方となるような体位をとり、痰を主気管支に移動させる。その意味でも、単に運動麻痺だけに気をとられず、合併症の状況についても医師と情報をよく共有しておくことが大切である。
●呼吸を妨げるような体位にならないよう十分注意する。必要に応じてパルスオキシメータ、心電図モニタを用いる。

表2 運動麻痺の脳外科的原因疾患

[1] 脳腫瘍
・原発性脳腫瘍
　神経膠腫
　髄膜腫
（他にも種々の脳腫瘍があるが、脳の正中部や頭蓋底部、小脳橋角部などに発生するものは、運動麻痺が初発症状とはなりにくい）
・転移性脳腫瘍

[2] 脳血管障害
・脳出血
・脳梗塞
・クモ膜下出血
（脳内出血を合併した場合）
・脳静脈洞血栓症

[3] 頭部外傷
・急性硬膜外血腫
・急性硬膜下血腫
・外傷性脳内血腫
・慢性硬膜下血腫

[4] 奇形
・二分脊椎
・脊髄髄膜瘤
・Arnold-Chiari奇形
・脊髄空洞症
・頭蓋底陥入症

[5] 感染症
・脳膿瘍
・硬膜外膿瘍
・硬膜下膿瘍
・脳寄生虫症
　脳肺吸虫症
　脳有鉤嚢虫症
・脳真菌症
・肉芽腫
　脳結核腫
　脳ゴム腫（梅毒性）

[6] 機能性疾患
・てんかん（Todd麻痺）

[7] 脊椎・脊髄疾患
・椎間板ヘルニア
・後縦靭帯骨化症
・黄色靭帯骨化症

[8] 外科的末梢神経疾患
（わが国では整形外科が主に担当しているので省略する）

- ●輸液ルートやバルンカテーテルが体幹の下敷きにならないよう、また抜去されるのを回避する。
- ●頭蓋内圧亢進患者では頭低位は禁忌である。
- ●脳室ドレナージ、硬膜外・硬膜下ドレナージ挿入中の患者では、医師の指示によりベッドの頭部の高さを一定とし（頭低位は禁忌）、体位変換時はドレナージを閉塞してから行い、体位を整えた後は、必ずドレナージを開放する。
- ●褥瘡の予防に対しては、**エアーマット**や**ウォーターベッド**を積極的に使用する。
- ●褥瘡が生じやすい部位を**清拭**により清潔に保ち、**マッサージ**を行って局所の血行促進を図る。

2）喀痰吸引
- ●喀痰吸引により頭蓋内圧は上昇するが、放置すると呼吸器合併症の危険性を高める。
- ●意識のある患者では、なるべく自力喀出を促し、ティッシュペーパーなどで排除してもらう。
- ●自力喀出が困難な患者では、吸引カテーテルを鼻孔から挿入するか、直接口を開いてもらって咽頭に到達させ、喀痰を吸引する。1回の吸引時間は15秒以内とする。
- ●意識障害のある患者、ならびに気管内挿管を行っている患者の喀痰吸引については、本章の「意識障害」の項を参照されたい。

3）早期離床
- ●意識障害がなければ早期離床し、受動的でなく積極的なリハビリを開始する。なぜなら、臥床しているだけで、非麻痺側の筋力も1週間で約20％が失われ、その後も1週間ごとに約20％の筋力低下が起こるといわれている。
- ●強い片麻痺では麻痺側の筋力回復はリハビリによっても望めないことから、健側の筋力を温存することは極めて重要である。

五十棲一男、泉義雄

知覚障害

1. 病態生理

●片麻痺においては通常麻痺側の感覚障害を伴っているが、もともと動きが不自由で使えない方の手足であるので、その手足の感覚障害が大きな問題となることは少ない。

●Pure sensory strokeと呼ばれる、半身の感覚障害だけを呈する軽いラクナ梗塞も存在するが、この場合は看護婦の介助が必要になるようなことはまずない。

●麻痺側の肩の亜脱臼による肩関節痛はよく見られる症状であり、**麻痺性肩関節症**と呼ばれる。装具などで対応する。

●**頸部痛**、**腰痛**もよく見られる。

●問題となるのは、**しびれ**や**疼痛**（神経原性疼痛）といった異常感覚であり、意識の回復した患者を悩ます大きな症状の1つである。**中枢性疼痛**の中でも**視床痛**（thalamic pain）は特に有名であるが、この他に頭頂葉弁蓋部、脳幹の病変でも生ずる。

●発症後間もなくよりはむしろ半年後ぐらいにかけて徐々に疼痛・しびれは強くなり、ときには耐えがたいほどにまでなる。

●これらの症状は外見からの観察では察知できず、本人にしかわからない苦痛であり、医師・看護婦は患者の訴えに注意深く耳を傾けていかなければならない。

●しびれや疼痛のために、運動麻痺の程度以上に日常生活動作が制限されたり、心理的な負担となって**抑うつ状態**を引き起こすことはよく知られている。これはリハビリテーションへの**意欲の減退**にもつながっている。脳卒中後抑うつ状態は脳卒中例の20〜65％に出現する。

●**反射性交感神経性ジストロフィー症**は、難治性で長期に疼痛が続くものとして、片麻痺などに伴って上肢に見られる遅発性合併症である（**肩手症候群**shoulder hand syndrome）。持続性疼痛、痛覚過敏症、浮腫、皮膚血流の変化、発汗異常などを呈する。中枢性疼痛との鑑別がしばしば困難だが、この症候群自体は末梢性疼痛に属する。

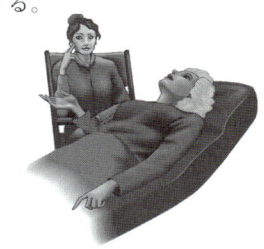

2. 原因疾患

●脳内病変による「運動麻痺の原因疾患」と「知覚障害の原因疾患」に特に違いはない（運動麻痺の原因疾患」の項参照）。病巣部位による差異だけである。

●ただし、神経内科的疾患、特に末梢神経疾患では、糖尿病・悪性腫瘍・尿毒症に伴うニューロパシー、アミロイドーシス、遺伝性感覚性ニューロパシー、脚気、ペラグラ、慢性炎症性脱髄性多発根神経炎（CIDP）、慢性特発性失調性ニューロパシー、アルコール性ニューロパシー、シスプラチン中毒によるニューロパシー、ビタミンB_6過剰摂取によるニューロパシー、イソニアジド（抗結核薬）によるニューロパシーなど、感覚障害を主症状とするものが数多く存在する。

3. 治療・処置

●中枢神経の病巣による知覚障害を治療することは、事実上できない場合が多い。なぜなら、知覚障害の原因となっている脳腫瘍などの病巣を脳外科的に切除すると、本来その部分がつかさどっていた知覚伝導路ないしは知覚中枢自体がなくなってしまうわけであり、原因疾患は除去できても知覚機能を再建できるわけではない。

●一方、末梢神経病巣による知覚障害に対しては、器械的原因であれば整形外科的手術で、内科的原因であれば原因疾患に対する治療で改善できる場合が多い。末梢神経の個別疾患に対する治療法については本書の対象外なので割愛する。

●末梢神経障害全般に対する再生補助薬として、**ビタミンB_{12}製剤**（メチコバールなど）や**ビタミンE製剤**（ユベラなど）が一般に用いられる。

●関節の拘縮などに伴う痛みには、**筋弛緩薬**（ミオナール、テルネリン、ムスカルム、ダントリウムなど）、**消炎鎮痛薬**（ロキソニン、インフリー、ランツジール、ミリダシン、ハイペン、クリノリル、ペオンなど）や坐薬、湿布薬が用いられる。

●消炎鎮痛薬はいかなる製剤であれ、長期連用では消化性潰瘍をきたしうるので、胃粘膜保護薬を併用するとともに、適宜休薬する。関節内に局麻剤、ステロイド剤を注射することもある。

●視床痛に代表される中枢性疼痛・しびれは、患者の苦痛が強く、医師への救済の訴えも多いが、実際には極めて治療困難な症状の1つである。

●従来、まず**脳循環代謝改善薬**が試みられたが、1996〜1999年における薬効再評価によって大幅に薬剤が削除され、現在使える薬剤はわずかである（セロクラール、サアミオン、ドラガノン／サープル、ケタス、カラン、ニバジールなど）。

●頭部外傷後遺症に限って適応があ

る薬剤にはガンマロン、チトレスト、などがある。脳循環代謝改善薬が無効の中枢性疼痛・しびれに対しては、**三環系抗うつ薬**（トリプタノール、ノリトレン、など）や**抗痙攣薬**（テグレトール、ランドセン／リボトリール、アレビアチンなど）が使用され、一定の効果がある。
●これらの薬剤は、痛みやしびれに対する感覚の閾値を上げる効果がある。

Memo

脳神経外科看護における疼痛の問題

●スタッフの中で、最も患者に長時間接し、生活全般を把握しているのはナースである。最初に患者が痛みを訴え対処を求める相手もナースである。

●脳外科疾患患者には痛みを訴えることの困難な場合が多い。たとえば、失語症や痴呆例、老人や小児などは、痛みの部位も程度も客観的判断が難しい。局所原発性の痛みなのか中枢性の異常感覚なのか本人にもわからないこともある。

●障害への不適応、落ち込みなどの心理状態が痛みに影響する。健康で不自由なかった状態から一気に重大な障害に見舞われたことへの行き場のない怒り、すべてが駄目な役に立たない人間になってしまったと思い込む絶望感、そういう心理状態が痛みを増幅させる。

●過小評価をしていないか。内向的でおとなしい患者の訴えは見逃しやすいし、頻回にナースコールして訴えの多い患者は軽視しやすい。

●人間関係などのために痛みが増幅されていないか。同室者とのトラブル、医療スタッフとの不和、家族関係などを把握する。

●場面への痛みの影響を分析する。どのような動作時に痛みを強く訴えるか、痛みのためにその動作ができないのか、していないのか、どのように工夫したら、どういう自助具を用いたらできるようになるのか。

●痛みは主観的なものであるため、その評価は難しい。患者の痛みを過小評価してしまわないためにも、ほかの職種と連携をとり、客観的に把握するよう努める。

●患者の心理状態により、痛み・苦痛は増悪することが多いため、適切な精神的サポートが不可欠である。

●患者とともに痛みへの対応策を考えていくことによって、より効果的な疼痛緩和が図られる。

●セルフケア援助では、患者が痛みを受け入れ、痛みを自己コントロールし、痛みにとらわれ過ぎないで日常生活を前向きに送っていけるようになることが課題である。

●そのためにも看護者は、患者が痛みを訴える背景因子を理解し、全人的にサポートしていくことが求められる。

慢性疼痛に対する心理学的療法

1. バイオフィードバック

●患者が、自律的な身体機能・症状に対して何らかの随意的な支配力を得ることができるようにするための訓練技術。
●この技術は、ある特別な観念複合や行動が、求める生理反応をもたらしたという情報を、表面筋電図や皮膚温を記録するなどして獲得したときに、その反応が習得される（フィードバック）という学習原理に基づく。
●慢性腰痛や筋緊張性頭痛、頚部痛、反射性交感神経性ジストロフィーなどに広く用いられる。

1) **皮膚温バイオフィードバック**
●手の示指に端子をつけ、末梢皮膚温を上げられるよう訓練し、交感神経系の自己調節を習得する。

2) **EMG biofeedback**
●表面筋電図を利用して、視覚的・聴覚的信号を受けながら筋弛緩を学習し、痛みの軽減法を自己調節にて習得していく訓練。
●自己管理的に疼痛を調節できるという経験は、頑固な疼痛に悩む毎日に明るい展望をもたらし、抑うつ状態から脱する可能性が開ける。

2. リラクゼーション

●弛緩反応は、視床下部の統合された反応で、交感神経系の活動の減弱をもたらし、生理学的および心理学的にはCannonの緊急動員説（逃走-闘争反応）に対する身体反応のほぼ逆である。
●反応は**超越的瞑想法**、**ヨガ**、バイオフィードバックと関連した技法を用いることによって自己誘導することができる。
●ターゲットとなるおもな筋群を緊張させたり、弛緩させたりする訓練を続け、弛緩に際して頭の中で視覚的イメージや聴覚的言葉を想起し、自分でリラクゼーションを得るよう習熟する。

3. 認知行動療法

●疼痛への対処法を習得する。軽い痛みの感覚からより強い痛みの感覚へ段階的に慣らし、不安などの情緒的増悪因子への対処法を学んだり疼痛への注意をそらすことを習得する。

1）**認知療法** cognitive therapy
- 導かれた自己発見、イメージ法、自己教示、象徴的モデリング、明確な形で引き出された認知形態を利用する精神療法技法。

2）**行動療法** behavior therapy
- さまざまな心理状態の治療に、**条件づけや学習研究に関連した手順や技法を用いる精神療法。**
- 特異症状（慢性疼痛、恐怖症、遺尿症、高血圧症など）を治療目標として選び、次いでその症状を消減または和らげる計画的介入または治療段階が設けられ、さらに変化の具合を継続的かつ量的に監視する。

3）**系統的脱感作** systematic desensitization
- 患者と治療者は、疼痛が増悪する場面を想像させるようなリストを作成し、それらを疼痛産生度の最も低いものから最も高いものへと順に並べる。
- 次に患者は、筋肉を高度に弛緩させる訓練を受け、完全に弛緩していると自分で感じるまで、当該リスト上の最低位の疼痛産生場面に自分がいると想像することを繰り返し求められる。
- この手順は、当該リスト上の各場面のいずれのものに対しても弛緩していられると感じられるようになるまで、それぞれの場面について繰り返し続けられる。
- その後に、これらの想像上の場面を現実の生活場面で置き換えていく。

4.集団療法

- 集団の中で疼痛体験を話させたり、アドバイスを受けたりする技法。

五十棲一男、泉義雄

言語障害

1. 病態生理（表1）

1）失語症（表2）
- 高位の中枢障害で起こり、発語器官には異常がない。すなわち発声発語はあるが、一旦習得されたコミュニケーション手段としての言語機能が大脳の後天的疾患によって障害された状態。
- 優位半球の障害で起こり、右利きの人の99％が左半球、左利きの人の約60％が左半球の損傷による。
- ただし両側に言語中枢があったり、幼少時からの障害が原因となって言語中枢が移動している場合もある。
- 失語症の分類はさまざまな主張があり、細かい分類を記憶しても実際の臨床には必要がないが、大まかな分類を知っておくことは、個々の患者の症状を的確に分析把握するために役立つ。

2）構音障害
- 発語器官（舌、口蓋、喉頭など）の異常による発声、発語の運動障害。
- とくに問題となるのは、両側性（ときに一側）上位運動ニューロンの損傷による仮性球麻痺の状態で、痙性麻痺性構音障害と呼ばれ、失語と合併することがある。

3）痴呆性コミュニケーション障害
- 全般的知的機能の低下、失見当識、記憶障害により言語の操作能力が低下し、いろいろな環境において、それぞれ最適な情報のやりとりができなくなる状態。

4）無言症
- 発語器官に異常がなく、発声、発音のない状態。
- 初めは意識障害の一型として記載されたが、辺縁系の関与する言語性の反応障害あるいは意欲の障害として理解されるようになっている。

5）精神神経疾患に伴う言語障害
- ヒステリー、自閉症、うつ、その他。

2. 原因疾患

1）脳血管障害
- いずれの言語障害の原因も、わが国では、脳血管障害が最も多い（90％）。とくに失語症の原因となる大脳皮質の限局的な障害は、脳塞栓の頻度が最も高いといわれている。
- さらにその塞栓の原因は心臓疾患

や大血管病変であることが多いので注意を要する。

2）脳腫瘍
●一般に徐々に進行するが、脳卒中様の突然の発症を示す場合もある。

3）頭部外傷

4）頭蓋内感染症、中毒など

3. 治療・処置

1）観察と診断
●まず失語症、構音障害、痴呆、無言症のどれかを判断する（表1）。
●失語症の場合の観察項目を表3にあげた。これらの項目は、失語症患者のレベルを把握する目的に用いられるとともに、訓練項目ともなる。

2）言語訓練
①失語症
●失語症では、患者ひとりひとりの病前の言語環境や生活などの文化を理解することから始まる。
●患者の気分や体調を考慮しながら、前項にあげた観察項目について、患者のレベルより少し難しいことを訓練する。音楽や歌唱を用いると効果が現れることもある。
②構音障害
●構音障害では、言語文化の訓練による回復は望めない。

表1 失語症、麻痺性構音障害、痴呆性コミュニケーション障害の特徴

	1）失語症	2）麻痺性構音障害	3）痴呆性コミュニケーション障害
脳病変の部位	優位半球の言語領野	上位運動ニューロン	両側半球の散在性病変および萎縮
病態	学習した言語符号を操作できない	発声発語運動の障害	知的機能の低下を背景とするコミュニケーションの障害
合併しやすい症状	1 失行、失認 2 視野障害 3 不安、抑うつ	1 嚥下障害	1 病識、周囲への関心、自発性の減退 2 視空間認知、構成機能の障害

（笹沼 1993 参考文献1）より改変）

表2 失語症の分類

	表出障害 （非流暢、運動性、前方型）	受容障害 （流暢、感覚性、後方型）
復唱障害	ブローカ失語、伝導失語	ウェルニッケ失語
意味障害	超皮質運動性失語	超皮質性感覚失語

（松田 1998 参考文献2）、山鳥 1998 参考文献3）より改変）

表3　失語症の観察項目

1) 自発話：自由な会話で、流暢か非流暢か、意味が通っているか、理解力は
2) 動作命令 　簡単「手をあげてください」 　複雑「手を2回あげてから、目を閉じてください」
3) 復唱 　単語　例：あめ、みかん、えんぴつ、クリスマス、おこのみやき 　文章　短いもの。例：「ほんをよむ」から、長いもの（ことわざなど）へ
4) 物品を用いての検査 　呼称：錯語はないか 　物品の指示：物品を並べ、検者の言う名前のものを指さしてもらう 　系列指示：複数の物品名をいい、順番に指さしてもらう 　物品の操作：「櫛で鉛筆にさわってください」
5) 読み：音読、読解
6) 書字：自発書字、書き取り、写字

（松田 1998　参考文献2）より改変）

●運動麻痺の改善に伴って、発語器官の障害も改善していくが、系統的な訓練の方法は確立されておらず、発声発語の繰り返しによって筋肉運動の回復を促す。

4．ケアのポイント

●あたたかい心の交流をもつことに尽きる。患者との信頼感を構築しながら、やさしく暖かい言葉の刺激を与え続ける気持ちが大切。ゆっくり短い文で、理解を確かめながら話す。
●動作、手ぶり身ぶり、表情、絵など多彩な方法を用いて交流をはかる。
●五十音表（板）は役に立たない。
●自発的な言語の表出を歓迎し、患者の言葉や表現の誤りを訂正しないほうがよい。観察や訓練では、患者にできる問題で終了するように配慮する。
●痴呆性コミュニケーション障害や無言症を除くと、言語に障害はあっても、状況の理解、感情の動きやその表出は障害されていないと考えるべきである。
●また失語症の患者は容易にうつ傾向に陥りやすい。ただし、流暢失語では患者に病識がないことがある。
●構音障害では、嚥下障害を合併することがあるので、誤嚥に注意する。

文献
1）笹沼澄子：失語症、精神科　MOOK No.29、pp59-81、1993
2）松田実：失語、老年学大事典、pp146-150　西村書店　1998
3）山鳥重：ヒトはなぜことばを使えるか―脳と心のふしぎ、講談社現代新書、pp89-92、講談社、1998

中洲庸子

Part 4

術前術後のケア

1 術前ケアのポイント
- 全身状態の把握 …………………………122
- 術前オリエンテーション ………………124
- 術前処置 …………………………………126
- 手術当日の準備 …………………………129
- 緊急手術時の対応 ………………………131

2 術後処置のポイント
- 開頭手術（全身麻酔下）直後のケア …137
- 頭蓋内圧亢進症状の観察 ………………141
- 脳室ドレーンの管理 ……………………147
- 脳槽ドレーンの管理 ……………………150
- 頭皮下レザバーの管理 …………………153
- 硬膜外ドレーンの管理 …………………157
- 皮下ドレーンの管理 ……………………160
- 血腫腔ドレーンの管理 …………………162
- 腰椎ドレーンの管理 ……………………165
- 体位のとり方 ……………………………168
- 術後の排泄管理 …………………………172
- 術後の体液管理 …………………………174
- 術後に必要な検査 ………………………177
- 頭蓋内圧モニタリング …………………181
- その他のモニタリング …………………184

3 合併症の対策
- 出 血 ……………………………………187
- 発 熱 ……………………………………190
- 脳浮腫 ……………………………………192
- 痙 攣 ……………………………………194
- 感 染 ……………………………………197
- 髄液瘻 ……………………………………200
- 脳血管攣縮 ………………………………202
- 肺合併症 …………………………………205
- 褥瘡の予防 ………………………………208

1 術前ケアのポイント: 全身状態の把握

- 脳神経外科の手術においては、他の手術と同様に、全身麻酔や術後管理において、全身状態を把握することが重要である。
- 特に脳神経外科の特徴として、長時間に及ぶ手術が多く、身体への侵襲が大きいことを理解しておく必要がある。

1. 既往歴

- 既往歴は、全身麻酔や術中、術後の管理上の注意点、薬剤の選択において重要である。特に、下記の項目については細かく情報をとっておく。
① 高血圧、心疾患、喘息などの呼吸器疾患、糖尿病、腎疾患、肝疾患、手術歴と輸血歴、アレルギーなど。
② 喫煙状況の把握。
③ 内服薬のある場合は、その内容も把握しておく。
④ 意識障害のある患者や、小児の場合は家族からの情報が、特に重要になってくる。

2. 身体状態の把握

- 術中、術後に起こりうる合併症を予測し、対処していくために、既往歴の他に身体状態を把握することも重要である。
- 身体状態に問題がある時には、術前に可能な限り改善していく必要がある。
① バイタルサイン
② 身長、体重
③ 術前に行う一般検査の評価（**表1**）
- 主な検査としてCT、MRI、頭部レントゲン、胸部レントゲン、肺機能検査、心電図、血液検査などがある。

3. 神経症状の評価

- 術前の神経症状を正確に把握しておくことは、術後評価をする上で重要である。
- 患者により身近に接しているのは看護婦であり、頭蓋内圧亢進や局所症状の進行など、緊急を要する状態のわずかな変化をも見逃さないように緻密な観察を行うことが大切である。

1）意識レベル
- 意識障害の程度を表すものに、JCS（Japan Coma Scale）と、GCS（Glasgow Coma Scale）がある。
- 意識障害がごく軽度のものは、上記のスケールだけでは表現しにくく、

表1 術前の一般検査

理学所見	血圧、脈拍、体温、呼吸数、呼吸音、心音、体重、身長、その他
検体検査	1）血液 　　血球計算：貧血、白血球数、血小板数 　　生化学的検査：総蛋白、腎機能、肝機能、黄疸、血糖、血清電解質、脂質系、その他 　　血清学的検査：梅毒反応、B・C型肝炎、CRP、HIV 　　その他：血液型、ホルモン系 2）尿：尿一般、沈渣、培養 3）髄液：細胞数、糖、蛋白、電解質、培養
X線検査	胸部X線、頭部X線、脳CTスキャン、その他
生理学的検査	心電図、脳波、呼吸機能検査、その他

細かな日常動作上の変化を観察し、記録していくことも必要である。

2）瞳孔
● 瞳孔は、脳ヘルニアの発生の予防において、瞳孔不同や、対光反射の消失などから重篤な状態を早期に発見できる部位であるとともに、その他の神経症状が、瞳孔を観察することで予測できる重要な観察部位である。

3）局所症状
● 四肢麻痺や運動障害、失語、人格変化、脳神経症状、内分泌異常などさまざまであり、病変部位と関連させながら観察のポイントを絞る必要がある。

4）その他
● 病的反射、硬直体位（除皮質硬直、除脳硬直）、髄膜刺激症状など。

駒谷紀代子

> **Memo**
>
> ＊頭蓋内圧亢進症状
> ● 頭蓋内圧が亢進してくると、緊急処置を要する事態となることもあり、以下のような諸症状を見逃さないようにする。
> ● 頭痛、吐気、嘔吐、意識混濁、瞳孔不同や対光反射の消失、うっ血乳頭、バイタルサインの変化（血圧上昇、徐脈、緩慢呼吸）、除脳硬直

> **Memo**
>
> ＊乳児の観察
> ● 機嫌のよさ、ミルクの摂取状況、四肢を左右差なく動かすか、大泉門の状態などが判断の指標になる。また、付き添っている両親からの情報も重要になってくる。

1 術前ケアのポイント：術前オリエンテーション

●手術を受けることは、誰でも多少の不安があるものだが、脳神経外科における手術では、「頭を開けるなんて……」「もし、手術したまま目覚めなかったら……」「術後、機能障害が出たら……」などのさまざまな不安がある。

●緊急手術になる場合も多いため、患者やその家族も含めた精神的援助を考慮し、術前オリエンテーションを行っていくことが大切である。

1.オリエンテーションの方法

●医師より手術についての説明が、患者および患者の家族に対して行われる。可能な限り同席して、その内容を把握した上で、看護婦サイドとして、主に以下の内容についてオリエンテーションする（手術日の2、3日前から行う）。

①通常、主治医、麻酔科医、手術室の看護婦などにより、それぞれの責任においてオリエンテーションや説明がなされるため、患者がどの程度理解しているか、何が不安なのかなどを聞き出し、一人一人の患者の理解度に応じて補足説明をしながら、手術の準備を行う。

・意識障害をきたしている患者や小児の場合は、家族を中心にオリエンテーションを行う。

②術前処置から手術当日の流れについて説明する。

・術前の絶食絶水について
・前投薬や、現在飲んでいる内服薬について
・剃毛について：特に、頭部の剃毛は、男女問わず多少の抵抗があるものである。患者の気持ちをくみながら話す。

③術後入室するICUについて、どのような所か、また家族の面会について説明し、可能なら見学をする。また、術中、術後の家族の待機場所についてなども説明する。

④術後の状態について、ドレーンやチューブ類、安静度、食事についてなど患者がイメージできるように話す（表1）。

⑤術後の観察の必要性について、術後頻回な意識レベルや運動レベルを確認することは、患者のストレスになるが、急性期においては、それらの観察が重要なことを説明し、その必要性を理解してもらい、協力を得る。

⑥必要物品について、手術当日まで

表1 術後についている主なチューブ類

- 酸素マスク
- バルンカテーテル
- ドレーン
- 輸液ルート
- 心電図モニター
- 自動血圧計
- サチュレーションモニター
など

表2 手術の必要物品の例

- 和式の寝間着3枚
- T字帯3枚
- 紙おむつ3枚
- 三角巾3枚
- 吸い飲み1個
- タオル3枚
- バスタオル3枚

※必ず名前を書いてください。
不明な点がありましたら、遠慮なく看護婦にご相談ください。

に準備し、不備不足のないことを確認しておく（表2）。

2. 経蝶形骨洞の手術の場合

①上歯肉部に切開を行うため、術前より口腔内を清潔に保つ必要がある。1週間ほど前より、イソジンガーグル液などを用い、毎日うがいをするように含嗽指導を行う（最低1日4回、朝、昼、夕、眠前）。
②術後、鼻腔にタンポンガーゼが挿入されるため、口呼吸になることの説明をする。
③髄液漏の予防のため、鼻腔を高くした体位をとる。術前よりレストン枕などを用い、その体位に慣れてもらい、また、その体位のままでのうがいの練習を行っておくのも効果的である。

3. 緊急手術の場合

● 脳神経外科においては、緊急手術になることも多く、十分なオリエンテーションが行えない場合もある。
● このようなときは、手術までの流れ、必要物品、剃毛、家族の待機場所などについて手際よく説明する。
● 患者、患者の家族に対して声かけなどをし、不安の軽減を心がけることも忘れてはならない。

駒谷紀代子

1 術前ケアのポイント：術前処置

1. 剃　毛

1）頭部の剃毛

●頭部の剃毛は、原則として理髪師に依頼する。前日に行い、当日の朝に逆剃りを行う。

●剃毛部位は全剃毛することが多いが、術式により異なることがある（図1）。

●剃毛後は、術野に傷をつけないように、帽子などで保護しておくほうがよい。

●緊急時や、頭部にドレナージが入っていたり、損傷や前回手術の創があるときなどは、剃毛は医師により行われる。

●小児の場合、暴れたり、不安を与えないため手術室に入り、麻酔導入後に行うことも多い。

●眉毛は、位置の確認のため剃らない。

図1　術式別の体位・皮切・剃毛範囲

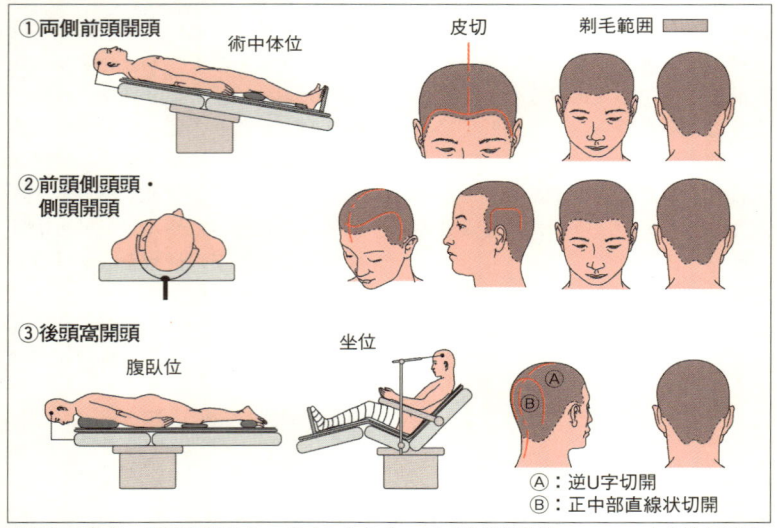

①両側前頭開頭　術中体位　皮切　剃毛範囲

②前頭側頭頭・側頭開頭

③後頭窩開頭　腹臥位　坐位

Ⓐ：逆U字切開
Ⓑ：正中部直線状切開

宮崎和子監修：看護観察のキーポイントシリーズ／脳神経外科、p.167、中央法規出版、1996より

2）頭部以外の剃毛
- 頭部以外の剃毛は看護婦にて行う。
- 経蝶形骨洞術：鼻毛切除（手術アプローチが図2のように、経鼻的に行われるため）。
- シャント術：シャントチューブの走行に沿って（図3）。
- 脂肪片を採取するとき：腹部または殿部など。

図2　下垂体腺腫の手術

経蝶形骨洞法　　　　　　　　前頭開頭法

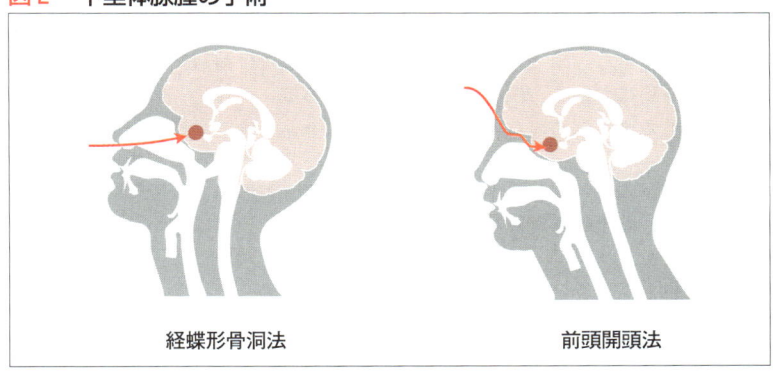

図3　主なシャント術のチューブの走行

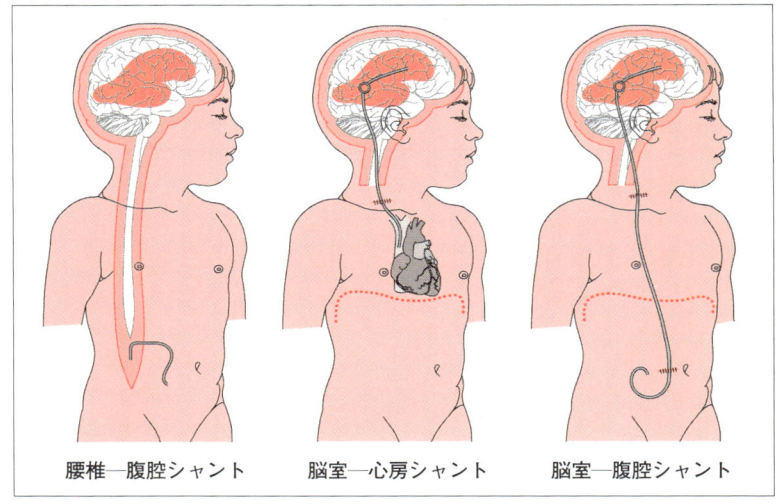

腰椎―腹腔シャント　　脳室―心房シャント　　脳室―腹腔シャント

2. 食事、排泄について

- 一般的に、手術開始の8時間前より絶食、絶水になる。
- 乳児の場合、脱水を避けるため、ミルクや糖水の最終摂取時間は、成人よりも細かく確認をしておく。
- 排便は、手術前日または当日に坐薬を使用し促す。
- 脳神経外科において、浣腸は頭蓋内圧を亢進させるため、むしろ禁忌である。
- 術後は、早期より食事開始となることが多く、排便にあまり神経質にならなくてもよい。

注意：緊急手術の場合は、最終食事摂取時間と、最終排便について、できる限り確認をする。

3. 手術指示表の確認

- 前投薬、持参物品、血液予約の確認などを行う。
- 疾患や術式により、手術前より抗痙攣剤、ホルモン剤、降圧剤などを内服している患者は、それらの内服をどうするかについても確認する。

4. その他

- できるだけ前日に入浴をし、保清に努める。
- シャント術で、術前に脳室ドレナージ、スパイナルドレナージの入っている患者の場合、脳室に髄液が多少たまっているほうが、手術操作がしやすい。
- そのため、ドレナージを早めにクランプしておくことがあり、ドレナージのクランプ時間の確認を行っておく。
- このときは、水頭症の症状の変化がないか注意する。

駒谷紀代子

＜脳動脈瘤患者の場合＞

- 手術までに脳動脈瘤が破裂する危険を避けるような環境を整える。そのために、以下のことを行う。

① 血圧をモニタリングする。血圧が高いときは、降圧剤を内服することもある。

② 入浴は避け、清拭を行ったり、主治医の許可があれば、シャワー浴を行う。

③ 便秘による努責を避けるために、排便コントロールをしておく。

④ 鎮静剤を投与し、心身ともになるべく安静に過ごしてもらう。刺激となるようなテレビを見たりせず、面会者もなるべく控えてもらう。可能なら、個室に収容するほうがよい。

1 術前ケアのポイント:
手術当日の準備

1. バイタルサイン、神経症状の観察

●術前の神経症状の最終確認をし、術後評価につなげる。
●患者の全身状態に問題がないか、手術決行の最終判断とする。

2. 体重測定

●麻酔薬などの投薬量の決定には、体重の確認が必要である。
●特に、術後に尿崩症出現の可能性のある場合は、できるだけ手術当日の体重を測り、その値を指標に術後の体重変化を観る。

3. 本剃毛

●頭部の毛髪は、一晩でも伸びてくるもので、手術に支障をきたす。
●前日に剃毛を行った場合は、当日に理髪師に依頼し、逆剃りを行うことが望ましい。

4. 更　衣

●事前に排泄を促しておき、メガネ、義歯、時計、指輪、コンタクトレンズなど身につけているものをすべて外して、手術着に着替える。

5. 前投薬について

●麻酔科医の指示に従い、計画的に前投薬を投与する。
●前投薬により起こる症状（口渇や動悸など）について説明をし、不安を軽減する。
●患者の状態により、抗痙攣剤や浸透圧利尿剤を投与する場合もある。

Memo

＊下垂体周囲の手術で、術後ホルモン異常をきたすことが予測される場合

●手術による影響や、術後のストレスにより副腎ホルモンが低下し、副腎クリーゼを起こす恐れがある。
●そのため、術前に、予防的に副腎皮質ホルモンを静脈注射しておくことがある。
●通常、手術当日に静脈注射することが多いが、2、3日前より投与しておくこともある。

6. その他

● 持参物品の確認、レントゲン、血液予約の確認などを行う。
● 家族に対しては、待機場所や、連絡方法などの確認をするとともに、不安の軽減に努めるべく、声かけを忘れてはならない。

7. 手術室看護婦への申し送り

● 手術室の看護婦は、術前訪問時に、患者の既往歴、現病歴と患者の状態、検査データなどの必要な情報は収集している。
● 当日の申し送りは、主に患者の確認と最終バイタルサイン、前投薬、血液予約などの確認、その他患者の状態の変化や注意事項などを申し送る。
● 緊急手術の場合は、経過と現状況について簡潔にまとめて申し送る。

8. 集中治療室看護婦への連絡

● 術後は集中治療室に収容することが望ましい。
● 患者の状態や手術予定、準備物品、家族の待機についてなど申し送る。

9. 集中治療室における術後ベッド周囲の準備

● 酸素吸入（呼吸状態により人工呼吸器を用意することもある）
● 吸引の準備
● ベッドは電気毛布などで温めておき、頭部周辺は清潔なシートを敷いておく。
● ドレナージが挿入されると予測される場合は、計量器やドレナージ測定セットを用意する。
● 尿崩症が出現する可能性のある時は、体重の測れるスケールベッドを準備し、ゼロ点を合わせておく。
● その他、ペンライト、瞳孔測定表など。

駒谷紀代子

1 術前ケアのポイント：
緊急手術時の対応

I 緊急手術の術前になすべきこと

- 下記の1～5の内容を図1のフローチャートに示す。

1. 重症度の把握

- 患者の重症度を把握することが重要である。
- 重症度は全身状態と意識レベルにより判定する。
- 全身状態はバイタルサインを観察することで把握されるが、緊急手術時においては、意識レベルやバイタルサインが刻々と変化することを肝に銘じるべきである。

図1 緊急手術時の対応（フローチャート）

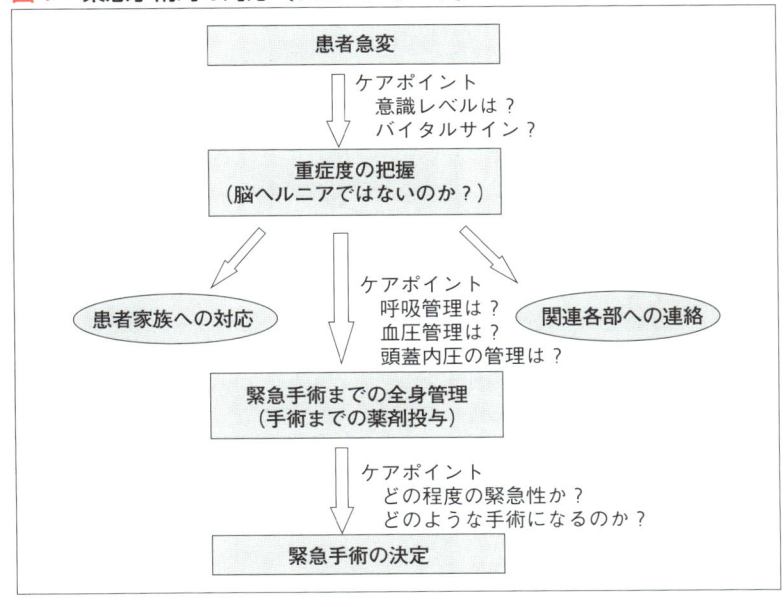

```
                    患者急変
                       │
                  ケアポイント
                    意識レベルは？
                    バイタルサイン？
                       ↓
                  重症度の把握
              （脳ヘルニアではないのか？）
              ↙         │         ↘
     患者家族への対応    │        関連各部への連絡
                  ケアポイント
                    呼吸管理は？
                    血圧管理は？
                    頭蓋内圧の管理は？
                       ↓
              緊急手術までの全身管理
              （手術までの薬剤投与）
                       │
                  ケアポイント
                    どの程度の緊急性か？
                    どのような手術になるのか？
                       ↓
                  緊急手術の決定
```

- しかし、意識レベルやバイタルサインの観察だけで十分とはいえない。脳ヘルニアに陥っていないかという立場に基づく観察が最も重要である。
- 脳ヘルニアを呈すれば、一刻の猶予もない。これを看過し両側の瞳孔が散大すれば、もはや手術の適応にならない。
- 脳ヘルニア徴候は重要なメッセージで、頭蓋内病変による重篤な意識障害をきたしていると、患者自らが主張していることにほかならない。

2. 手術までの全身管理

- 緊急手術を必要とする患者のほとんどは急変した患者である。
- 呼吸停止が生じて、気管内挿管・呼吸器装着が施行されているかもしれない。
- 呼吸管理、特に呼吸が失調性になっていないか、呼吸器が正常に作動しているか、絶えず厳密に管理する配慮が必要である。
- ショックに陥っていないと確認することも重要な全身管理である。
- また、脳出血をはじめ頭蓋内圧亢進状態では血圧管理も重要である。
- 降圧剤には、ジルチアゼム（5～15mg/kg/分）、ニカルジピン（2～10mg/kg/分）などを使う。
- その他、動脈ライン・点滴路・尿バルーンカテーテルも確認する。

3. 手術までの薬剤投与

- バイタルサインが安定すれば、D-マンニトールやグリセリンなど脳圧降下剤が投与される。
- D-マンニトールは1回1～3g/kgを、グリセリンは1回200～500ml、末梢点滴路から全開で投与する。
- また、呼吸管理の一環としてあるいは頭蓋内圧の上昇を抑えるべく、サイアミラールやチオペンタールが投与される。
- 呼吸抑制に注意し、いずれも毎時2～5mg/kg投与する。
- 最近、ミダゾラム（10mg）が投与されることもある。
- 痙攣には抗痙攣剤が使用される。ジアゼパム（5～10mg）、あるいはフェノバルビタール（50～200mg）を使用する。
- 頸髄損傷、脳神経損傷、脳腫瘍などではステロイドが術前に使用される場合がある。
- プレドニゾロン（10～60mg）、デキサメサゾン（2～10mg）、ベタメサゾン（2～10mg）などが使用される。
- これらの薬剤は、緊急手術を控え極めて重要な薬剤であり、投与量・投与方法を十分確認する。

4. 患者家族への対応

- 患者家族への対応としては情報をすみやかに収集し、緊急手術の混乱を少しでも緩和させる。

- ●重篤な場合、誰が患者説明を理解しうるか家族の中から確認すべきである。
- ●たとえ一刻を争う緊急事態であっても、インフォームドコンセントを無視した緊急手術は許されない。

5. 関連各部への連絡

- ●関連各部への緊急連絡が遅れ、緊急手術自体が遅れることのないよう努める。
- ●主な連絡先には、一般採血・ガス分析・輸血など検査室、CT・一般撮影・血管撮影など放射線科、緊急性に関して綿密な連係をとるための手術室、事故・事件の可能性がある場合の警察署などがある。
- ●連絡は、迅速、簡潔、正確に。

II 各緊急手術でなすべきこと

1. 頭部外傷の緊急手術

1）対　象
- ●急性硬膜外血腫・急性硬膜下血腫（図2）・外傷性脳内血腫などが緊急手術の対象になる。

2）手術室へのアクセス
- ●搬送入院後、CT検査を経て手術室へ搬送される。搬入後から手術室搬送までが1時間以内という救命センターも整備され、迅速なチームワークが要求される。
- ●手術は開頭手術によって血腫を除去する。
- ●頭蓋骨弁を除去し開頭後もとに戻さない外減圧術がなされることもある。

3）ケアのポイント
- ●血圧の変動に特に注意する。瞳孔のチェックも怠らない。
- ●合併損傷がないか、出血性ショックに陥ってないか注意する。
- ●脳ヘルニア徴候を呈する症例は超緊急である。

図2 典型的な急性硬膜下血腫のCT

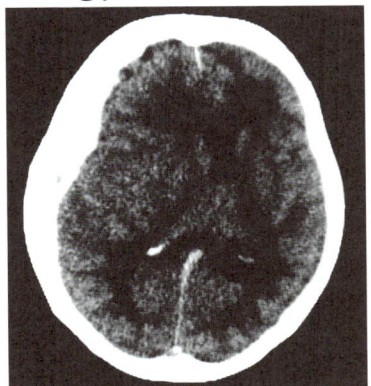

著明な正中構造の偏位を認める。

2. 頸椎損傷の緊急手術

1) 対象
●頸椎損傷で緊急手術の対象になるのは、脱臼骨折などで頸髄への圧迫所見がみられる場合である。

2) 手術へのアクセス
●搬入入院後、レントゲン撮影・MRI検査を経て手術が決定される。
●手術は、前方からの頸椎固定術、後方固定術、前方後方固定術などがある。
●このため剃毛部位を再度確認する。

3) ケアのポイント
●頸椎損傷による呼吸筋麻痺に注意する。
●四肢の麻痺の程度とレベルを確認する。
●患者搬送では決して頸部を受動的に動かさない。
●患者の意識は清明なのに四肢麻痺があるという多大なストレスを緩和することも重要である。

3. クモ膜下出血の緊急手術

1) 対象
●クモ膜下出血の多くは最近緊急手術によって治療される。
●すべての症例が手術の対象になるのではなく、全身状態・重症度・動脈瘤の部位などを総合的に判断し、手術可能な症例が対象となる。

2) 手術へのアクセス
●CT検査にてクモ膜下出血があり、脳血管撮影によって破裂脳動脈瘤の診断がなされ、緊急手術が決定される。
●開頭手術によって顕微鏡下に動脈瘤のネッククリッピングがなされる。

3) ケアのポイント
●血圧の変動に注意する。患者は激しい頭痛を訴える。
●高血圧にならないよう疼痛対策にも目を向ける。再出血は命とりである。
●重篤なクモ膜下出血(図3)では重篤な不整脈が致死的になることもあるため、心電図モニターも重要である。

4. 脳出血の緊急手術

1) 対象
●緊急手術を要する脳出血には、脳ヘルニア徴候を示している巨大血腫が挙げられる。高血圧性の被殻出血、小脳出血、皮質下出血などである。
●脳動脈奇形や脳腫瘍からの出血もまれに緊急手術を必要とする。

2) 手術へのアクセス
●CTにて脳出血と診断された後、脳血管撮影によって緊急手術の適応がなされる場合が多いが、緊急症例の一部、たとえば典型的な高血圧性脳

出血症例では脳血管撮影を割愛することもある。
●手術は開頭によって血腫を顕微鏡下に除去する。

3）ケアのポイント
●血圧の変動に注意する。
●嘔吐物によって嚥下性肺炎をきたさないよう体位を工夫する。

5.閉塞性脳血管障害における緊急手術

1）対 象
●脳梗塞（脳血栓・脳塞栓）で緊急開頭手術を必要とすることはまれで

図3　重症のクモ膜下出血のCT

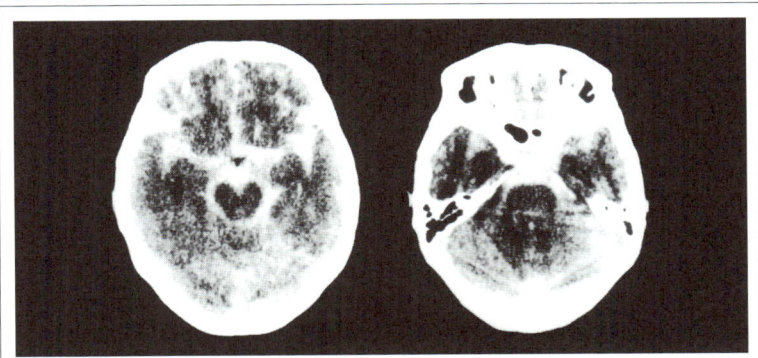

脳底層を中心に高吸収域を認める

図4　脳梗塞緊急症例のCT

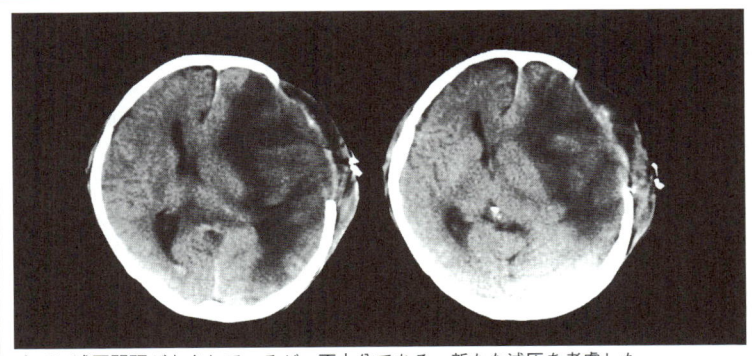

すでに減圧開頭がなされているが、不十分である。新たな減圧を考慮した

ある。
●脳ヘルニア徴候をきたす内頸動脈閉塞症、あるいは椎骨動脈閉塞による小脳梗塞に対して、救命目的に外減圧術が施行される（図4）。
●まれに血栓溶解剤などの治療中に、出血性梗塞が新たに生じて急変し、緊急手術が必要となる。

2）手術へのアクセス
●CT検査後、開頭手術を施行するか決定する。

3）ケアのポイント
●血栓溶解剤など出血傾向をきたす薬剤が投与されている場合がある。
●脳塞栓では不整脈、心臓弁膜症など種々の心疾患を持っていることが多く、心電図を確認する。
●その他、血圧の低下に注意する。

6. 脳腫瘍の緊急手術

1）対　象
●たとえ急速に悪化した症例でも、多くは十分な画像診断を経たのち手術が行われる。
●この間、脳圧降圧剤やステロイドによって頭蓋内圧のコントロールがなされるが、まれにこれが追いつかず緊急手術に至る。

2）手術へのアクセス
●CT、MRIなどの画像診断や脳血管撮影を施行したのち手術になる。
●手術は開頭手術によって腫瘍の摘出がなされるが、さまざまな手術アプローチがあり開頭部位が異なる。

3）ケアのポイント
●頭蓋内圧のコントロールが正確か確認するとともに、患者家族に対しての的確な対応が望まれる。

7. 小児脳神経外科における緊急手術

1）対　象
●水頭症・小児脳腫瘍・脊髄奇形で急変した症例が対象になる。

2）手術へのアクセス
●CT検査などを行い、緊急手術が決定される。
●急変した原因により手術内容は異なるが、症例数の上では脳室腹腔短絡術が多い。

3）ケアのポイント
●点滴路の確保に手をやく場合がある。
●患者のみならず、母親へのメンタルケアも重要である。

文献
1）片山容一：脳神経外科看護のポイント、メディカ出版、1996
2）川上勝弘、久徳茂雄：頭部顔面外傷学、メディカ出版、1999

川上　勝弘

2 術後処置のポイント:
開頭手術（全身麻酔下）直後のケア

1. 術直後の処置および観察（表1）

1）気道確保と酸素補給
●抜管前・後にかかわらず、口腔、咽頭、気道内の喀痰・分泌物を吸引除去し、麻酔の影響が完全に消失するまで加湿した酸素を補給する（通常、30〜40%O_2をマスクまたは経鼻カテーテルで3〜4l/分、鼻腔カニューレでは2〜3l/分）。

●何らかの理由により、気管内挿管が2日以上に及ぶ場合は、経鼻挿管に切り替え、1週間以上抜管できない時は気管切開を考慮する。

●動脈血ガス分析で、PO_2 100torr以上、酸素飽和度95%以上、PCO_2 30〜40torrに維持できなければ、呼吸器の装着を考慮する（表2参照）。

●また、気道を乾燥させないようにネブライザー（USN）を2〜3回/日使用する。

2）血圧・脈拍
●再出血や脳虚血の可能性によって至適血圧は異なるが、収縮期血圧90〜160mmHgを一応の目安とし、通常、180mmHg以上の時、降圧剤（ニカルジピンnicardipine〈ペルジピン〉2mgまたは0.3〜3.0μg/kg/分など）の静脈内投与を行う。

●血圧上昇や徐脈は、急激な頭蓋内圧亢進の徴候として重要。

●洞性頻脈は、発熱、疼痛、出血性ショック時に出現し、外傷患者で低血圧と徐脈を認めれば、頸部や上部胸髄損傷による交感神経性緊張低下を考える。

3）体温
●術直後は低体温になっていることもあり、加温マットなどで少なくとも35.0℃以上にする。

●一方、術後の発熱として、吸収熱、中枢性過高熱、無菌性髄膜炎、無気肺、誤嚥性肺炎などによるものがある。38.0℃を越えないように冷却したり、解熱薬を投与する。

4）意識レベル、神経学的所見
●術前の意識レベルまで回復しない場合は、新たな病変発生の可能性がある。ただし、高齢者・肥満患者は、麻酔からの覚醒が悪いので配慮する。

●術後早期には、麻酔の影響のため深部腱反射亢進、病的反射、片麻痺などの一過性増悪、対光反射抑制などがみられることがある。

表1　術直後の処置および観察の流れ

<気道確保と酸素補給>　喀痰・分泌物の吸引除去。酸素マスク（30〜40%O_2　3〜4l/分）。ネブライザー（USN）2〜3回／日。呼吸パターン、呼吸音のチェック。酸素飽和度95%以下なら呼吸器装着を考慮。

⇩

<血圧・脈拍・体温>　血圧は収縮期血圧90〜160mmHgを目安。180mmHg以上では降圧薬投与を考慮。脈拍数、不整脈のチェック。体温は、加温マットなどを使用または冷却して35〜37℃を保持する。

⇩

<意識レベル・神経学的所見>　覚醒状態の経過に注意。覚醒遅延や異常な神経学的所見の発現時には、緊急CTを考慮。術後痙攣に対してはセルシン静注、この場合もCT考慮。

⇩

<中心静脈圧・尿量・尿比重>　中心静脈圧2〜5mmHg、尿量800〜1500ml/日を目安。尿崩症では水分補給は排泄量の80%程度。電解質・浸透圧の頻回チェック。

⇩

<輸液・薬剤投与>　輸液量30〜35ml/kg/日。尿崩症では、水分の過剰補給に注意。追加薬剤としては、抗生物質、高浸透圧利尿薬、副腎皮質ホルモン、抗潰瘍薬、抗痙攣薬、止血薬の投与、輸血など。

⇩

<体位>　水平仰臥位または頭部を10〜30°挙上。術中の褥瘡チェック。2時間ごとの体位変換

⇩

<創部・胃管・排便>　縫合部・創面接合不全、皮下液体、髄液漏出、発赤、腫脹、皮膚色の不良、出血などがないかを確認。異常があれば、部分抜糸、縫合追加、穿刺排液などを行う。抜糸は通常6〜7日後。胃管排液量（0〜250ml/日）・性状、便性状のチェック。

⇩

<術直後検査>　動脈血ガス分析では、PO_2 100torr以上、PCO_2 30〜40torrを目標。胸部X線写（ポータブル正面）では、無気肺・肺水腫・気胸などの有無、中心静脈カテーテルの先端部位置の確認を行う。

⇩

<痙攣・不穏・発熱・疼痛時指示>　痙攣・不穏時はセルシン10〜20mgの静注。38℃以上の発熱・疼痛時にはボルタレン坐薬50mgまたは25mg

⇩

<翌朝検査>　CT、一般血液・生化学的検査、胸（腹）部X線写

⇩

<食事・栄養・内服薬>　翌朝より食事（常食・治療食）、経管栄養（30〜50kcal/kg/日）、内服薬を開始。

5）中心静脈圧・尿量・尿比重

●中心静脈圧2〜5mmHg、尿量800〜1500m*l*/日、比重1.005〜1.015を目安。

●尿崩症では、尿量が1000m*l*/時になることもあり、時間単位の水分出納、血清電解質、血漿浸透圧チェック、日単位の尿電解質・浸透圧チェックによって、厳密な水分・電解質補正が必要となる。

●なお、尿崩症の治療中に抗利尿ホルモン分泌異常症候群（SIADH）に移行することがあり、この場合には、尿中Naが20mEq/*l*以上上昇するのに対して血清Naが135mEq/*l*以下になるので、水分を過剰補給しないよう注意。

6）輸液・薬剤投与

●輸液量30〜35ml/kg/日。

●経口摂取量、不感蒸泄量（通常600〜900m*l*/日）に応じて輸液量は適宜減量する。

●追加薬剤としては、抗生物質、高浸透圧利尿薬、副腎皮質ホルモン、抗潰瘍薬、抗痙攣薬、止血薬などがある。

表2　一般的な呼吸器条件と人工呼吸器のモード　　文献1）より一部改変

1）通常条件

一回換気量	15m*l*/kg（≒1*l*/70kg）
O_2濃度	45%
間欠的強制換気（IMV）	6回
呼気終末陽圧（PEEP）	2cmH_2O

2）人工呼吸器のモード

①持続強制換気 continuous mandatory ventilation（CMV；補助・調節）

　患者の呼吸があり、断片的な呼吸の時には、最大換気量にする。もし患者の呼吸回数が設定値以下に落ちれば、自動的に呼吸を補助する。患者にやや反応があり、人工呼吸器が頻回に感知すれば、患者は過呼吸になる。衰弱していて十分な吸気をとれない意識清明患者に適応がある（十分な一回換気量を持った呼吸回数を補助する）。

　過呼吸患者では、呼吸回数を減らすのに役立つこともある（しかし、速くて浅い呼吸が有害かどうかは、明らかでない）。

②間欠的強制換気 intermittent mandatory ventilation（IMV）

　患者の自発呼吸機能は残すが、設定された間隔で、自発呼吸には合わせずに陽圧呼吸を行う。このようにして、一分間の設定回数をこなす。

③同調性強制換気 synchronized IMV（SIMV）

　患者の自発呼吸と同調した陽圧呼吸という点でIMVと異なる。需要弁の限界のため4回／分以下の呼吸回数にはなりにくい。

表3 術後指示項目の一例（大阪医科大学附属病院ICU）

酸素マスク（人工呼吸器）の条件
呼吸訓練（IPPBなど）
USN（吸入液の内容）
輸液（量および内容）
輸血（貧血の有無）
体位
発熱・疼痛時 ┐
不穏・痙攣時 ├ の指示
不眠時   ┘
水分テスト ┐
水分制限   │
食事開始   ├ の指示
内服薬   ┘
家族滞在の要・不要
その他の指示・注意事項
　（尿糖・ケトン・尿比重、他）

7）体 位

●水平仰臥位が基準。頭蓋内圧亢進時には、10〜30°頭位を挙上する。
●褥瘡・肺合併症予防のため、2時間ごとに体位変換を行う。

8）創部・胃管・排便

●縫合や創面の接合不全、皮下液体貯留、髄液漏出、発赤、腫脹、皮膚色不良がないか注意し、異常があれば、部分抜糸、縫合の追加、穿刺排液を行う。
●抜糸は通常6〜7日で行うが、高齢者や低栄養状態患者では2〜3日遅らせたほうがよい。
●胃管よりの排液内容（通常0〜250ml/日）、タール便（潜血反応）の有無をチェック。

2. その他の処置・指示

1）術後検査

●動脈血ガス分析、胸（腹）部X線写真、CT、血液・生化学的検査。

2）痙攣・不穏時指示

●痙攣は重積させないように迅速に対応する。不穏は各種疼痛が原因のこともあり、原因探求が重要。
●しかし、全身性痙攣時と同様、ジアゼパムdiazepam（セルシン10〜20mg）を静脈内投与することもやむを得ない。

3）発熱・疼痛時指示

●38℃以上の発熱、疼痛時はボルタレン坐薬50mgまたは25mg。

4）食事開始

●通常、消化管の運動、全身状態に応じて、翌朝より経口摂取および内服を開始する。
●経口摂取が不可能な場合でも消化管に問題なければ、中心静脈栄養や輸液に頼らず、できるだけ早期より経管栄養に切り替えたほうがよい。

　　　　　　　松島　滋、竹内　栄一

引用文献

1）太田富雄、他訳：グリーンバーグ脳神経外科ハンドブック、改訂4版、金芳堂、2000、p.560

2 術後処置のポイント：
頭蓋内圧亢進症状の観察

1. 頭蓋内圧亢進

● 正常成人の頭蓋腔（脳組織：血液：髄液＝85％：10％：5％）に小さな占拠性病変が発生しても、髄液・血液の脊柱管や頭蓋外静脈への移動、また髄液産生・吸収の抑制・促進によって頭蓋内圧が上昇しないよう均衡を保っている。

● しかし、容積が5mlを越えて急激に増大するとこの均衡がくずれ、頭蓋内圧は上昇し、容積増加率に対する圧上昇率（エラスタンス）が加速度的に大きくなる（図1）。

● したがって、術後、頭蓋内出血や脳浮腫が発生する場合、頭蓋内圧は急激に上昇するので、手遅れにならないよう迅速・的確な判断と対応が求められる。

● 10～15mmHg：正常範囲。

● 15～40mmHg：自覚症状はほとんど訴えない。

● 40～60mmHg：脳から静脈洞に向かう静脈系が圧迫を受けて、うっ血による脳血流低下が起こり、頭痛、嘔吐、意識障害が出現する。

● 60mmHg以上：血圧上昇、徐脈、その他、脳ヘルニアによる神経症状を呈するようになる（最終的には、脳血流の途絶すなわち脳死に至る）。

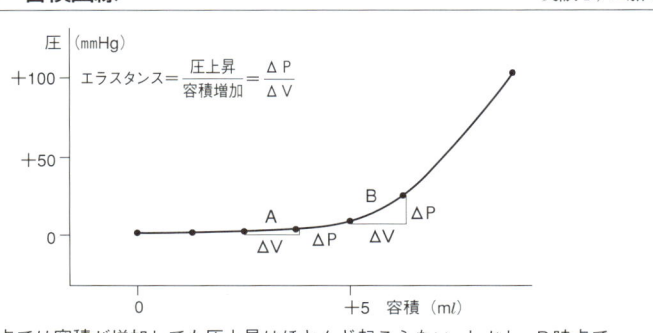

図1 圧－容積曲線　　　文献1）に加筆

$$\text{エラスタンス} = \frac{\text{圧上昇}}{\text{容積増加}} = \frac{\Delta P}{\Delta V}$$

A時点では容積が増加しても圧上昇はほとんど起こらない。しかし、B時点では置き換えられる予備的容積が著明に減少しているので、少しの容積変化で大きな圧上昇をきたす

図2　種々の脳ヘルニア[3]

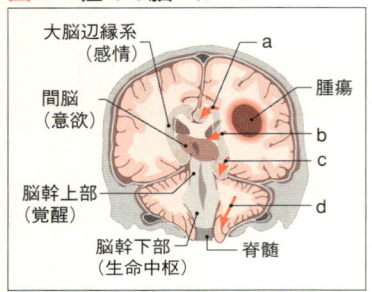

- a. 大脳鎌下（帯状回）ヘルニア
- b. 中心性ヘルニア ┐
- c. 鉤回ヘルニア　┘テント切痕ヘルニア
- d. 大後頭孔（小脳扁桃）ヘルニア

図中ラベル：大脳辺縁系（感情）、間脳（意欲）、脳幹上部（覚醒）、脳幹下部（生命中枢）、腫瘍、脊髄

2. 脳ヘルニア（図2）

●頭蓋内圧亢進により、脳組織（例えば側頭葉内側面）が頭蓋腔の孔（例えば小脳テント切痕）に嵌頓してくる状態が脳ヘルニアである。

●発生部位または嵌頓脳の種類によって分類されるが、臨床上重要なものはテント切痕ヘルニアおよび大後頭孔（小脳扁桃）ヘルニアである。

1）テント切痕ヘルニア（図3）

●Plum and Posnerは、テント切痕ヘルニアを中心性および鉤回ヘルニアの2つに分けたが、ヘルニア部位によるこの分類では、原発病巣の発生から増大という時間経過の中でテント切痕ヘルニアの臨床症状を十分に表現することができない。

●われわれは、病巣部とテント切痕との解剖学的位置関係を示すとともに臨床症状の推移をより動的に捉えられるように、これを次の3つの症候群に分けている（図4）。

①遠隔症候群（distant syndrome）

●占拠性病変がテント切痕から離れ

図3　テント切痕ヘルニア（Zülch、1975）[1]

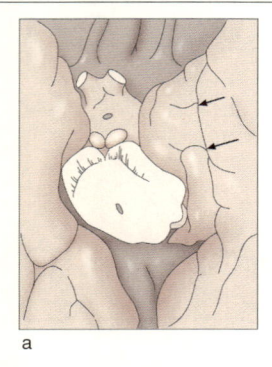

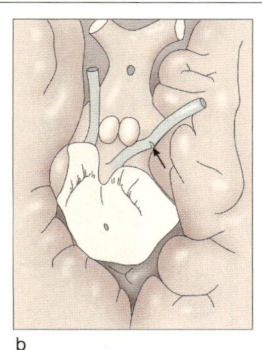

a. 鉤回ヘルニアによる中脳偏位が著明
b. 反対側テント切痕縁に反対側大脳脚が圧排され、カーノハン・ボルトマン圧痕をみる

た大脳半球に発生すると、まず病変に一致した巣症状（片麻痺など）が出現。
●病変増大により脳が水平・内下方に偏位し、大脳辺縁系や間脳が障害されてくると、不穏、無関心、無欲様状態などの初期の意識障害が出現してくる（Japan Coma Scale: JCS 1桁）。
●圧迫がさらに強くなり、上部脳幹部が障害されるようになると、傾眠傾向となる（JCS 2桁：図3-a）。
●また、病変対側の錐体路もテント切痕縁に押し付けられて圧痕ができ（カーノハン・ボルトマン圧痕：図3-b）、病変側の片麻痺・バビンスキー反射が出現する（その結果、四肢麻痺となる）。
●最後に動眼神経が障害され、病巣側の瞳孔が散大する。
②側頭先端部症候群（temporal tip syndrome）
●占拠性病変がテント切痕に近い中頭蓋窩、とくに無言領野と呼ばれる側頭葉先端部に発生した場合、明瞭な巣症状はみられず、病変部に最も近い動眼神経に圧迫が加わり、病側の瞳孔がまず散大する（遠隔症候群と対照的）。
●圧迫進行につれ中脳が水平方向に偏位され、対側大脳脚が対側のテント切痕縁に押しつけられるようになると、対側の錐体路障害が起こり、病側の片麻痺が出現してくる。
●したがって、この場合の片麻痺を

図4 われわれの提案するテント切痕ヘルニアの3型[3]

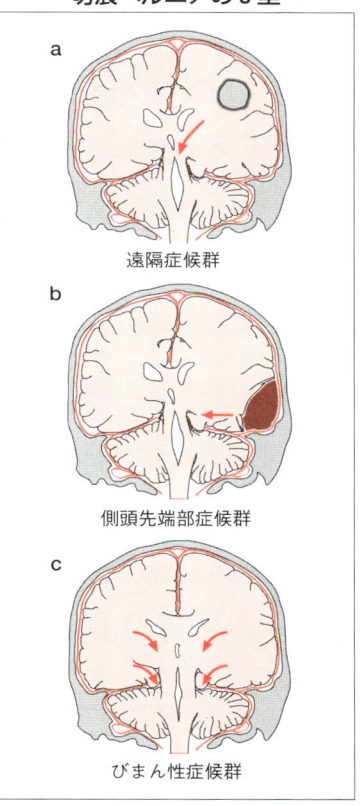

a
遠隔症候群

b
側頭先端部症候群

c
びまん性症候群

偽巣症状（false localizing sign）といい、病変のある部位を示さない。
●病変がさらに増大し、間脳や上位脳幹部に圧迫が及ぶと、遠隔症候群の場合と同じく覚醒障害や四肢麻痺が起こり、急激に増悪する。
③びまん性症候群（diffuse syndrome）

図5　うっ血乳頭

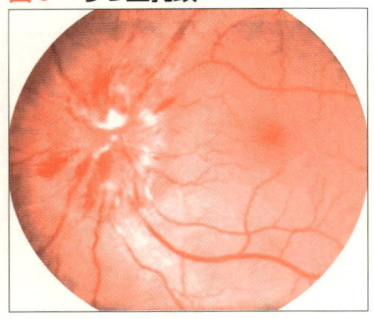

- 病変が頭蓋内にあるにもかかわらず、病変がびまん性で、脳組織の左右方向の偏位を伴わずに頭蓋内圧亢進をみることがある。
- この場合、巣症状（片麻痺や瞳孔不同など）を示さず、意識障害だけが進行する。
- 眼底検査を行うと、うっ血乳頭（図5）が早期よりみられる。

2）大後頭孔（小脳扁桃）ヘルニア（図2）

- テント切痕ヘルニアの最終局面あるいは後頭蓋窩病変によって、小脳扁桃が大後頭孔を越えて脊柱管内へ嵌頓した状態。
- 延髄が圧迫・絞扼されるため、呼吸停止、循環障害が突然発生し致命的となる。

3. 頭蓋内圧亢進症状・所見（表1）

1）自覚症状

- 頭痛：頭蓋内の大血管または静脈

表1　頭蓋内圧亢進症状・所見

自覚症状	
＜頭痛＞	非局在性、早期に起こりやすい。
＜嘔吐＞	嘔気を伴わない。噴出性
＜視力障害＞	うっ血乳頭、2次性視神経萎縮による。
他覚所見	
＜徐脈および血圧上昇＞	コッカー・クッシング反応
＜呼吸異常＞	チェーン・ストークス呼吸、中枢性過換気、失調性呼吸
＜意識障害＞	覚醒障害が惹起される。覚醒障害の有無と程度を評価することが重要。
＜瞳孔・眼球反応＞	瞳孔不同、対光反射消失、眼球の共同運動麻痺、人形の目現象・カロリックテストの陰性化は、脳幹障害の指標。
＜外転神経麻痺＞	眼球が内方偏位することがある。
＜うっ血乳頭＞	網膜静脈の拍動消失は初期変化。急激な脳圧亢進後数時間で出現。頭蓋内圧降下後1週間で改善。
＜髄液圧上昇＞	脳室あるいは腰椎穿刺圧の測定による。腰椎穿刺は不用意に行わない。

洞などの痛覚レセプターを有する組織の偏位・圧排によって引き起こされる。頭痛は通常、非局在性で、早朝、訴えることが多い。
●嘔吐：催吐中枢の直接もしくは間接的な圧迫による。20％の症例では嘔気を伴わず、突然、噴出性に起こり、また小児に多い。
●視力障害：うっ血乳頭に伴い出現する。うっ血乳頭が5～6週間以上持続すると2次性視神経萎縮が起こり、視力回復は困難となる。

2）他覚所見
①生命徴候
●徐脈（緊張の強い徐脈fuller or bounding pulse）および血圧上昇は、脳幹反応として重要（コッカー・クッシング反応）。
●視床下部、橋、延髄の各呼吸中枢のバランスが障害され、チェーン・ストークス呼吸、中枢神経性過呼吸、失調性呼吸などの呼吸異常が段階的に出現する（図6）。
②意識障害
●テント切痕ヘルニアにより中脳周辺の上行性網様体賦活系（ARAS：ascending reticular activating system）が圧迫され、覚醒障害が惹起される。
●したがって、覚醒障害の有無と程度を評価することが最重要。
③瞳孔・眼球反応
●瞳孔不同、対光反射消失、共同偏

図6　段階的な呼吸異常と障害部位[2]

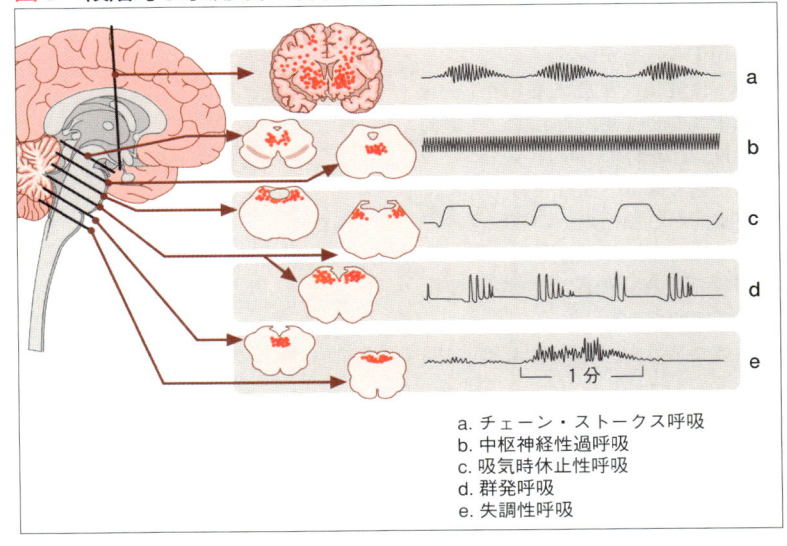

a. チェーン・ストークス呼吸
b. 中枢神経性過呼吸
c. 吸気時休止性呼吸
d. 群発呼吸
e. 失調性呼吸

図7 眼球頭および前庭反射の検査法[3]

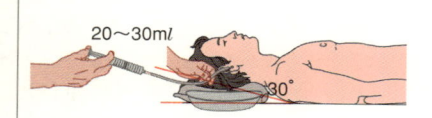

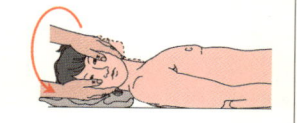

a. 前庭反射　　　　　　　　　　b. 眼球頭反射

a. 頭部を約30°挙上し、20～30mlの冷水をゆっくり外耳孔より注入したとき、注入側への共同偏視と対側への眼振がみられれば陽性（カロリックテスト）
b. 患者の頭をすばやく左右に動かし、両眼が回転と反対方向を凝視する形になると陽性

視、前庭反射（カロリックテストによる：図7-a）、眼球頭反射（人形の目現象：図7-b）の陰性化は、テント切痕ヘルニアによる動眼神経麻痺や脳幹障害の指標となる。

④外転神経麻痺
●脳神経中、最も走行距離の長い外転神経が屈曲されて眼球の内方偏位が出現することがある。

⑤うっ血乳頭（乳頭浮腫：図5）
●視束乳頭の受動的浮腫で、1次的炎症性変化を伴わない。
●うっ血乳頭は、髄液圧の上昇によって眼底から頭蓋内への静脈灌流が悪くなるため出現する。
●網膜静脈の拍動消失は、初期変化として重要な所見。
●急激な頭蓋内圧亢進では、数時間でうっ血乳頭が出現する。この場合、乳頭の輪郭が不明瞭であるばかりでなく、放射状の出血をみることがある。
●また、頭蓋内圧が降下すると1週間程度で改善する。

⑥髄液圧亢進
●脳室あるいは腰椎穿刺圧の測定によって頭蓋内圧を確認できる。
●ただし、腰椎穿刺は、脳ヘルニアを助長・増悪する可能性が大きいため、不用意に行ってはならない。

松島　滋、竹内　栄一

引用文献
1）太田富雄、他：脳神経外科学、改訂7版、金芳堂、1996、p.132
2）Plum F, Posner JB: The Diagnosis of Stupor and Coma. Ed.3, F.A. Davis Co., 1982, p34
3）竹内栄一、太田富雄：意識障害の鑑別診断＜杉本侃；図説救急医学講座　各科救急［1］、メジカルビュー社、1989、p.10

2 術後処置のポイント: 脳室ドレーンの管理

1. 目的と適応

●髄液排除による頭蓋内圧のコントロール、頭蓋内圧モニターおよび脳室ドレーンを介する薬剤注入を目的とする。
●適応疾患：
①各種原因による急性水頭症
②頭部外傷：主に頭蓋内圧モニターとして。ただし脳室偏位や脳室狭小化があれば脳室穿刺が困難。
③下記疾患での薬剤の髄腔内投与：
　脳室内血腫（ウロキナーゼ）
　髄膜炎（抗生物質）
　癌性髄膜炎（抗癌剤）
（④脳深部にアプローチする際の術前処置）

2. 用いる器材と方法

1）器材（脳槽ドレナージの項、図1参照）
●市販の脳室ドレナージセット（脳室カテーテル、ドレナージ回路、排液バッグ）を用いるのが便利。
●ドレナージ回路中のチャンバーはフィルターを介して大気圧に開放されており、滴下口の高さでドレナージ圧を設定できる（圧は通常患者の外耳孔レベルを基準として測定する）。

2）脳室穿刺（表1）
●通常、右側脳室前角穿刺。左側あるいは後角穿刺も可。

表1　側脳室穿刺法

	A.傍正中前頭部（前角穿刺）	B.側方後頭部（三角部穿刺）	C.傍正中後頭部（後角穿刺）
体位	仰臥位	仰臥位で頭部を回旋または側臥位	腹臥位または坐位
穿刺部位	正中より3cm側方、冠状縫合の1cm前方	外耳孔より6cm上方、6cm後方	正中より3〜4cm側方、外後頭隆起より6〜7cm側方
穿刺方向	falxに平行に外耳孔を狙う	ナジオンまたは対側内眼角	ナジオンまたは同側内眼角
深さ	5〜7cm以下	5cm	6cm

3）ドレナージ圧設定
- チャンバーの滴下口の高さで設定。
- 患者の頭蓋内圧が設定圧を越えると髄液がドレナージバッグの方へ流出するため、一種の安全弁として働く。
- 患者の体位や状態に応じて圧設定を変更する。

4）頭蓋内圧測定
- 外耳孔から回路内の髄液面までの高さで測定（回路途中に圧トランスデューサーを接続しての持続頭蓋内圧測定も可）。

5）薬剤の髄腔内投与（表2）
- 2～5m*l*程度の生理食塩水に溶解し、ゆっくり注入した後、3～6時間程度回路を閉鎖する。
- 急速あるいは大量投与では痙攣等の危険性があり注意を要する。
- 回路閉鎖中は患者の意識レベルの低下に注意する。

3. 固定のしかた

- 脳室カテーテルは皮下トンネルを通して頭皮切開部とは離れた部位から頭皮外へ導出し、抜けないように絹糸を用いて頭皮にしっかり固定する。

表2　過去に髄腔内投与された薬剤と髄腔内投与量の目安

ウロキナーゼ：6000単位/2m*l*/日		
抗生物質：経静脈投与量の1/10を目安とする		
ゲンタマイシン	（GM）	5～10mg/日
アミカシン	（AMK）	5～20mg/日
ジベカシン	（DKB）	5～10mg/日
セファロリジン	（CER）*	50～100mg/日
セファロチン	（CET）	50～100mg/日
セファゾリン	（CEZ）	5～10mg/日
ラタモキセフ	（LMOX）	10～25mg/日
ホスホマイシン	（FOM）	50～100mg/日
カルベニシリン	（CBPC）	50～100mg/日
アンピシリン	（ABPC）	50～100mg/日
メチシリン	（DMPPC）	50～100mg/日
バンコマイシン	（VCM）	4～20mg/日
ミコナゾール	（MCZ）*	5～20mg/日
ガンマ・ベニンP*		150mg/日、3日間
抗癌剤：		
メトトレキセレート	（MTX）*	5～10mg/2m*l*/日、2回／週
シタラビン	（Ara-C）	20mg/2m*l*/日、2回／週

＊：髄腔内投与が認められている薬剤

端和夫監修：改訂新版・脳神経外科臨床マニュアル、シュプリンガー・フェアラーク東京、1998、p.398より改変

- さらにカテーテルを2回転させて頭皮上に固定しておくと、少し引っ張られた際にもすぐに抜け落ちることがない。
- また、患者の体位や状態に応じてチャンバーの高さを変える必要があるため、中心静脈圧測定時に用いられる水準器付き支柱を用いて上方から吊し、支柱に軽くテープ固定しておくのがよい。強固な固定は圧設定変更の際に面倒である。
- 患者移動時は必ず脳室ドレーンを閉鎖し、帰室後には再び開放することを忘れないようにする。
- フィルター部分が濡れると目詰まりして回路全体がサイフォンとして働くようになりオーバードレナージの原因となるので、チャンバーは逆にしたりせず、移動時にはフィルターも閉鎖する。
- ドレーン挿入部の消毒は無菌操作で毎日行い、滅菌割りガーゼを当てて屈曲しないようにした上で滅菌ガーゼで覆うようにする。
- 三方活栓からの髄液採取や薬剤注入も無菌操作で行い、十分な消毒の後滅菌ガーゼで覆う。
- 排液バッグもあまり一杯にならないうちに(できれば毎日)交換する。この際も接続部分は十分に消毒する。

4.観察のポイント

1)意識レベル、頭痛
- オーバードレナージでは低髄液圧性頭痛を訴える。
- 回路閉塞、薬剤注入後一時的に回路を閉鎖している間、ドレナージ抜去に向けて設定圧を上げている時は頭蓋内圧亢進をきたすことがあり、意識レベルにも注意が必要である。

2)頭蓋内圧
- 回路内で拍動する髄液面の高さで頭蓋内圧を測定する。拍動が見られない場合は閉塞が考えられ、ドレーンのミルキングを行って閉塞の解除を図る。

3)髄液排出量および性状
- 排出量が急に変化した場合は設定圧のずれや回路閉塞の有無をチェックする。
- 排出される液が急に血性となれば出血を疑ってCT検査を行う。

4)ドレーン挿入部からの髄液の漏れ
- 漏れが見られればドレナージ設定圧が高すぎないか確認し、必要なら挿入部にタバコ縫合を追加する。

5)ドレーン挿入部の感染徴候
- 留置期間は1週間から最長でも10日間とし、さらに長期間の留置が必要なら別の部位から脳室チューブを入れ替える。
- 感染が認められればすぐに抜去する。

三宅　裕治

2 術後処置のポイント：
脳槽ドレーンの管理

1. 目的と適応

●脳槽ドレナージは、もっぱら破裂脳動脈瘤に対するネック・クリッピング術の際に設置され、術後のクモ膜下血腫の除去、髄液排除による頭蓋内圧のコントロール、頭蓋内圧モニターなどが主な目的である。
●クモ膜下血腫の排出促進のために脳槽ドレーンを介してウロキナーゼを髄腔内に投与することもある。

2. 用いる器材と方法
（図1）

●脳槽ドレナージも適切な圧設定を行わなければオーバードレナージの危険があり、市販の脳室ドレナージセット（脳室カテーテル、ドレナージ回路、排液バッグ）を用いるのが便利である。
●ドレーン先端は通常手術顕微鏡下に橋前槽、視交叉前槽、シルビウス裂内などに留置する。

図1　脳室（脳槽）ドレナージ

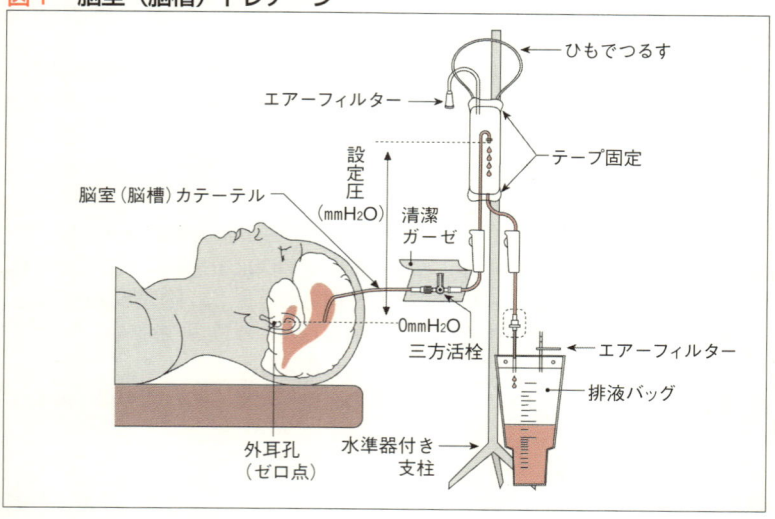

- ドレナージ回路のチャンバーはフィルターを介して大気圧に開放されており、中を髄液が滴下するようになっている。
- 滴下口の高さでドレナージ圧を設定する。患者の頭蓋内圧が設定圧を越えると髄液がドレナージされるので、一種の安全弁として働く。回路途中に圧トランスデューサーを接続し、持続頭蓋内圧測定を行うことも可能である。
- ウロキナーゼや抗生物質の髄腔内投与法については脳室ドレナージの項、表1を参照されたい。
- 急速あるいは大量投与では、脳室ドレナージよりも、痙攣や脳神経障害等を招く危険性が高く注意を要する。
- head shakerで軽く頭部を揺することでウロキナーゼによるクモ膜下血腫溶解が促進されるとの報告もある。
- ウロキナーゼによる脳槽灌流が用いられることもあるが、薬剤が注入用カテーテルと排液用カテーテルの間を短絡的に流れてクモ膜下腔全体に拡がらない可能性もあり、間欠投与のほうが望ましい。

3. 固定のしかた (図2)

- 脳槽カテーテルも皮下トンネルを通して頭皮切開部とは離れた部位から頭皮外へ導出し、抜けないように絹糸を用いて頭皮にしっかりと固定する。
- 患者の状態や体位に応じてチャンバーの設置高を変えることでドレナージ圧を調節するため、チャンバーは中心静脈圧測定時に用いられる水準器付き支柱を用いて上方から吊し、支柱に軽くテープ固定しておくのがよい。強固に固定すると設置高を変える際に面倒となる。
- 患者移動の際には必ず脳槽ドレーンを閉鎖し、帰室後には再び開放することを忘れないようにする。
- またフィルターが濡れると目詰まりして回路全体がサイフォンとして働くようになりオーバードレナージの原因となるので、チャンバーは逆さまにしたりせず、移動の際にはフィルターも閉鎖するようにする。

4. 観察のポイント

1) 意識レベル、頭痛
- オーバードレナージでは低髄液圧性頭痛を訴える。
- 回路閉塞、薬液注入後一時的に回路を閉鎖している間、ドレーン抜去に向けて設定圧を上げている時は頭蓋内圧亢進をきたすことがあり、意識レベルにも注意が必要である。

2) 頭蓋内圧
- 回路内で拍動する髄液面の高さで頭蓋内圧を測定する。クモ膜下出血後水頭症の進行や脳血管攣縮などにより頭蓋内圧が上昇する。

●回路内の髄液面の拍動が見られない場合は閉塞が考えられ、ドレーンのミルキングを行って閉塞の解除を図る。

3）髄液排出量および性状
●排出量が急に変化した場合はドレナージ設定圧の変化や回路の閉塞をチェックする。排出される液が急に血性となれば動脈瘤クリップのスリップアウトなどを疑い、CTさらには脳血管撮影などの検査が必要である。

4）ドレーン挿入部からの髄液の漏れ
●漏れが見られればドレナージ設定圧が高すぎないか確認し、調節する。必要なら挿入部のタバコ縫合を追加する。

5）ドレーン挿入部の感染徴候
●留置期間は1週間から最長でも10日間とし、さらに長期間の留置が必要なら腰椎ドレナージに変更する。
●脳槽ドレナージ中に髄膜炎を起こした際は、抗生物質の髄腔内投与や髄液採取のルートとしても利用できるが、改善傾向が見られない場合には速やかに抜去し、腰椎ドレナージに変更すべきである。

三宅　裕治

図2　ドレーンの固定（抜去防止、落下防止）

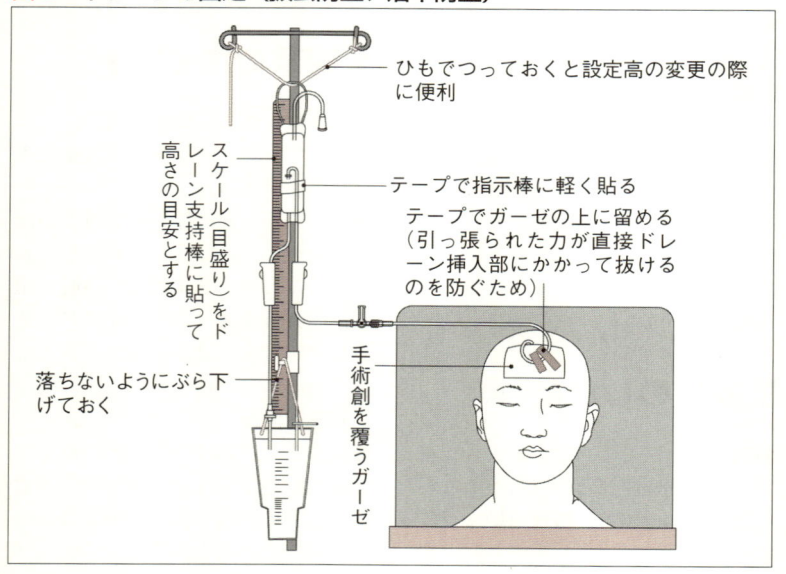

- ひもでつっておくと設定高の変更の際に便利
- スケール（目盛り）をドレーン支持棒に貼って高さの目安とする
- テープで指示棒に軽く貼る
- テープでガーゼの上に留める（引っ張られた力が直接ドレーン挿入部にかかって抜けるのを防ぐため）
- 落ちないようにぶら下げておく
- 手術創を覆うガーゼ

2 術後処置のポイント：
頭皮下レザバーの管理

1. 目的と適応

● 経皮的レザバー穿刺による間欠的な髄液、嚢胞液、血液等の排除および薬剤の注入を目的とする。
● 適応疾患：
① 癌性髄膜炎、中枢神経系悪性リンパ腫、中枢神経系白血病に対する抗癌剤の髄腔内投与
② 慢性化した髄膜炎に対する抗生物質の髄腔内投与
③ 各種嚢胞性疾患に対する嚢胞液吸引（頭蓋咽頭腫など）
④ 新生児～乳児の脳室内出血における水頭症のコントロール
⑤ 小児硬膜下水腫術後の再貯留のコントロール
⑥ 慢性硬膜下血腫術後の再貯留のコントロール

2. 用いる器材と方法

● 通常、市販のレザバー（図1）を用いる。
● レザバーは、カテーテルを底部に接続するボトムインレットタイプ（スタンダードタイプ）と、側面に接続するサイドインレットタイプ（フラットタイプ）に分かれており、それぞれに大、小の2種類がある。
● 新生児用のものもあるので用途に応じて選択する。
● カテーテルの先端は、対象疾患に応じて血腫腔内、嚢胞内、脳室内とさまざまであるが、いずれの場合も先端部で正常脳実質を損傷しないように長さや挿入方向に注意する。
● サイドインレットタイプ使用時は、場合によってはカテーテルガイドやライトアングルクリップなどを用いてカテーテルを曲げる必要がある。
● カテーテルは局所麻酔下に穿頭孔から目的とする腔（脳室、嚢胞、嚢胞性腫瘍、血腫腔など）へ挿入し、スタンダードタイプのレザバーは穿頭孔上に設置して数か所を骨膜に固定する。
● サイドインレットタイプのレザバーは穿頭孔の側方の皮下を剥離して設置する。この際は特に固定は不要である。頭皮切開部の直下に穿頭孔やレザバー自身が来ないように工夫する。

3. レザバー穿刺のしかた

● レザバー設置部の頭皮を十分に消毒した後、23ゲージ（できれば25ゲージ）以下の翼付き針にてレザバー

図1 各種頭皮下レザバー

ピュデンツ・シュルテCSFレザバー

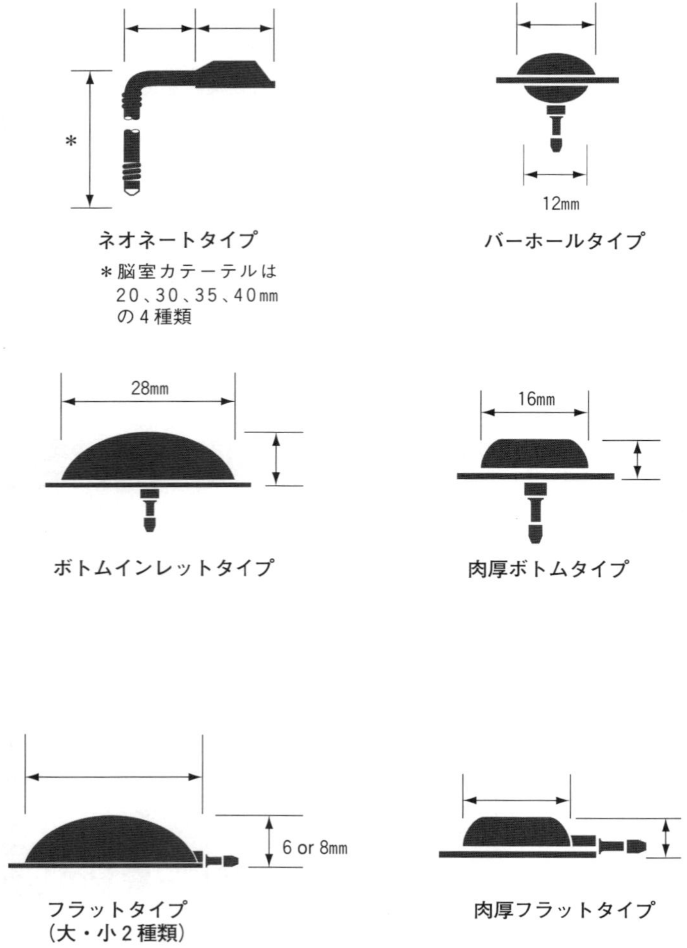

ネオネートタイプ
＊脳室カテーテルは20、30、35、40mmの4種類

バーホールタイプ
12mm

ボトムインレットタイプ
28mm

肉厚ボトムタイプ
16mm

フラットタイプ
（大・小2種類）
6 or 8mm

肉厚フラットタイプ

頭皮下レザバーの管理

ヘイヤー・シュルテCSFレザバー（オンマヤレザバー）

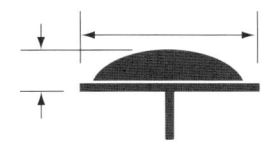

ミニ・スタンダードタイプ

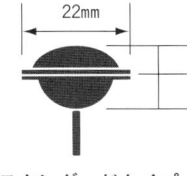

22mm
スタンダードタイプ（小）

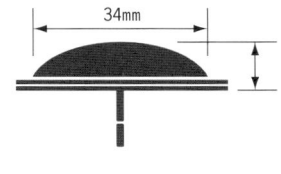

34mm
スタンダードタイプ（大）

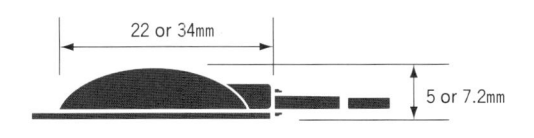

22 or 34mm
5 or 7.2mm
サイドインレットタイプ

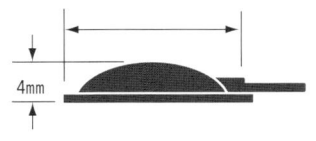

4mm
ミニ・サイドインレットタイプ

を穿刺する。
●レザバーの頂点を確認後、なるべく側方から斜めに穿刺するようにする（図2）。レザバーに直角に穿刺するのに比してレザバーを貫通する危険が低く、穿刺後の翼付き針も安定する。
●25ゲージ針を使用した場合、通常のタイプで130回、肉厚タイプで800回の穿刺が可能である。
●多量の排液が予想される場合は、翼付き針に三方活栓を接続して注射器で排液を繰り返す。これらは全て厳重な清潔操作で行う。

4.観察のポイント

1) レザバー設置部の頭皮の状態
●頻回のレザバー穿刺により感染を誘発することがあるので、頭皮の発赤、熱感、腫脹等に注意する。
●特に新生児では頭皮も薄く、レザバー上の皮膚が伸展され、レザバーが露出してくることもあるので注意する。感染の徴候が認められればすぐに抜去する。

2) 穿刺液の排液量および性状
●排液が血性となればカテーテル挿入腔内の出血が考えられ、CT検査を行う。
●排液量が減少してくればCTでカテーテル挿入腔が縮小しているのを確認し、レザバーの抜去を考慮する。
●カテーテル閉塞が疑われる時はレザバードームを押す、またはレザバーを穿刺して少量の生理食塩水をなるべく細いシリンジで押してみる。この操作でカテーテル先端の閉塞が解除されることがある。

3) カテーテル挿入腔の圧
●翼付き針のチューブ内の液面でカテーテル挿入腔の圧を測定できる。

三宅　裕治

図2　頭皮下レザバーの穿刺のしかた

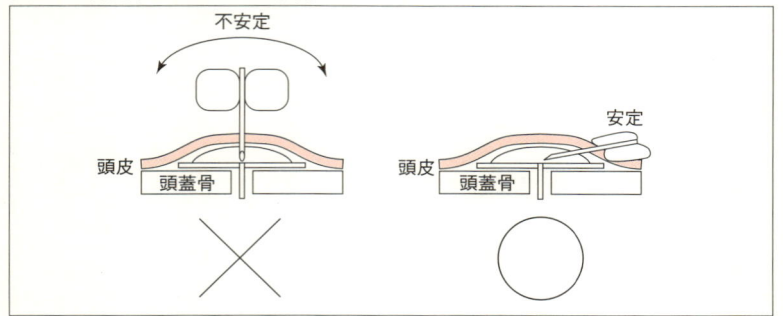

2 術後処置のポイント：
硬膜外ドレーンの管理

1. 目的と適応

1）目的
● 術後、硬膜外腔には血液、浸出液および髄液が貯留する傾向にある。これらが過剰に貯留したならば、脳を圧迫し頭蓋内圧を亢進させ、硬膜外膿瘍などの感染のリスクを生じる。
● 硬膜外ドレーンの目的は、液の排出を促すことでこれら合併症を予防することである。

2）適応
● 開頭術の際には、通常硬膜外ドレーンを入れておく。しかし、小開頭では留置しないこともある。
● また、骨欠損により硬膜外腔と皮下との交通が十分ある場合には、皮下ドレーンで代用することもある。

2. 用いる器材と方法

1）器材
● 市販の閉鎖式のドレナージセット（ドレナージチューブ、排液バッグ）を用いる。
● 排液バッグには、陰圧をかけて積極的に排液を促すものと、頭部より少し低めにおいてその静水圧差により排出させる2種類がある。

2）陰圧をかけすぎない（図3）
● 陰圧がかかる排液バッグでは、次のような理由でごく軽度の陰圧もし

図1　硬膜外ドレーン

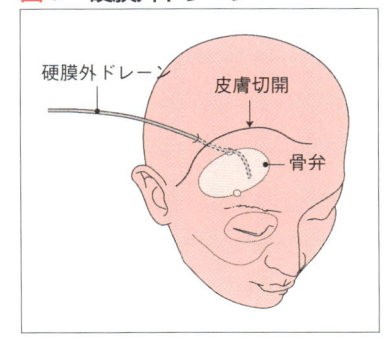

硬膜外ドレーン
皮膚切開
骨弁

図2　硬膜外ドレーン

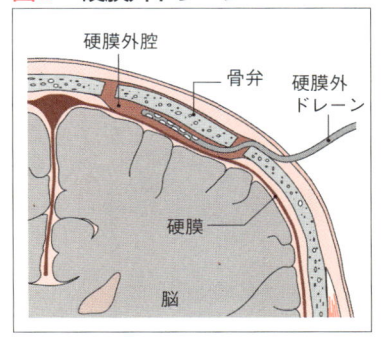

硬膜外腔
骨弁
硬膜外ドレーン
硬膜
脳

くは大気圧のままとする。
●陰圧をかけすぎたなら、術中に修復してきた硬膜部分からの髄液リークを誘発し、逆に髄液貯留の原因を作ってしまう。さらに、大量に髄液をドレナージしてしまうと、頭蓋内圧が低下し頭痛や意識障害をきたすこともある。
●大気圧で開放するタイプのものは、頭部より少し低い位置（外耳孔より約10cmくらいが目安）にバッグを置くようにする。そうすることで、その落差による軽い陰圧で排液を促せる。その陰圧の程度は、バッグの高さで調節できる。
●バッグが低いほど排液を促すので、誤って下げすぎた場合には、髄液を大量にドレナージしてしまうことがある。
●逆に、バッグを頭よりも高くしてしまうと、排液が頭蓋内に逆流してしまう。

3. 固定の仕方

●硬膜外ドレーンチューブは、皮下トンネルを介して皮膚切開より外側の頭皮から外に出す。
●固定は、誤って抜去されないように絹糸にて頭皮にしっかりと固定する。

4. 観察のポイント（経時的観察項目）

1）排液量とその性状の観察
①排液量が多いとき（1時間に20〜30mℓ以上）
●血液成分の排出量が多いときは、後出血の可能性があるので、医師に連絡する。特に、後出血の発生しやすい術後6時間以内のチェックが重要である。
●髄液成分の排出が多いときは、髄液がリークしいると考えられるので、陰圧のかけすぎやバッグの下がりすぎをチェックし、前者の場合には陰

図3　硬膜外ドレーン

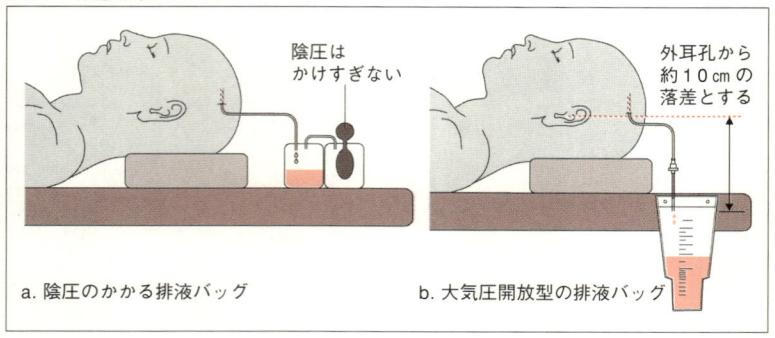

a. 陰圧のかかる排液バッグ（陰圧はかけすぎない）

b. 大気圧開放型の排液バッグ（外耳孔から約10cmの落差とする）

圧をかけるのをやめ、後者ではバッグの位置を少し高くする。
②排液量が少ないとき
●排液が完全にストップし、排液の拍動の消失たならドレーンチューブがつまっている可能性がある。このようなときは、ミルキング（しごき）を行うことで排液を促す。
●ドレーンチューブから排液がみられないにもかかわらず、意識障害などの症状が増悪していく場合には、ドレナージの機能不全による硬膜外血腫形成などの後出血を疑う必要がある。
③排液性状の観察
●当初は血性である排液は、数時間後には血性から髄液様となり排液量も次第に少なくなっていく。しかし、髄液様となったものが再び血性となった場合には後出血を疑う。
●後出血が疑われた時点で、脳ヘルニアに伴う意識障害や瞳孔不同などのバイタルサインも確認しておく。また、手遅れとならぬよう、CTによるチェックを早めに行う。

2）ドレナージチューブが屈曲したり引っ張られたりしていないか
●体位変換時やベッドの移動時などにドレーンチューブが屈曲、伸展していないかを必ずチェックしなければならない。

3）ドレナージチューブやバッグが、患者の手が容易には届かないところにあるか
●軽度の意識障害を伴っている場合には、ドレーンチューブやバッグが簡単に手に届くところにあると自己抜去される恐れがある。患者の手が届きにくい場所に置くように注意しておく。
●不穏などにより自己抜去の危険性が高い場合には、手足の抑制によりまず対処する。鎮静剤による処置は、後出血による意識障害の発見を遅らせるのでなるべく行わないほうがよい。
●万一、自己抜去された場合には、抜去部からの感染が最も心配であるので、すぐに医師に連絡し、創部の消毒を早急に行う。
●ドレーンチューブの一部が断裂して体内に残されている場合があるので、チューブ断裂の有無も確認しておく。

5.硬膜外ドレーン抜去時の観察のポイント

●手術翌日に、十分消毒した後にドレーンを抜去する。この時、ドレーン抜去部は1針縫合するか圧迫止血する。
●感染予防の観点からすれば、縫合して完全に閉鎖しておくほうが望ましい。最近では縫合の代わりとしてステープラー（ホッチキス）により閉鎖する方法があるが、これは簡便で処置時間も短縮できる。

梶本宜永

2 術後処置のポイント:
皮下ドレーンの管理

1. 目的と適応

1) 目的
●硬膜外ドレーンとほぼ同様であり、術後に皮下や硬膜外腔に貯留する血液、浸出液および髄液を排出することで、脳の圧迫、頭蓋内圧亢進、感染などの合併症を予防することである。

2) 適応
●骨の欠損により硬膜外腔と皮下との交通が十分得られている場合には、硬膜外ドレーンの代用として用いる。

2. 用いる器材と方法

1) 器材
●硬膜外ドレーンと同様に市販の閉鎖式のドレナージセット(ドレナージチューブ、排液バッグ)を用いる。

2) 陰圧をかけすぎない(図2)
●硬膜外ドレーンと同様に陰圧をかけすぎないように注意する。しかし、髄液のリークの心配が全くない場合には高い陰圧をかけて排液してもよい。

3. 固定の仕方

●皮下ドレーンチューブは、皮下トンネルを介して皮膚切開より外側の頭皮から外に出す。誤って抜去されないように絹糸にて頭皮にしっかりと固定する。

4. 観察のポイント(経時的観察項目)

1) 排液量とその性状の観察
①排液量が多いとき(1時間に20〜30m*l*以上)
●血液成分の排出量が多いときは、後出血の可能性があるので、医師に連絡する。特に、術後6時間以内の排液量のチェックが重要となる。

図1 皮下ドレーン

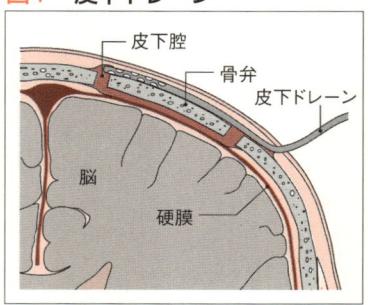

●また、髄液成分の排出が多いときは、髄液のリークが生じていると考えられるので、陰圧のかけすぎをチェックする。
②排液量が少ないとき
●排液が完全にストップしたならチューブがつまっている可能性があるので、ミルキングにて排液を促す。
③排液性状の観察
●当初は血性である排液は、数時間後には血性から髄液様となり排液量も次第に少なくなっていく。しかし、髄液様となったものが再び血性となった場合には後出血を疑う。

2）ドレナージチューブが屈曲したり引っ張られたりしていないか
●体位変換時やベッドの移動時などにドレーンチューブが屈曲、伸展していないかを必ずチェックしなければばらない。

3）ドレナージチューブやバッグが、患者の手が容易には届かないところにあるか
●ドレーンチューブが自己抜去されないように、チューブ類は患者の手が届きにくい場所に置く必要がある。

5. 皮下ドレーン抜去時の観察のポイント

●通常、手術翌日にドレーンを抜去する。この時、ドレーン抜去部は1針縫合するか圧迫止血する。
●感染予防の観点からすれば、1針縫合で無菌的に閉鎖しておくほうが望ましい。

梶本宜永

図2　皮下ドレーン

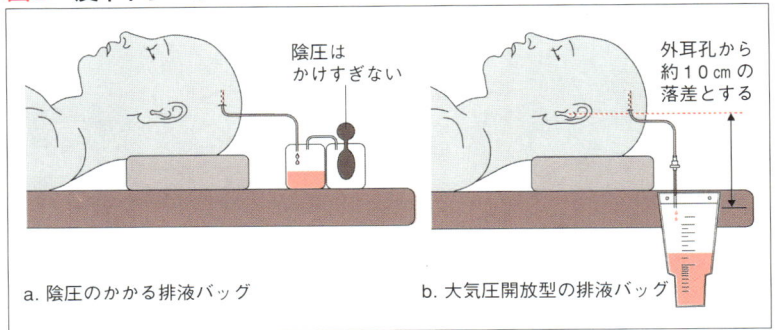

a. 陰圧のかかる排液バッグ（陰圧はかけすぎない）

b. 大気圧開放型の排液バッグ（外耳孔から約10cmの落差とする）

2 術後処置のポイント：
血腫腔ドレーンの管理

1. 目的と適応

1）目的
●近年、高血圧性脳内出血の外科的治療は、巨大血腫以外は侵襲の少ない定位的脳内血腫除去術（いわゆるステレオ手術）が行われることが多くなってきた。
●定位的脳内血腫除去後には、残存血腫を溶解して排出するために血腫腔ドレーンを入れることが多い。

2）適応
●高血圧性脳内出血の定位的血腫除去術

2. 用いる器材と方法

1）器材
●直径3～5mmのシリコン製チューブをドレナージチューブとして用いる。
●排液バッグは大気圧に開放しておき、頭部より少し低めに置いてその静水圧差によりゆっくりと排出させる。
●また、脳室ドレナージ回路と同様の回路を途中に設ける場合もある。いずれにせよウロキナーゼなどの血栓溶解剤を注入するための三方活栓を途中に接続しておく。

3. 固定の仕方

●血腫ドレーンチューブは、皮下トンネルを介して頭皮から外に出す。
●固定は誤って抜去されないように絹糸にて頭皮にしっかりと固定する。硬膜外ドレナージや皮下ドレナージとは異なりドレーンチューブは柔らかいので、固定用の糸の部分などで折れ曲がったりしないように注意を要する。

図1　血腫腔ドレーン

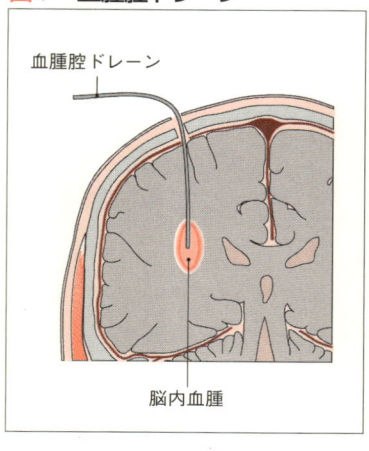

4. 観察のポイント

1) ウロキナーゼによる血腫溶解の手順（図2）

●ウロキナーゼ6000単位を5 mlの生理食塩水に溶解して、ドレナージ回路の途中にある三方活栓から血腫腔に注入する。この時、せっかく注入したウロキナーゼが排出されることのないように、ドレーンはクランプしておく。

●注入約2時間後にドレーンを開放して溶解してきた血腫を排出させる。これを1日に1～2回、血腫の除去に応じて繰り返す。

●通常は2～3日以内で溶解は完了してドレーンも抜去する。

2) ドレーンクランプ中の観察

●通常はドレナージされてくる排液の性状や量により、後出血の発生を把握することができるがクランプ中はこの観察ができない。また、ウロキナーゼにより後出血が誘発される可能性もある。

●したがって、クランプ中にはいつもよりも増して麻痺の程度、意識レベル、瞳孔不同などのバイタルサインのチェックが重要となる。

3) 三方活栓の管理

●脳内に薬剤を注入するため、感染予防には細心の注意が必要である。

●三方活栓は常に清潔ガーゼでくるむことで菌の汚染を予防する。ウロ

図2 ウロキナーゼによる血腫溶解の手順

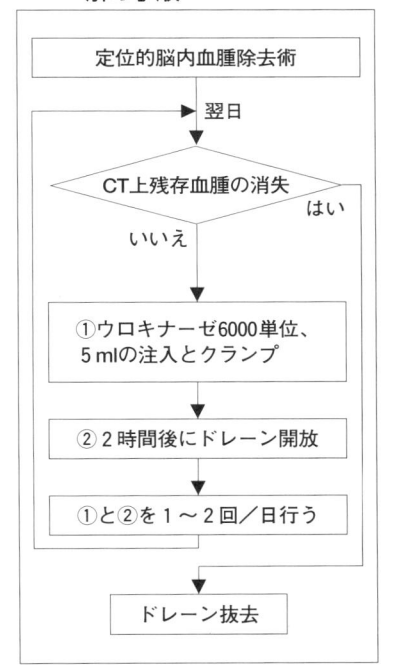

```
定位的脳内血腫除去術
      ↓
      翌日 ←──────┐
      ↓              │
  CT上残存血腫の消失    │
   いいえ／はい         │
      ↓              │
①ウロキナーゼ6000単位、 │
 5 ml の注入とクランプ   │
      ↓              │
②2時間後にドレーン開放  │
      ↓              │
①と②を1～2回／日行う ─┘
      ↓
   ドレーン抜去
```

キナーゼ注入時には、イソジンにて三方活栓周囲を十分に消毒してから、医師が薬液を無菌的に注入する。

4) ドレナージのクランプ

●三方活栓は常にガーゼでくるまれているので、ガーゼの上から三方活栓の操作をすることは容易ではないし、三方活栓がオンなのかオフなのかの確認もしづらい。

●このため、ドレーンのクランプは三方活栓で行うのではなく他の部位

でクランプするのが得策である。

5）排液の観察
●ドレナージされてくる排液は基本的には血液成分である。急激に排液量が増加した場合には後出血を考慮しなければならない。
※注意：血腫が脳室内穿破し、血腫腔と脳室腔が交通のある場合には髄液が多量に混入してくることがある。その場合の管理は、脳室ドレナージの場合と同じである。

6）ミルキングについて
●個体である血腫内にドレナージチューブの先端があるために、血腫によるチューブの閉塞が生じやすい。この場合には、排液が停止し液面の拍動も消失するので、ミルキングにより血腫による詰まりを解除する必要がある。
●しかし、ミルキングは最小限度にとどめるべきである。というのは、ミルキングにより脳組織を吸い出してしまうかもしれないからである。
●ミルキングの際にダメージを受けた脳組織がドレナージされてきたならば、脳損傷を惹起し、再出血の原因ともなるので過度のミルキングを行わないようにする。

7）ガーゼ交換時の観察
●ドレーンの留置期間が2〜3日と短いが、ガーゼ交換中には創部やドレーン挿入部の感染徴候がないか観察する必要がある。また、チューブの屈曲や狭窄が生じないようにドレッシング時に配慮しなければならない。

5. ドレナージチューブの閉塞事故や抜去事故の予防

●体位変換時やベッドの移動時などにドレーンチューブが屈曲、伸展していないかを必ずチェックする。
●チューブ類が簡単に手に届くところにあると自己抜去される恐れがあるので、患者の手が届きにくい場所に置く。

6. 血腫腔ドレーン抜去時の観察のポイント

●血腫の溶解排除が完了した時点でドレーンを抜去する。この時、ドレーン抜去部は1針縫合するか圧迫止血する。
●感染予防の観点からすれば、1針縫合で無菌的に閉鎖しておくのが望ましい。

梶本宜永

2 術後処置のポイント：
腰椎ドレーン（スパイナルドレナージ）の管理

1. 目的と適応

●目的と適応：腰椎ドレナージは、最も低侵襲に髄液を排除する方法であるため、さまざまな局面で用いられる。
①交通性水頭症における頭蓋内圧亢進時の頭蓋内圧のコントロール
②クモ膜下血腫後の脳血管攣縮を予防するためのクモ膜下血腫の除去
③術後の皮下への髄液貯留や髄液鼻漏などさまざまな髄液リークに対する治療
④重症髄膜炎の治療

2. 用いる器材と方法

1）器材
●市販のスパイナルドレナージセット（ドレナージチューブ、ドレナージ回路、排液バッグ）を用いる。

2）腰椎穿刺（図2）
●脊髄は第1～2腰椎のレベルまであるためこれより下のレベルで穿刺を行う。第3～4腰椎間で行うことが多い。
●左右の腸骨稜最高位を結ぶ線（ヤコビ線）が第4腰椎の目印となる。

3）ドレナージ圧設定および頭蓋内圧測定
●脳室ドレーンと同じである。

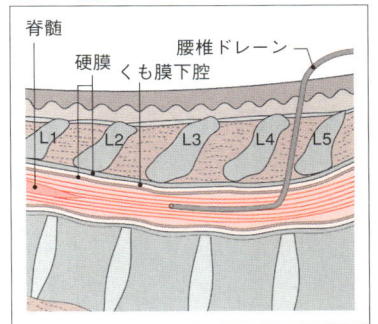

図1　腰椎ドレーン

図2　腰椎穿刺

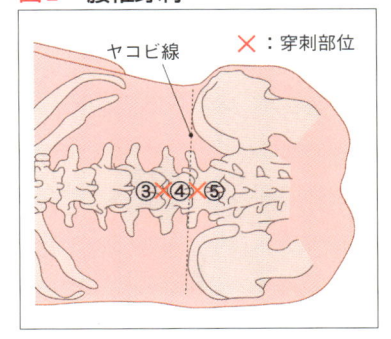

3. 固定の仕方（図3）

- チューブは、穿刺部位から皮外に出す。
- 長期のドレナージを要すると予想される際には感染予防として皮下トンネルを作成することもある。
- 髄液のリークと抜去事故を予防するために穿刺部位を1針縫合してこの糸でチューブを固定しておく。
- また、チューブ抜去の予防処置として直径5〜6cmのループを作っておく。その後のチューブは傍脊柱に沿って首の付け根までテープ固定する。

4. 観察のポイント（経時的観察項目）

1）ドレーン挿入部の観察
- 髄膜炎の予防という観点から極めて重要である。
- ガーゼは、髄液リークによるガーゼの湿りや患部の濡れに常に注意しておく。ガーゼ交換は毎日行い、挿入部を以下の要領で観察する。
- まず、髄液リークの有無を見る。次に、ドレーン挿入部の縫合の状態を観察する。この部の縫合が強すぎると、皮膚が壊死することで局所感染を生じ、髄膜炎にまで発展する場合がある。

2）排液性状の観察
- 正常髄液は無色透明である。ドレーン挿入時に血性になってもしばらくすると無色透明となる。
- 一方、クモ膜下血腫時には血性髄液の状態が持続する。クモ膜下出血後のドレーンで、血性の度合いが急に強まり排液量も増加した場合には動脈瘤からの再出血を疑う。
- 透明であった髄液が白く混濁してきた場合には髄膜炎を疑う。
- 髄膜炎が疑われれば、項部硬直の有無、意識障害の進行をチェックし、

図3　腰椎ドレーンの固定の仕方

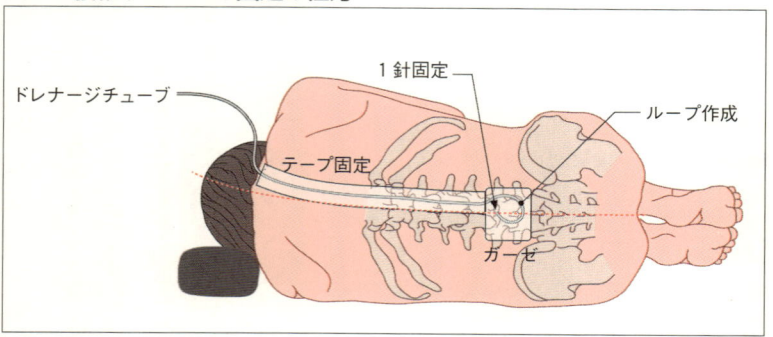

髄液の検査（細胞数や多核球の割合）や菌培養を必要とする。
● また、髄膜炎が強く疑われれば早期にドレーンの抜去とドレーン先端の培養を行う。

3）排液量の観察
● 排液量の目標は、約200m*l*/日である。
● 排液がストップし液面の拍動が消失したときにはチューブの閉塞を疑って、まずミルキングにて排液を促す。それでも駄目な場合は、自然抜去、チューブ開口部の圧迫、チューブの屈曲等を念頭において原因を探る。
● チューブが閉塞した際には、頭蓋内圧が上昇によって髄液がリークし始めることがあるので、ガーゼのチェックも同時に行っておく。

4）チューブによる神経根の刺激症状
● チューブが神経根に接触している場合、足のしびれや痛みを訴えることがある。この時は、医師に報告して症状が消失するまでチューブを部分的に抜く。

5）髄膜炎の予防と早期発見
● 留置期間が長期になるほど髄膜炎の危険性は増すので、留置期間は1週間から10日程度にとどめておく。
● さらに長期のドレナージを要する場合には、別のレベルにて入れ替える。

● 発熱があれば髄膜炎を真っ先に疑い、項部硬直の有無、意識障害の進行、髄液の混濁の有無をチェックしておく。

6）ドレナージチューブの閉塞事故や抜去事故の予防
● 体位変換時やベッドの移動時などにドレーンチューブが屈曲、伸展していないかを必ずチェックする。
● また、自己抜去されないよう、チューブ類は患者の手が届きにくい場所に置く。

7）坐位や立位での注意
● 患者が坐位や立位をとる場合には、必ず医師か看護婦がドレーンをクランプし、臥位に戻る際にはクランプを忘れずに解除するようにする。

5.腰椎ドレーン抜去時の観察のポイント

● ドレーンを抜去する時に、穿刺部位から髄液のリークが見られれば1針縫合しておく。
● また、低髄液圧性頭痛を防止するために患者は2～3時間の臥位にて安静にしておく。安静解除後しばらくしてから頭痛のチェックと髄液リークによるガーゼの湿りもチェックしておく。

梶本宜永

2 術後処置のポイント：
体位のとり方

●通常、脳神経外科手術後の体位は、頭部を挙上することにより物理的に頭蓋内の静脈環流を促し、髄液循環を改善させ、頭蓋内圧を下げることを考慮したポジションをとることが多い。

1. 開頭術後

●開頭術後は、手術操作による脳浮腫などにより頭蓋内圧が亢進することが多いため、そのコントロールと、全身麻酔後や意識障害からくる呼吸抑制に対する管理が大切である。
●頭蓋内循環を改善させるため、頭部は10～30度挙上する。枕は、頸部を屈曲し脳循環の妨げになるため使用しないことが多い。
●気道が確保された体位をとる。呼吸状態が不安定で舌根沈下のある場合は、肩枕を挿入したり、鼻腔エアウェイの挿入をする（図1）。
●麻酔覚醒時には嘔気や嘔吐を伴うこともあり、その時は軽度の側臥位をとり、吐物を誤飲させないようにする。
●意識障害や麻痺により、自力で体位変換のできないときには、肺合併症や褥瘡予防のために、原則として

> **Memo**
>
> ＊術後に見られる褥瘡には、上記以外に長時間手術体位をとっていたためにすでに発生しているものもある。手術後は、全身の皮膚の観察を行い、褥瘡を認めた場合は、処置するとともに除圧と保護に努める（図2）。

2時間ごとに体位変換を行う。また、この時、良肢位保持を心がける。褥瘡＊の発生が予測されるときは、あらかじめ除圧マットを使用しておくのもよい。
●早期離床のために、早ければ術後2～3日後より坐位可能となる。急激に頭部を挙上せず、血圧の変動にも注意しながら少しずつ挙上していく。

2. 骨除去部のある患者

●術後、脳浮腫などにより脳ヘルニアを起こす可能性のある患者に対し、外減圧として頭蓋骨の一部を外しておく場合がある。

図1 エアウェイ

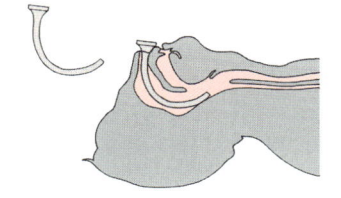

鼻咽頭エアウェイ
・深さに注意
・鼻腔内でつぶされて閉塞することがある

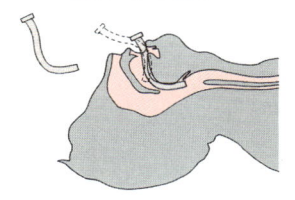

経口エアウェイ
・かえって舌根を落とし込むことがある

●骨除去部が圧迫されると、直接頭蓋内圧の上昇につながるため、注意が必要である。そのため、骨除去部の位置を確認しておき、そこが圧迫されないようにする（骨除去部の状態の観察は、頭蓋内圧亢進の程度を見るのに重要である）。

3.シャント術後

●シャント術には、脳室－腹腔シャント、腰椎－腹腔シャントなどの種類があるが、いずれも、髄液をチューブより他の部位に排泄させ吸収させる手術である。そのため、頭部の挙上程度により、髄液の流れ方に影響を受けやすい。

●特に急激な頭部の挙上は、髄液の流れすぎにより低脳圧になり、硬膜下血腫や硬膜外血腫に陥る可能性があるため、一般開頭術後に比べると急がず、徐々に行われる。

●頭部の挙上は、医師の治療方針に従うが、状態が安定していれば、通常2～3日で歩行可能となる。

●頭部の挙上により、下記に示す低脳圧状態が出現することがある。症状が出現した場合、少し頭部を下げて様子を見る。

●低脳圧*があるときは、頭部の挙上は少しずつ行い、低脳圧に慣れるようにするが、それでも状態が改善しなければ、シャントの圧を変えることもある*。シャント圧は、術後より把握しておく必要がある。

Memo

*シャント圧の変更には、かつては再手術が必要であったが、近年は外部からシャント圧を変更できるものが多く使われている（可変式のシャント）。

*低脳圧症状：頭痛、吐気、嘔吐、意識レベルの低下など

図2 手術体位と褥瘡発生部位

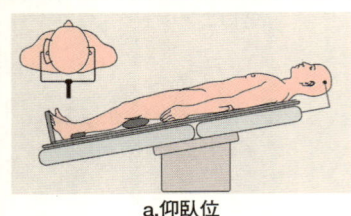

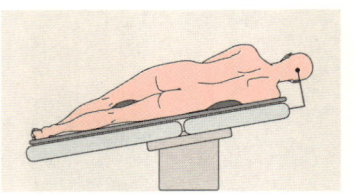

a.仰臥位

b.側臥位
腋窩に枕を入れて腋窩の神経や動静脈の圧迫を防止

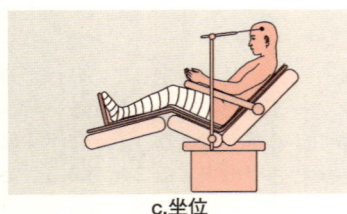

c.坐位
両下肢に弾性包帯を巻き、循環血液量を確保する

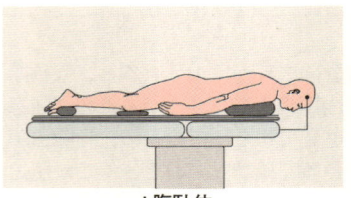

d.腹臥位
胸壁下に枕を入れ換気効率を確保

手術体位と手術部位
a.仰臥位：前頭葉・前頭蓋底・前頭葉〜側頭葉前部・内頸動脈〜前交通動脈・頸椎前方到達法
b.側臥位：側頭葉・中頭蓋底・頭頂葉前部・後頭蓋窩
c.坐　位：後頭蓋窩・後頭葉・頸椎椎弓切除術
d.腹臥位：後頭葉・頭頂葉後部・胸椎部以下の脊髄手術
(竹内一夫監修：標準脳神経外科、第6版、p350、医学書院、1994より改変)

●シャント機能不全によるシャント再建術の場合、初めてのシャント術後に比べ、離床は早く行われる場合が多い。

4.経蝶形骨洞術後

●経蝶形骨洞術後の合併症として、鼻腔からの髄液漏がある。

●その予防のために、術後は臥床中で鼻腔が最も高くなるような体位をとり、鼻腔内に髄液が逆流するのを防ぐようにする。

●髄液漏が疑われるときは、まずファーラー位（レストン枕などを利用し行う）をとる。側臥位はなるべくとらないようにする。

●術後2、3日で徐々に坐位になる

が、この時も髄液漏の症状に注意する。
●術中、やむをえず硬膜を損傷した場合は、特に髄液漏を起こす可能性が高い。このような時は、1週間程度、仰臥位安静により局所の圧変動を避けたり、また、スパイナルドレナージを留置し、髄液を体外に排出し鼻腔周辺の圧を下げることにより、鼻腔から髄液が漏れないようにすることもある。
●しかし、髄液を引き過ぎると、気脳症を起こすこともあるので注意を要する。

5. ドレナージの入っている患者

●主に、開頭術後に硬膜下ドレナージ、硬膜外血腫除去術後には硬膜外ドレナージ、その他、場合により、脳室ドレナージ、スパイナルドレナージなどが挿入されている。
●それぞれのドレナージの目的と管理方法には違いがある。

1）硬膜下ドレナージ
●ドレナージパックは頭部のあたりに置いて、圧はかけない。
●移動時や坐位時は、排液の逆流を防ぐため、ドレナージをクランプする。
●体動が激しいときは、ドレナージが引っ張られないように注意する。接続部は、はずれないようにテープで固定しておくとよい。

2）硬膜外ドレナージ
●硬膜下ドレナージに準ずる。

3）脳室ドレナージ
●ドレナージのゼロ点は外耳孔の位置で決める。脳室ドレナージの圧設定は頭蓋内圧のコントロールに大きく関わるため、頭部を挙上するなどで体位が変動した場合は、適宜体位を整えゼロ点の位置に合わせる（脳槽ドレーンの管理の項、p150図1参照）。
●ベッドの高さやギャッチアップの高さは、むやみに変えず、変えた後は必ずゼロ点を合わせる。
●座位や移動のときは、必ずドレナージをクランプする。

4）スパイナルドレナージ
●脳室ドレナージに準ずるが、脳室ドレナージほど、頭蓋内圧に直接の影響はない。

駒谷紀代子

2 術後処置のポイント：
術後の排泄管理

●術後の排泄の問題として、尿、便、ドレーンからの排液、汗などの不感蒸泄がある。
●ここでは、尿、便、不感蒸泄について述べる。

1. 尿

●術後は、全身麻酔後の循環管理や浸透圧利尿剤の使用による尿量の増加等がみられるため、脳神経外科において尿量の観察は重要である。
●術後はバルンカテーテルを留置し、時間ごとに尿量、比重、性状などを観察する。
●逆行性感染を防ぐため、バルンカテーテルは術後2、3日で抜去する。
●尿量が多かったり、意識障害があったりして状態が落ち着いていない場合は、状態に合わせ、長期間留置することもある。
●バルン抜去後も、浸透圧利尿剤の投与中などは尿量測定を継続的に行う。

2. 尿崩症が予測されるとき

●尿崩症*の出現が考えられるときは、多量の尿が出て、脱水や電解質

> **Memo**
>
> ***尿崩症**は、下垂体後葉性と視床下部性のものがある。下垂体後葉性のものは、抗利尿ホルモンの反応もよいが、視床下部性のものは、尿崩症のコントロールが難しい点が異なる。

異常をきたしやすいため、尿量チェックはより細かく行う。
●術後に出現する尿崩症は、一過性のものや時間がたってから出現するものもあり、尿崩症出現の可能性があるときは、術後2～3週間は、継続して尿量を観察する。
●尿崩症が出現すると、短時間に急激な尿量の増加をきたす。そのような場合は15～30分ごとに尿量を測定していくことも必要である。
●尿崩症の時は、比重も下がるため、尿比重も合わせて測定する（一般的に、尿崩症では、尿量が1時間に250m𝑙以上、尿比重が1.010以下になる）。
●尿崩症出現時は、抗利尿ホルモン（水溶性ピトレシン）を使用するが、この時、尿量や比重により、効果

時間、効果の程度を観察する。
●術後急性期は、効果時間の短い水溶性ピトレシンを使用し、効果時間の長いデスモプレッシンは使用しない。
●抗利尿ホルモンが多すぎると、尿量が著しく減少し、水中毒に陥ることもあり、注意する（SIADH）＊。
●その他：尿崩症が予測される場合は、術直後より体重も測定し、水分出納と合わせて評価する。水分出納は輸液と尿量に加え、経口水分量、食事量、排液量なども全て含めて考えていく。

3.便

●全身麻酔後は、一般に腸蠕動の低下により、便秘に傾きがちである。しかし、努責は頭蓋内圧亢進につながるため、意識障害がある場合などは、積極的に排便コントロールをする。
●順調なら、術後2、3日で食事開始となるため、3、4日排便がなければ、座薬を使用し、排便を促す（浣腸は使用しない）。
●その後は、術前と同様の排便コントロールでよい。
●一方で経管栄養を行うときは、下痢傾向になりやすい。整腸剤や止痢剤は早めに使用し、コントロールを行う。

4.不感蒸泄

●不感蒸泄は成人の場合で、1日約900mlである。
●高熱で発汗が強いときは、3.5倍ぐらいになるといわれる。中枢性の発熱をきたすと、著明な発汗がみられるため、脱水にならないように水分出納のコントロールが必要である。

> **Memo**
>
> ＊SIADH（Syndrome of Inappropriate Secretion of Antidiuretic Hormone；抗利尿ホルモン分泌異常症候群）
>
> 　抗利尿ホルモン（ADH）の異常な分泌が続くことによって起こる、低ナトリウム血症と細胞外液量の増加をきたした状態。

駒谷紀代子

2 術後処置のポイント：
術後の体液管理

●一般に術後の体液管理の目的としては、水分と栄養の補給、電解質のコントロールなどがある。
●脳神経外科の体液管理では、以下のような特徴がある。

1. 脳浮腫の改善と予防

●開頭術後は、合併症として脳浮腫をきたす場合がほとんどであり、その改善と予防が基本的に必要である。
●大量の輸液を行うと、脳浮腫をきたしやすいため、軽度の脱水傾向の状態で管理していく。
●脳浮腫改善のためには、浸透圧利尿剤を使用することが多く、浮腫が強い場合は、時間ごとに大量に投与することもあり、尿量の増加をきたすため、強度の脱水にならないように注意する。
●大量に浸透圧利尿剤を使用した場合は、薬剤の減量は徐々に行っていく。この時、脳浮腫が増強してこないか注意して観察する。
●浸透圧利尿剤は、一般的に短時間に投与する（30分ぐらい）。
●脳浮腫改善のためには、ステロイド剤も使用される。ステロイド剤は、はじめ大量に投与し、徐々に減量していく。いきなり急激な減量や中止をすると、リバウンドをきたすため、投与量には十分に注意する。
●ステロイド剤投与による副作用として、血糖値が上がることが考えられるため、定期的な血糖値のチェックをし、インスリンなどによるコントロールが必要である。
●消化管出血や易感染傾向になることも考慮しておく。

2. クモ膜下出血の場合

●クモ膜下出血の場合の輸液管理のポイントは①、②の2つがある。
①動脈瘤のクリッピング術前は、血圧のコントロールによる再出血の予防。
②血管攣縮（スパズム*）の時期は、一定量の脳血流を維持し、脳梗塞に至らないようにすること。
●血圧が高いときは、血圧降下剤としてペルジピンを使用する。ペルジピンはスパズム予防にも効果的で、血圧が下がってきても微量で投与されることが多い。
●スパズムの時期は、血圧が下がったり、脱水傾向になると、脳梗塞を起こす危険性もある。脳血流量を保

> **Memo**
>
> *スパズムとは：クモ膜下に出血すると、その血液が脳の血管を刺激し、血管攣縮を起こすことである。発症後、2週間ぐらいまでの時期に起こりやすく、意識障害や麻痺をきたす。

つために、補液は多めにし、むしろ血圧は150～160mmHgの高めに維持できるよう、昇圧剤を使用することもある。

3. その他の脳血管障害

●その他の脳血管障害の術後においても、同様に脱水により脳梗塞をきたすことがある。脳循環維持のため、水分出納を細かく測定していく必要がある。

4. 電解質の管理について

●下垂体や視床下部周囲の手術後の尿崩症や、浸透圧利尿剤の使用などにより、電解質が大きく変動をきたすため、定期的に電解質をチェックし、適宜補正をする（**表1**、**図1**）。

5. 尿崩症の管理について

●尿崩症の場合、尿量に合わせ水分補正を行っていく。

表1　電解質の正常値

Na	135～145mEq/l
K	3.5～5.0mEq/l
Cl	96～105mEq/l

●経口水分量のチェックも厳密に行い、総合的に水分出納を観察する。

6. ステロイド剤の補充について（表2）

●下垂体周囲の手術後に、副腎皮質機能が低下したり、過度のストレスが加わったりすると、副腎クリーゼを起こす。このため、術後よりステロイド剤を定期的に補充していく必要がある。

●術後3、4日間静脈注射にて投与し、状態が安定してきたら、内服薬に移行する。

●この時、全身倦怠感、気分不穏、脱力、嗜眠など、クリーゼの初期症状の有無に注意する。

●クリーゼをきたすと、低血糖、低血圧、意識レベルの低下、電解質異常などがみられ、迅速に対応しないと死に至る危険性も高く、緻密な観察が必要とされる。

駒谷紀代子

表2 脳神経外科におけるステロイド剤の使い方

目的	薬品名	適応と特徴
脳浮腫の改善	リンデロン デカドロン	脳挫傷による脳浮腫に使用 ※血管障害による脳浮腫には効果がないといわれている 減量時はリバウンドがあるため注意する
副腎皮質 ホルモン補充	ハイドロコートンサクシゾン ソルコーテフ	下垂体前葉や視床下部の障害のときに使用 術後は静脈注射にて投与し、状態が落ち着けば内服に移行する

図1 血清カリウム濃度による心電図変化の一例

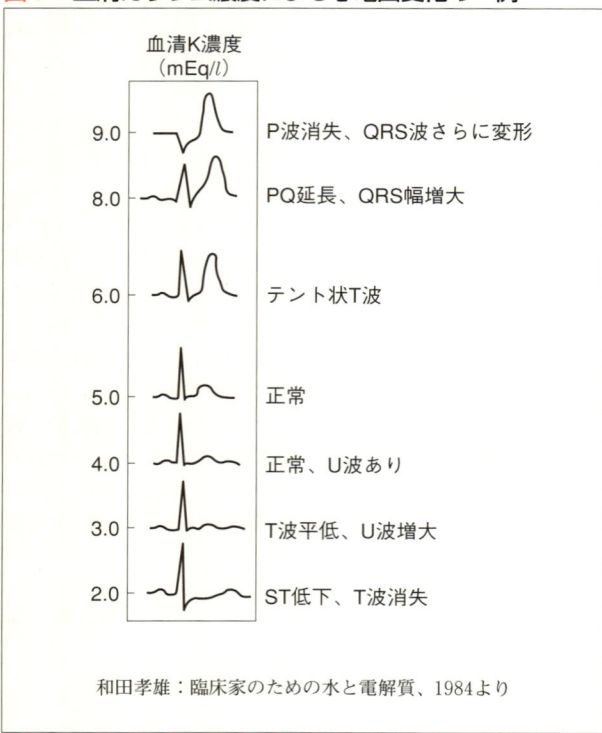

血清K濃度（mEq/l）

- 9.0　P波消失、QRS波さらに変形
- 8.0　PQ延長、QRS幅増大
- 6.0　テント状T波
- 5.0　正常
- 4.0　正常、U波あり
- 3.0　T波平低、U波増大
- 2.0　ST低下、T波消失

和田孝雄：臨床家のための水と電解質、1984より

2 術後処置のポイント:
術後に必要な検査

●神経学的検査、全身管理に必要な検査、創部の管理に分けて述べる。

1. 脳外科手術後の神経学的検査（表1、2、図1）

●術後の頭蓋内出血、脳浮腫による頭蓋内圧亢進の有無を調べるために神経学的検査を行う。
●頭部外傷、脳腫瘍、脳出血などの術後には早期にCTで術後出血の有無を確認しておくことが望ましい。
●痙攣を生じた場合には術後出血、急性脳腫脹を生じていることもあるので、直ちにCTで新たな病変の有無を確認する。
●ベッドサイドでの神経学的検査は経時的に行い、合併症の出現を早期に確認する。
●検査上のポイントは下記の通りである。新たな神経症状の出現を認めたら再度CTを確認する。
①意識障害の有無：3-3-9方式、あるいはグラスゴーコーマスケールを用いて判定する。
②瞳孔不同の有無、眼球運動、眼振の有無、視力・視野検査。
③左大脳半球病変では失語症の有無を調べる。

表1　脳外科術後ケアのポイント

意識障害
高次脳神経機能障害
片麻痺・交代性片麻痺
痙攣

表2　脳外科術後CTの適応

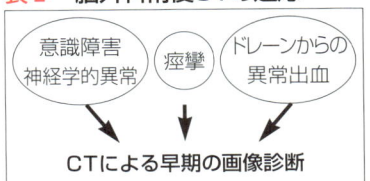

意識障害
神経学的異常　　痙攣　　ドレーンからの異常出血

↓　↓　↓

CTによる早期の画像診断

④顔面・四肢麻痺の有無。
⑤顔面・四肢の感覚障害の有無。
⑥腱反射の左右差、バビンスキー反射の有無。

2. 脊椎・脊髄手術後の神経学的検査（表3、図2）

●病変のレベルにより予測される神経障害の範囲が異なる。
●脳外科術後と異なり、予測される運動障害の分布も単麻痺、片麻痺、対麻痺、四肢麻痺と多彩であることに注意する。また、脳外科手術以上にベッドサイドでの神経学的検査が重要であることに留意する。

図1　脳外科術後に生じやすい麻痺

片麻痺　　交代性片麻痺

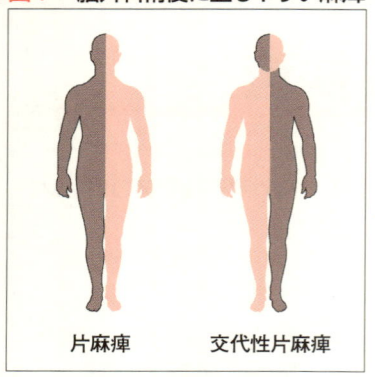

表3　脊椎・脊髄外科術後ケアのポイント

呼吸障害（頸髄病変）
四肢運動・感覚障害
自発性異常感覚、疼痛
排尿障害

図2　脊椎・脊髄外科術後に生じやすい麻痺

単麻痺あるいは髄節性麻痺　　片麻痺　　対麻痺　　四肢麻痺

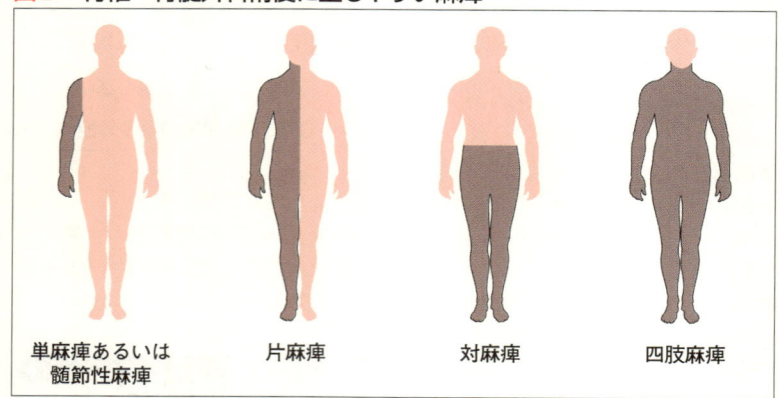

●頸部・腰仙部病変では髄節レベルでの運動・感覚障害の有無を調べる必要がある。感覚障害は痛み刺激を用いて障害レベルを決定する。
●上位頸部病変術後には呼吸障害の有無に注意する。
●腰仙部病変術後に排尿障害を生じることもある。排尿バルーンカテーテルが挿入されている時には肛門括約筋の収縮をみる。
●重篤な神経障害を生じた場合には、脊髄・神経根への圧迫の有無をMRIで緊急に調べる必要がある。
●脊椎の単純X線写真、CT検査は以下の場合に行う。
①椎弓形成術、椎弓切除術、椎体削除術後。
②移植骨挿入による固定術後。

表4　全身管理上注意すべき術後早期合併症

術後出血
髄液漏
創部感染・髄膜炎
痙攣
呼吸不全・肺炎
電解質異常
深部静脈血栓症

表5　術後の遅発性合併症

感染（髄膜炎、脳膿瘍、椎間板炎、体内異物の感染など）
縫合不全
創部膿瘍
髄液漏
深部静脈血栓症
痙攣

③金属、セラミックなどを用いた脊椎装具固定術後。

3. 全身管理に必要な術後検査

1）バイタルサイン
●血圧、体温、呼吸数、尿量の経時的測定、心電図モニタリング。

2）血液・尿検査
●貧血、肝機能障害、腎機能障害の有無。
●血液凝固系異常の有無。
●感染徴候の有無。
●基礎疾患に応じて血糖検査。
●下垂体近傍部術後は時間尿量、尿比重の確認。

3）肺機能、呼吸状態の検査
①胸部聴診。異常が疑われれば胸部X線撮影を行う。
②血中酸素飽和度モニタリング。
③血液ガス分析。

4. 手術創部のケア
（表4、5、図3）

1）感染・縫合不全の予防
●創部発赤、腫脹の有無を確認する。
●長びく創部痛、創部からの異常分泌物は創部感染を示唆する。
●圧痛を伴う波動の存在は創部膿瘍を疑う。
●異物を用いた骨固定、頭蓋形成術後、あるいは金属を用いた脊椎インストルメンテーション後には遅発性の感染を生じる可能性がある。

2）髄液漏
●皮下液貯留の有無に注意する。
●髄液漏を認めたら創部縫合を追加して髄液漏出を防ぐ。
●必要に応じて皮下貯留液穿刺、圧迫、あるいは髄液ドレナージ（一般には腰部から）を行う。
●髄膜炎の可能性が疑われる時には、直ちに髄液細胞数の検査を行う。

師田　信人

図3　運動麻痺出現時の高位診断

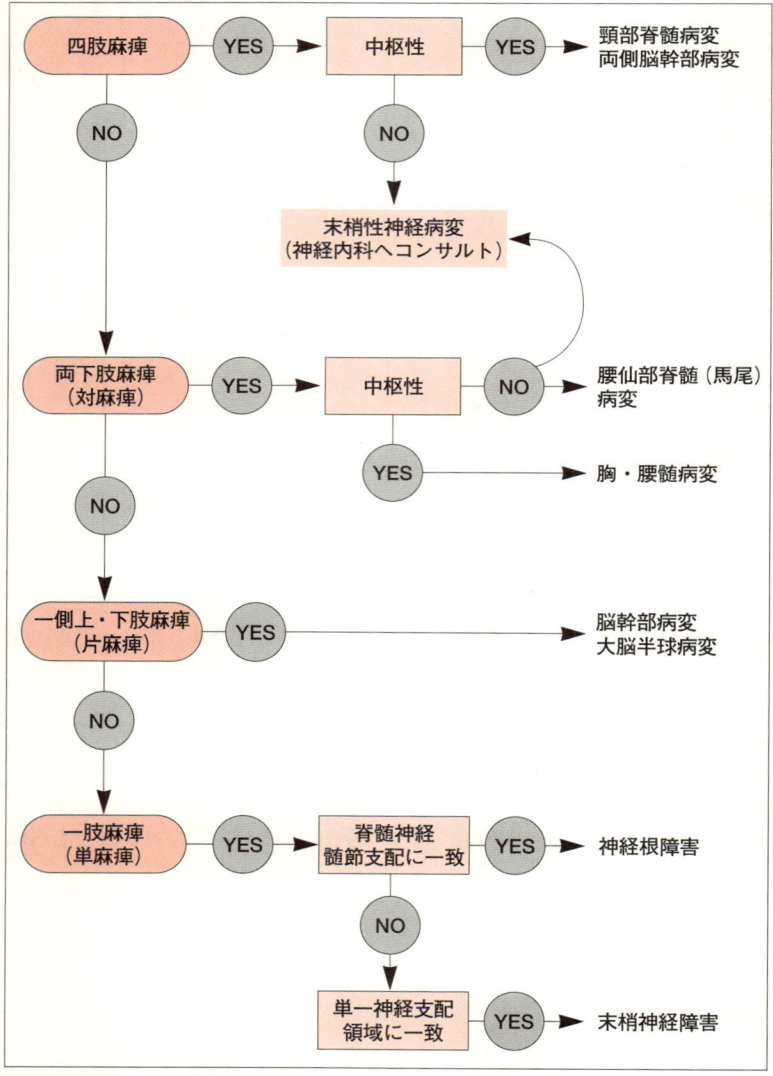

```
四肢麻痺 ──YES→ 中枢性 ──YES→ 頸部脊髄病変
                                両側脳幹部病変
  │                │
  NO              NO
  │                │
  │                ↓
  │            末梢性神経病変
  │            (神経内科へコンサルト)
  │                ↑
  ↓                │
両下肢麻痺 ──YES→ 中枢性 ──NO→ 腰仙部脊髄(馬尾)
(対麻痺)                        病変
  │                │
  NO              YES → 胸・腰髄病変
  │
  ↓
一側上・下肢麻痺 ──YES→ 脳幹部病変
(片麻痺)                 大脳半球病変
  │
  NO
  │
  ↓
一肢麻痺 ──YES→ 脊髄神経 ──YES→ 神経根障害
(単麻痺)         髄節支配に一致
                    │
                    NO
                    ↓
                単一神経支配 ──YES→ 末梢神経障害
                領域に一致
```

Neurological examination : Made easy by Geraint Fuller. Churchill Livingstone, 1993, New York, p148、改編

2 術後処置のポイント：
頭蓋内圧モニタリング

1. 正常頭蓋内圧
(Intracranial pressure: ICP)（図1）

●成人：10～15mmHg（13～20cm H_2O）以下
＊通常使われている頭蓋内圧の正常値は成人の臥位での測定値である。坐位・立位では－10～＋5cmH_2Oと低下する。
●小児：3～7mmHg
●乳児：1.5～6mmHg

図1　頭蓋内圧

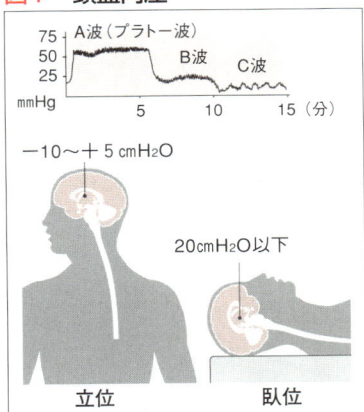

75　A波（プラトー波）
50
25　　　　B波　　C波
mmHg
　　　　5　　10　　15（分）

－10～＋5cmH_2O

20cmH_2O以下

立位　　　　　臥位

正常成人の臥位での頭蓋内圧は20cmH_2O以下であるが、立位では陰圧になることもある。
プラトー波は頭蓋内圧亢進状態で出現する。

2. ICPモニタリングの適応

①重症頭部外傷（GCS≦7）
②意識障害を伴った多発全身外傷
③画像上重度の脳浮腫を認める場合
●原則として意識障害を伴い、頭蓋内病態の変化を神経学的に確認困難の時にICPモニタリングの適応を検討する。
●重症頭部外傷に対する術後に、重度の脳浮腫の出現が予測される時には手術時にICPモニタリング用カテーテルを挿入することもある。

3. ICPモニタリング法
（図2）

1) 脳室内カテーテルを用いる方法
●脳室内より測定する。髄液排出を同時に行える長所があるが、高度の脳浮腫で脳室が圧迫されると閉塞して測定不能となる。

2) 先端圧トランスデュサー付きカテーテルを用いる方法
●脳室内、硬膜下、硬膜外、脳実質より測定可能。
●ベッドサイドで挿入可能であり、

測定値は体位に左右されないが、長期使用にて測定誤差が生じてくることがある。

4. ICPモニタリングの目的（図3、表1）

●脳低体温療法、バルビタール療法、脳圧降下剤、呼吸管理により、下記の①②を目標にする。
①プラトー波の出現を予防してICPを20mmHg以下に保つ。
②脳灌流圧（平均血圧－平均頭蓋内圧）を50mmHg以上に保つ。
●全身血圧が低下している状態でICPが亢進すると、脳灌流圧低下→脳血流低下→脳梗塞→ICP亢進の悪循環を形成する。

●ICPモニタリングを行うことによって、ICP亢進を早期に検出し、このような悪循環を絶ち救命に役立てることがICPモニタリングの目的である。

師田　信人

図2　頭蓋内圧モニタリング法

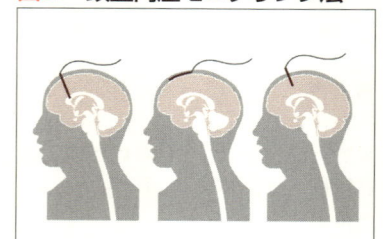

脳室内より　　硬膜外・硬膜下より　　脳実質より

図3　容積－圧曲線

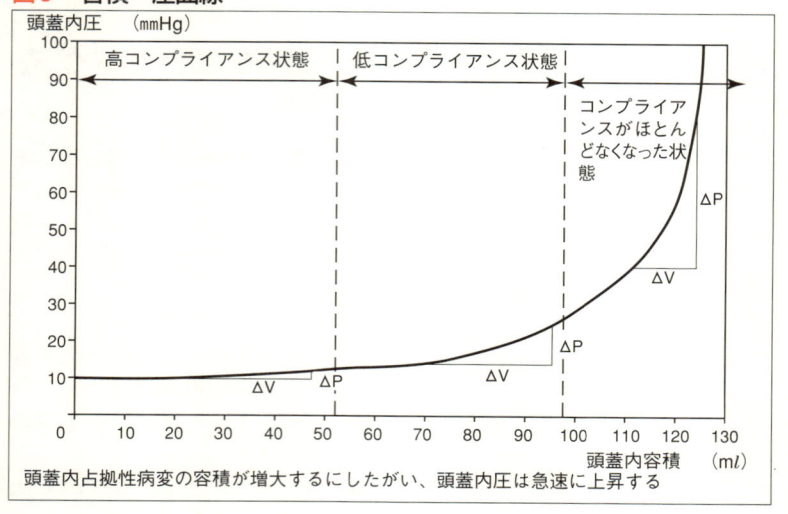

頭蓋内圧（mmHg）／頭蓋内容積（ml）

高コンプライアンス状態　｜　低コンプライアンス状態　｜　コンプライアンスがほとんどなくなった状態

頭蓋内占拠性病変の容積が増大するにしたがい、頭蓋内圧は急速に上昇する

表1 頭蓋内圧亢進の要因

疾　患	脳腫瘍 脳膿瘍 頭部外傷 脳梗塞（進行期）	脳梗塞（初期） 水中毒	水頭症
脳浮腫の性状	血管性浮腫 （細胞外浮腫）	細胞性浮腫 （細胞内浮腫）	細胞性浮腫 （間質性浮腫）
病　態	毛細血管透過性亢進	神経細胞、 グリアの腫脹	髄液循環障害
脳浮腫の部位	主に白質	灰白質・白質	傍脳室部白質

図4 ICPモニタリング

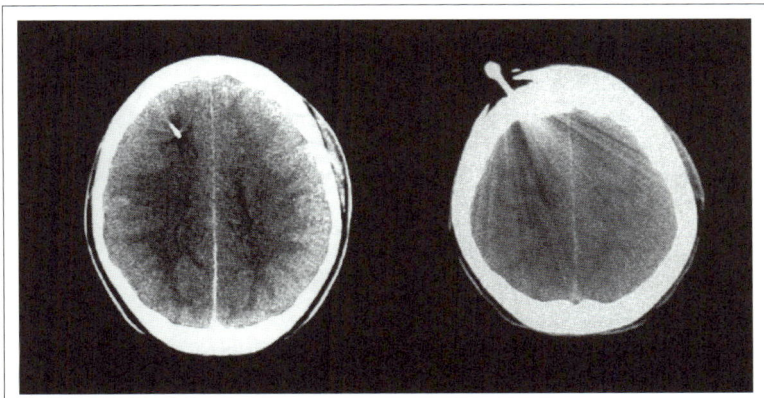

先端圧トランスデューサー付きカテーテルが重症頭部外傷患者の脳実質内に挿入されている

2 術後処置のポイント: その他のモニタリング

1. 循環動態モニタリング（図1）

● 心電図、血圧のモニタリングは術後管理の基本である。
● 重症患者で全身状態が悪い時、高齢者で循環動態が不安定な時、クモ膜下出血後の血管攣縮予防のため輸液負荷をかけている時などは、スワン・ガンツカテーテルを挿入して循環動態モニタリングを行う。

2. 呼吸機能モニタリング

● パルスオキシメーターによる血中酸素飽和度モニタリングは、呼吸機能モニタリングとして日常的に行われる。
● 酸素飽和度が低下している場合には血液ガス分析、胸部X線撮影などを行い、原因の発見に努める必要がある。
● 重篤なクモ膜下出血、頭部外傷では急性期に神経原性肺浮腫を生じることがある。

3. 腎機能（尿量）モニタリング

● 尿量、尿比重の定時的測定を行うことは術後の腎機能を監視するだけでなく、輸液量過剰による脳浮腫の増長を予防する上でも重要である。
● 視床下部-下垂体周辺部の病変では術後抗利尿ホルモン分泌障害により尿崩症を生じる可能性がある。
● 一方、脳室内、あるいは脳室周辺部病変術後に抗利尿ホルモン分泌が異常となると、抗利尿ホルモン不適切分泌症候群（SIADH：syndrome of inappropriate secretion of ADH）により尿量過小となる。

4. その他

● 消化管出血は、H_2ブロッカーの出現により激減したが、重篤な頭蓋内病変を持つ場合には出現する可能性がある。胃管よりの排出液を経時的に監視する必要がある。
● 下肢静脈血栓症は国内での発生率は欧米に比べて低いものの、ひとたび生じると致命的ともなるので、早期発見・予防に努める必要がある。
● 術中・術後、下肢弾性ストッキングの着用のほか、下腿の異常な腫脹、疼痛の出現を定時的に監視する必要がある。

図1 全身管理上必要な各種モニタリング

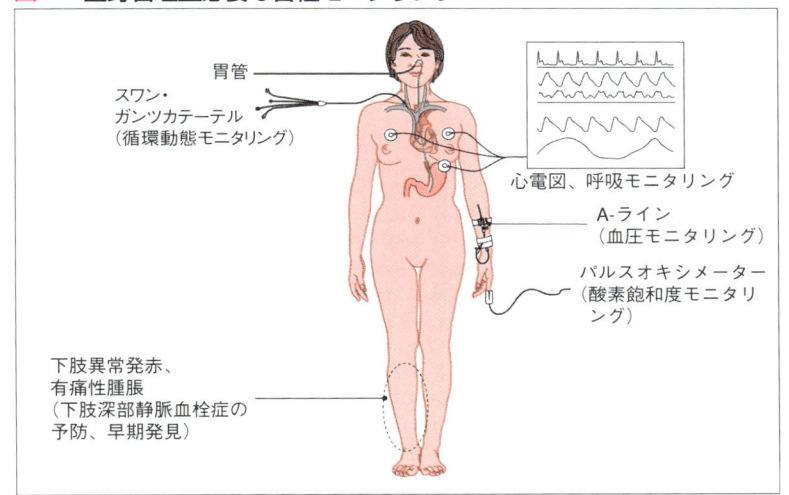

- 胃管
- スワン・ガンツカテーテル（循環動態モニタリング）
- 心電図、呼吸モニタリング
- A-ライン（血圧モニタリング）
- パルスオキシメーター（酸素飽和度モニタリング）
- 下肢異常発赤、有痛性腫脹（下肢深部静脈血栓症の予防、早期発見）

5. 特殊な条件下でのモニタリング（図2）

1）経頭蓋ドップラー脳血流モニタリング

●クモ膜下出血後の脳血管攣縮の予知、頭蓋内外血管吻合術後の脳血流変化の計測などを目的に行われる。

2）バルビチュレート療法

●頭蓋内圧管理を目的にバルビチュレート療法を行う場合には、頭蓋内圧モニタリングと同時に脳波モニタリングを行う必要がある。
●脳波の出現が抑制-群発パターンになるようにバルビチュレートの投与を管理する。

3）低体温療法

●低体温療法施行時には脳波モニタリングと同時に深部体温（直腸、鼓膜）モニタリングを行う必要がある（詳細は「脳低温療法」の項を参照）。

4）脳　死

●脳波測定による平坦脳波の確認は、脳死判定のための必須項目の1つとなっている（Part 6「脳死とケア」の項参照）。
●また、聴性脳幹誘発反応（Part 2参照）の消失は必須条件でないものの、確認することが望ましい検査として法的脳死判定マニュアルに記載されている脳死が疑われる患者ではこれらの経時的測定が必要となる。
●平坦脳波確認にあたっては、少な

図2 特殊な条件下で必要とされるモニタリング

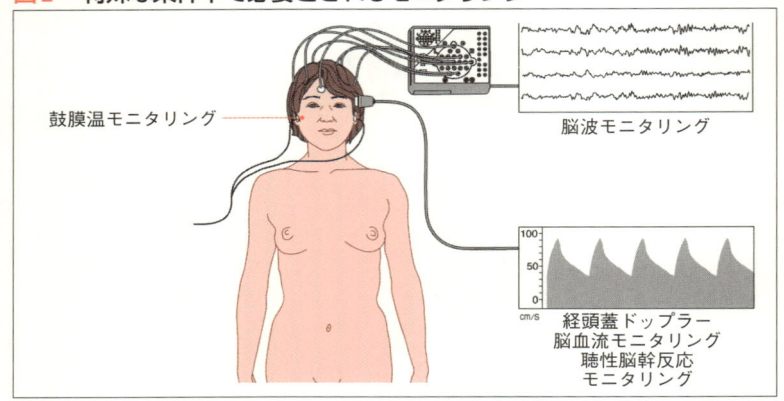

- 鼓膜温モニタリング
- 脳波モニタリング
- 経頭蓋ドップラー脳血流モニタリング
- 聴性脳幹反応モニタリング

図3 硬膜下電極設置・持続脳波モニタリングによるてんかん焦点の同定

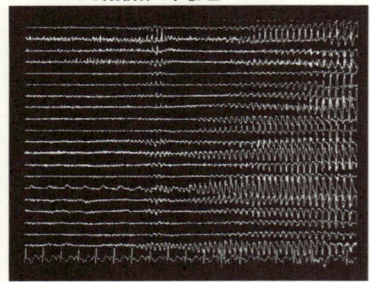

図4 硬膜下電極を用いたてんかん焦点同定と脳機能同定

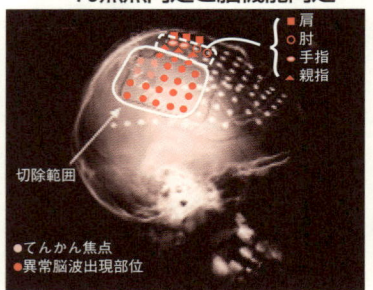

- 肩
- 肘
- 手指
- 親指

切除範囲
● てんかん焦点
● 異常脳波出現部位

くとも4か所以上より導出した同時記録を行うこと、呼名・痛み刺激も与えながら単極および双極導出を行い、全体で30分以上の連続記録を施行することが必要とされている。
●脳波計の感度については通常の50μV/5mmで平坦脳波が疑われた時には感度を50μV/20mmにあげて再確認する必要がある。

5）てんかん患者の脳波モニタリング（図3、4）
●難治性てんかん患者では、てんかん焦点同定のため硬膜下脳表に電極を留置し、てんかん焦点同定・脳機能同定を行い、手術範囲を決定することがある。

師田　信人

3 合併症の対策：
出 血

1. 原　因

1）動脈性出血
●動脈からの出血で、急激に大きくなることが多い。
●脳の中で出血すると大変危険。症状もすぐに出る。

2）静脈性出血
●静脈からの出血で比較的ゆっくり大きくなる。
●皮下や皮膚からの出血の場合、圧迫で止血できることもある。

3）出血傾向による出血
●血小板減少症や、DIC（血管内汎凝固症候群）の場合、出血傾向を呈する。いわゆる「ウージング」の形でじわじわと出血が続き、止血が困難である。
●どこから出血しているか、出血源がはっきりしないことが多い。

2. 部　位

1）皮　膚
●手術創からの出血では、通常はガーゼ汚染で気づく。静脈性の出血であれば、圧迫で止血することもあるが、動脈性の場合は結紮などの処置が必要である。
●出血傾向による出血では、圧迫も結紮も効果が十分ではないので、出血傾向自体に対する治療も必要。

2）皮　下
●頭部の手術の場合：通常、皮下出血は特に問題ないが、外減圧術が行われている場合は脳の圧迫に注意！
●頸部の手術の場合（頸動脈内膜摘除術など）：頸動脈から出血していると呼吸や脳循環に異常をきたすことがあるので直ちに処置が必要。
●脊髄の手術の場合：椎弓切除術の場合は脊髄の圧迫に注意。

3）頭蓋内
●硬膜外血腫：硬膜が血腫の下にあるため、脳への圧迫が直接伝わりにくく、出血が起こって症状がでるまで時間がかかることがある。
●硬膜下血腫：脳に接しているため、早期に症状が出現することが多い。
●クモ膜下出血：血腫として圧迫するより、脳底槽や脳表に広がって、水頭症や髄膜刺激症状を起こす。
●脳内血腫：脳が直接圧迫されるため、非常に早期に症状が出現する。

●脳が圧迫されると、意識障害や神経症状（片麻痺など）が出現する。
●症状が進行すれば早急に血腫を除去する手術が必要となる。

4) 脊　髄
●硬膜から脊髄までの空間が狭いので、いずれの部位に出血しても短時間で脊髄が圧迫される危険性が高い。

3. 症　状

1) 無症候性（症状がない）
●出血があっても、脳の圧迫が少ないと神経症状が出ないことがある。
●CT検査などで出血が認められたら、経過中に症状の出現に注意する。
●症状が出たら直ちに検査を。
　→緊急手術になることあり。

2) 症候性（症状がある）
●血腫による脳の圧迫：意識障害、神経症状（片麻痺など）がさまざまな程度で起こる。
●クモ膜下出血による水頭症：出血が脳槽や脳表に広がって、髄液の循環を障害して水頭症を引き起こす。脳圧が上がって頭痛、嘔吐などを起こし、進行すると意識障害を起こしたり、脳ヘルニアに至る場合もある。
●クモ膜下出血による髄膜刺激症状：頭痛、発熱、嘔吐、硬部硬直などを起こす。
●最も重要な症状：意識障害、瞳孔不同、対光反射消失、失調性呼吸、

表1　出血の注意点

①頭蓋内や脊髄では創部の表面から出血はわからない
②意識障害があると症状がわかりにくい
③術後も麻酔が続いていると症状がわかりにくい
④意識状態や神経症状の変化に注意
⑤定期的なCT検査が有用
⑥出血を認めたら、早急な処置を行う

除脳硬直、除皮質姿勢など（脳ヘルニアの項を参照）。
●脊髄の場合：空間が狭いため、出血が起きて短時間のうちに症状が起こりやすい。症状が非可逆的になるまでの時間も短いので、早急な治療が必要である。

3) 症状がはっきりしない場合
●術後すでに意識障害がある場合には症状がわかりにくい。
●脳の安静のために、術後麻酔がかけられている場合（バルビツレート療法）は意識障害や神経症状がわからない。症状から出血を予測することができないので、通常は術後定期的にCT検査などの画像検査を行う。

4. 検　査

1) 画像検査
●CT検査：第一選択の検査。緊急性にすぐれ、血腫がみつかりやすい。無症候性の場合や出血が少ない場合

図1 出血の治療

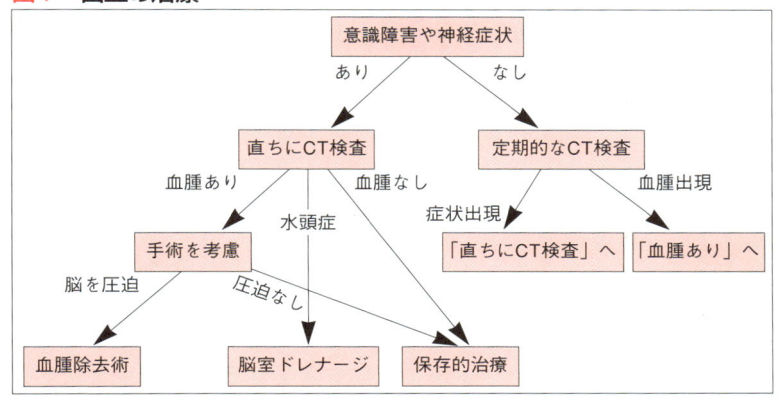

```
            意識障害や神経症状
           あり／      ＼なし
      直ちにCT検査      定期的なCT検査
   血腫あり／ ＼血腫なし   症状出現／ ＼血腫出現
    手術を考慮  水頭症  「直ちにCT検査」へ 「血腫あり」へ
 脳を圧迫／ ＼圧迫なし
 血腫除去術  脳室ドレナージ  保存的治療
```

には、定期的に検査を行って出血の増大に注意すること。
- MRI検査：血腫はCTのほうがわかりやすく短時間に検査できるが、MRIでは脳、脊髄、神経について詳細がよくわかる。とくに脊髄疾患の場合は有用性が高い。

2）血液検査
- 凝固・線溶系の検査：血小板減少症、DICなどの出血傾向がわかる。
- 血液生化学的検査：肝、腎障害など出血にかかわる合併症を調べる。

5. 治　療（図1）

1）手術的治療
- 出血が大きく、脳や脊髄を圧迫していれば、できるだけ手術的に血腫を除去する。
- 血腫が深いところや重要な部位（脳幹部など）にある場合は、直接手術できないことがある。外減圧術を行ったり、保存的治療のみを行う。
- クモ膜下出血：通常は血腫として塊にはならず、出血が強いと硬膜下血腫を合併していることがある。圧迫が見られる場合には血腫除去術を行う。水頭症を起こしている場合には、脳室ドレナージを行う。

2）保存的治療
- 出血がなくても、予防的に止血剤を投与することが多い。ただし血行再建術では、血栓を作る可能性があるため、止血剤はできるだけ使用しない。
- 手術的治療の有無にかかわらず、出血が認められたら直ちに開始する。
- 出血傾向がある場合は、血小板投与などの凝固・線溶系の治療も必要。

三原千恵

3 合併症の対策:
発　熱

1. 原　因

1）感染性
●細菌性（化膿性）髄膜炎、膿瘍などの細菌感染による発熱。

2）炎症性
●感染ははっきりしないが、血液や組織が炎症反応を起こして発熱する。

3）中枢性
●脳ヘルニアなどで脳幹部が障害されると、体温調節機能が侵され、40℃くらいの高熱をきたす。

4）他の臓器の合併症
●肺炎などを合併した場合の発熱。

2. 症　状

1）髄膜刺激症状
●髄膜炎では、頭痛、嘔気嘔吐、項部硬直、精神症状などを起こす。

2）痙攣発作
●高熱になると、痙攣を起こすことがある。

3）意識障害
●発熱の原因にもよるが、高熱だけでも意識がもうろうとすることが多い。
●出血や脳浮腫などによる意識障害か否か、鑑別が必要である。

3. 検　査

1）髄液検査
●髄膜炎では、髄液の糖が低下し、蛋白増量、細胞数増多が認められる。

2）培養検査
●通常の細菌性髄膜炎では、インフルエンザ菌、髄膜炎菌、肺炎連鎖球菌が起炎菌であることが多いが、術後の髄膜炎ではブドウ球菌がみられる（感染の項を参照）。

3）無菌性髄膜炎
●とくに後頭蓋窩の手術後に髄膜症候群（発熱、頭痛、項部硬直）をみることがあり、「後頭蓋窩症候群」ともいう。細菌性髄膜炎と鑑別が難しいが、培養は陰性で、ステロイドとの関連が深いという。

図1 発熱の治療

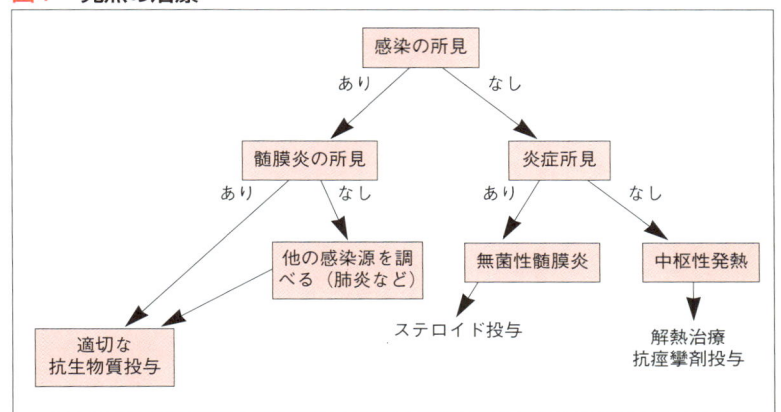

```
              感染の所見
            あり／    ＼なし
        髄膜炎の所見      炎症所見
      あり／  ＼なし    あり／    ＼なし
          他の感染源を調   無菌性髄膜炎   中枢性発熱
          べる（肺炎など）
   適切な                ステロイド投与   解熱治療
   抗生物質投与                            抗痙攣剤投与
```

表1 発熱の注意点

①まず原因を調べる
②複数の原因が重複していることあり（髄膜炎と肺炎など）
③解熱剤を安易に使用するとショックを起こすことがあるので注意
④高熱では痙攣発作に注意

4. 治 療 (図1)

1) 抗生物質の投与
●感染性の場合は、抗生物質の投与を行う（詳細については感染の項を参照）。

2) 対症療法
●解熱鎮痛剤を投与する。中枢性の発熱では、薬物があまり効かないので全身のクーリングなども併用する。

三原千恵

3 合併症の対策：
脳浮腫

1. 原　因

1）手術によるもの
●血管原性脳浮腫：手術の際、微小な血管壁が損傷され、血液脳関門が破綻して、血管内の血漿が細胞外腔に漏出する結果起こる。ほとんどの脳の手術では、多かれ少なかれ脳浮腫を起こすと考えてよい。
●動脈の閉塞による脳浮腫：動脈を損傷、閉塞すると、脳細胞の低酸素を起こして細胞の活性が障害され、細胞毒性浮腫を起こす。その後、血管壁の虚血のため血液脳関門が破綻して血管原性脳浮腫も加わる。
●静脈の閉塞による脳浮腫：静脈を損傷、閉塞すると、脳循環障害を起こして血管床が増大して脳浮腫を起こす。

2）手術によらないもの
●手術前の脳の損傷（脳挫傷、クモ膜下出血、脳出血）が原因で、血管原性脳浮腫を起こしていると、術後も脳浮腫が続いて進行することがある。
●脳血管攣縮：クモ膜下出血では出血から1週間目くらいに脳血管攣縮をきたして、脳浮腫が起こることがある（脳血管攣縮の項を参照）。

2. 症　状

1）脳圧亢進症状
●頭痛、嘔吐、視力障害が3大症状であるが、脳腫瘍の場合と異なり急速に起こることが多く、うっ血乳頭による視力障害は通常起こらない。

2）神経症状
●脳浮腫が広い範囲に及ぶ場合、意識障害や脳幹症状を呈することがある。脳ヘルニアに陥る危険が高いので要注意。

3. 部　位

●**局所的**：出血の周囲や手術巣の周囲に限局して起こることがある。その部分の神経症状を呈する。
●**全体的**：脳の広範囲に起こると、短時間の内に脳ヘルニアを起こす危険性が高いので要注意。

4. 検　査

1）画像検査
●迅速性からはCT検査が第一選択であるが、脳浮腫の広がりや病巣との関係など詳しいことを調べるには、MR検査も有用である。

図1　脳浮腫の治療

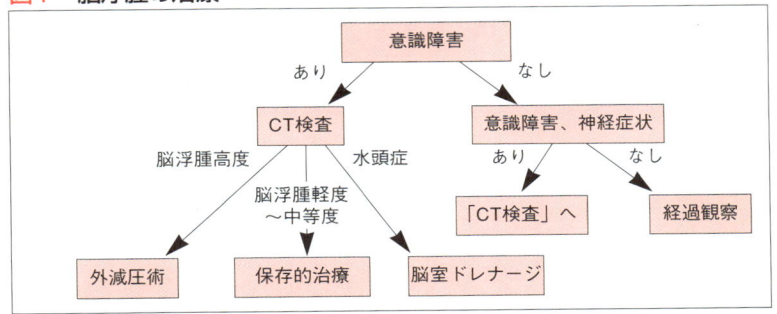

```
              意識障害
         あり ↙    ↘ なし
       CT検査        意識障害、神経症状
                      あり ↙    ↘ なし
  脳浮腫高度  水頭症
       ↓  脳浮腫軽度   ↓      「CT検査」へ   経過観察
       ↓  ～中等度    ↓
   外減圧術  保存的治療  脳室ドレナージ
```

表1　脳浮腫の注意点

①脳圧亢進症状（頭痛、嘔吐）に注意
②意識障害があると症状がわかりにくい
③術後も麻酔が続いていると症状がわかりにくい
④脳ヘルニアの兆候（瞳孔不同、対光反射消失など）に注意
⑤徐々に進行する（3～4日目がピーク）ので経過に注意
⑥クモ膜下出血では、脳血管攣縮（1週間目くらい）を起こして脳浮腫が起こる

2）脳圧センサー

●術後に脳浮腫が予測される場合、術中に脳圧センサー（多くは硬膜外）を設置して、術後にモニターとして使用することができる。

3）超音波検査

●脳浮腫が高度で、脳血流障害が予測される場合には、頭蓋骨の上から超音波検査（TCD, transcranial Doppler：経頭蓋ドップラー検査）を行って、血流を測定することがある。

5. 治　療（図1）

1）手術的治療

●外減圧術：頭蓋骨をはずす手術を行う。はじめの手術の時に、術後の脳浮腫が予測される場合には、骨片をはずしたままにしておく。

●脳室ドレナージ術：小脳や脳幹部の浮腫によって水頭症を起こしている場合は、脳室ドレナージを行う。減圧しすぎて脳ヘルニアを起こさないように注意する。

2）保存的治療

●手術的治療の有無にかかわらず、通常術後には脳浮腫が予測されるので保存的治療を行う。脳圧降下剤（マンニトール、グリセロール）を点滴で投与する。ステロイド剤が投与されることもある。

三原千恵

3 合併症の対策：
痙攣

1. 痙攣とは

●骨格筋が発作的に反復性収縮を示す状態。
●一過性に脳の循環・代謝が亢進したり、二次的に呼吸障害が起きて脳浮腫が増悪し、原疾患の悪化にもつながるため、発生の予防と早期対応が重要である。

2. 痙攣の種類

●てんかん・代謝異常などによる症候性痙攣・スパスムなどに分けられる（表1）。
●頭蓋内疾患および脳神経外科手術後の痙攣としては、症候性てんかん・症候性痙攣がほとんどを占める。

3. てんかんの臨床型分類

●脳神経外科で遭遇するてんかん発作の多くは、臨床型分類（表2）からすると、局所から全身へと進展する二次性全般化発作。

4. 症候性てんかんを起こしやすい疾患・要因

●脳腫瘍（特に髄膜腫、グリオーマ、転移性脳腫瘍）・頭部外傷（陥没骨折、脳挫傷）・脳内出血・脳動静脈奇

表1　痙攣の種類

1. てんかん （大脳神経細胞の過剰な活動に由来する反復性の発作）	特発性てんかん（原因が不明） 症候性てんかん（原因疾患がある）
2. 症候性痙攣 （神経系以外の原因がもとで発生した痙攣）	代謝性：低血糖、低カルシウム血症、低ナトリウム血症、尿毒症、など 低酸素、循環不全状態：一酸化炭素中毒、低酸素血症、アダムス・ストークス症候群、など
3. スパスム （1つの神経で支配される筋群の収縮）	顔面痙攣 テタヌス 痙性斜頸

表2　てんかんの臨床型分類

1．全般てんかん	原発性全般てんかん（脳に器質的な変化や焦点がない） 　強直間代発作（いわゆる大発作） 　欠神発作 　ミオクローヌス発作 続発性全般てんかん（脳にびまん性焦点をもつ） 　ウェスト症候群（いわゆる点頭てんかん） 　レノックス症候群
2．部分てんかん	単純部分発作（大脳皮質限局の発作で、意識障害を伴わない） 複雑部分発作（いわゆる側頭葉てんかんで、意識障害を伴う） 二次性全般化発作（部分発作から進展し、全般化したもの）

形（AVM）・頭蓋内感染性疾患（脳膿瘍、硬膜下膿瘍、髄膜炎）・先天奇形疾患（水頭症、脳瘤）など。

●原則的にテント下よりはテント上病変で、また後頭葉よりは前頭葉病変で痙攣発生の頻度が高い。

●開頭手術後には、外傷性てんかんと同様の発作が起こる頻度が高まる。

●小児は成人に比し、痙攣を起こしやすい。

5.症候性痙攣を起こしやすい病態

●低血糖、低酸素の他、水・電解質代謝異常（特に低ナトリウム血症）など（表1）。

6.痙攣時の病態

●痙攣発作時には、脳内酸素消費量が増大し、動脈内酸素分圧の低下と代謝性アシドーシス、細胞外カリウムの上昇を認める。

●このため、痙攣が持続する時には酸素投与と重炭酸ナトリウム（メイロン）の静注が必要である。

7.痙攣の予防

●症候性てんかんを起こす可能性の高い疾患や開頭手術後には、抗痙攣薬を予防的に投与する（ただし、抗痙攣薬の予防投与による痙攣抑止効果には、否定的な報告も多い）。

●てんかん発作を起こしやすくする誘因（疲労、不眠、ストレス、発熱など）を回避する。

●酸素不足、低血糖、水・電解質代謝異常などを早期に是正する。

●抗痙攣薬を服用中の患者では、怠薬・急速な減量・中止により発作が誘発されることがあるので注意する。

8. 主な抗痙攣薬とその使用法

●予防的に用いる抗痙攣薬としては、フェノバルビタール（フェノバール）0.05〜0.2g/日、フェニトイン（アレビアチン）0.1〜0.3g/日など。両者とも半減期が長く、注射剤もあり、手術前後の使用が可能。

●予防的な抗痙攣薬の使用では、血中濃度が定常状態になるまで日数がかかる（フェノバルビタールで3週間、フェニトインで1週間）ため、できるだけ早く、投与を開始する。

●てんかん発作を起こした場合には、その発作型により、二次性全般化発作や単純部分発作にはフェノバルビタール、フェニトイン、続発性全般てんかんにはバルプロ酸（デパケン）、複雑部分発作にはカルバマゼピン（テグレトール）など、適切な抗痙攣薬を選択し継続投与する。

9. 痙攣時の対応

●患者周辺の危険物を除去し、体を横に向け、嘔吐しても大丈夫な姿勢の確保。

●酸素投与と気道の確保（口の中に物を入れない）。

●発作状態の観察および情報の収集から、痙攣種類の決定（てんかん発作かどうか）。

●代謝性、呼吸性異常の有無の確認と是正。

●痙攣が持続したり、短時間に反復する場合（痙攣重積状態）には、20％ブドウ糖液20mlを静注して低血糖を是正後、ジアゼパム（5〜10mg）の緩徐な静注。

●それでも停止しない場合は、挿管の準備をして、ラボナール（3〜5mg/kg）の静注。

伊達　裕昭

3 合併症の対策：
感　染

●無菌的な脳神経領域での術後感染は、致命的ともなる重大な合併症である。予防を心がけ、発症の際には早期発見・早期治療に努めることが重要である。

1. 術後感染の種類

●手術後に発生するすべての感染症を指し、創感染と創外感染に分ける。
●創感染は広義に縫合部感染・皮下膿瘍・骨髄炎・髄膜炎・硬膜下膿瘍・脳膿瘍などを指し、創外感染としては主に呼吸器・尿路系感染、褥瘡感染や輸血に伴うウイルス感染などをいう。

2. 術後感染の発生要因

●一般的な感染助長要因として、肥満・新生児・老人・長期入院・糖尿病・ステロイド投与など。
●意識障害や長期臥床による体力、抵抗力の低下は、尿路・呼吸器などの創外感染発生の大きな原因。
●脳神経外科手術がもつ特殊な要因（表1）。
●輸血による肝炎ウイルスやHIV（human immunodeficiency virus、ヒ

表1　術後創感染を助長する脳神経外科的要因

- 外傷による頭皮の汚染創や開放創
- 術中の前頭洞開放
- 持続する髄液漏（開頭術後の創部、硬膜の損傷を伴う開放創、頭蓋底腫瘍の摘出術後、下垂体腫瘍の経蝶形骨洞手術後、頭蓋底骨折など）
- 脳室やクモ膜下腔への外ドレナージカテーテルの留置
- シャントシステムや人工骨、プレートなど異物の埋め込み留置
- 長時間にわたる開頭手術

ト免疫不全ウイルス）感染は、ウィンドウピリオドの問題もあり、完全には防止できない。
●特殊な感染として、異常蛋白プリオンに汚染した屍体乾燥硬膜の移植手術後に発生した、クロイツフェルトヤコブ病（CJD）がある。

3. 術後創感染の予防対策

●手術野の十分な消毒（剃刀による剃髪は頭皮の微細な創傷を作るので推奨されない）。
●開頭中に開放した前頭洞の適切な

閉鎖。
- 手術中からの抗生剤投与。
- 手術室へ出入りする人数の制限。
- 術後髄液漏の防止。

4. 術後創感染の徴候と早期発見・診断

- 部位による感染徴候の違いを把握し、頭蓋内への波及の有無を早期に診断する（表2）。

5. 術後創感染の治療

- 髄液漏が明らかな場合には、瘻孔の閉鎖。
- 異物による感染では原因となる異物の除去。
- 滲出液、膿、髄液の細菌学的検査による起因菌の同定と、感受性ある適切な抗生剤の選択と全身投与。
- 必要に応じて、髄液腔内への抗生剤の投与（ゲンタマイシン、バンコマイシンなど）。

6. MRSA（メチシリン耐性ブドウ球菌）感染の対策

- 常在菌として保菌するMRSA患者からの、医療従事者を介しての接触感染がほとんど。
- 医療従事者の手洗いの徹底とガウンテクニックの励行。
- 聴診器など患者に触れる器材の区別化。
- 鼻腔内保菌者へのムピロシン軟膏の塗布。
- 感染発症者に対し、塩酸バンコマイシン（VCM）の点滴静注（40〜60

表2 術後感染の徴候と早期診断

局所創感染 （縫合糸〜皮下組織）	頭蓋内感染 （髄膜炎・硬膜下膿瘍、脳膿瘍）	シャント感染
創部および近傍皮膚の発赤、腫脹、局所熱感、疼痛（骨髄炎では叩打痛）	頭痛、発熱、痙攣、意識障害、局所神経症状	チューブに沿った皮膚の発赤、疼痛・頭痛、発熱などの髄膜炎症状 腹痛などの腹膜炎症状、シャント機能不全による頭蓋内圧亢進症状
CRP正常〜高値、正常髄液	CRP高値、血液白血球増多、髄液細胞数増多、CT・MRIの異常所見（脳浮腫、膿瘍）	CRP高値、血液白血球増多、髄液細胞数増多、CT・MRIの異常所見（脳室拡大）

mg/kg/日、1〜2g/日）と髄腔内投与（5〜10mg）。
●ただし、VCM急速静注時のヒスタミン遊離による血圧の低下・全身の皮膚紅潮（レッドマン症候）・瘙痒などに注意。

7. 合併する創外感染の対策

●意識障害患者、長期臥床患者では、呼吸器・尿路などの創外感染症が発生しやすいことを認識し、予防する努力が重要である。
●頻回の体位変換による褥瘡・肺合併症の防止。
●清拭をはじめとする全身の清潔管理の徹底。
●適切な栄養管理による体力、抵抗力の維持。
●口腔内ケアによる耳下腺炎の防止。
●カテーテル・点滴チューブなどの皮膚刺入部管理の注意による静脈炎の防止。
●長期留置膀胱カテーテルにより発生する膀胱炎、腎盂腎炎に対しては、間欠清潔導尿（CIC:clean intermittent catheterization）の施行。
●後頭蓋窩病変の術後に生じる可能性がある下位脳神経麻痺では、誤嚥による肺合併症に注意。

伊達　裕昭

3 合併症の対策：
髄液瘻

1. 病態生理

1）髄液瘻
●本来クモ膜下腔に存在する髄液がクモ膜、硬膜に生じた欠損部（瘻）を通じて体外へ漏れ出て髄液漏となる。

2）合併症
●頭蓋、脊椎管内クモ膜下腔と外表との交通→繰り返す髄膜炎、頭蓋内に多量に空気が入る（気脳症）ための脳圧亢進。

3）髄液瘻の経路（①～③）（図1）
●副鼻腔や乳突蜂巣など頭蓋底部の硬膜や骨欠損で発生しやすい。
①髄液鼻漏：前頭蓋底→副鼻腔→鼻腔。
②髄液耳漏：中頭蓋窩、後頭蓋窩→乳突蜂巣→中耳腔→耳管を介して上咽頭（鼓膜に損傷のある場合は外耳孔）。
③創部：創部からの髄液の漏出。

4）再 発
●髄液漏が自然に消失した例や、経過中に髄液漏が認められなかった例でも、原因となる頭部外傷などから数か月から数十年を経て髄液漏が再発することがある。

2. 原因疾患

●頭部外傷（特に頭蓋底骨折を合併する例）、手術操作（硬膜欠損が発生しやすい頭蓋底手術の術後や皮膚が菲薄な新生児例）に伴う例。
●水頭症の合併例では脳圧（髄液圧）が上昇しているため、髄液漏が発生、持続しやすい。

3. 検査、治療・処置

1）検 査
●頭蓋単純写、X線断層撮影、X線CT、RI脳槽撮影、MRIなどで、硬膜や骨欠損の部位と大きさを検査し、欠損部から脳の一部が頭蓋外に脱出しているかを調べる。

2）治療・処置
①体 位
●脳圧を下げて髄液の流出を減少させるため、頭部を15～20°挙上し、臥床安静に保つ。
●水頭症を合併していれば髄液ドレナージを行う。
②自然停止
●硬膜欠損部が自然修復して治癒する場合は再発は少ないが、損傷を受

図1 髄液漏の経路

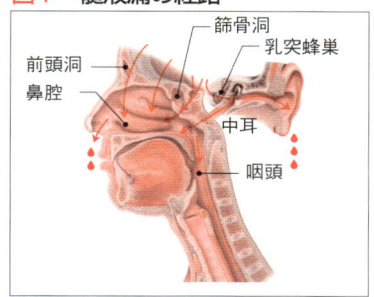

けた脳組織が硬膜欠損部より頭蓋外へ脱出して髄液漏が一時的に停止している場合は再発しやすい。

③治　療

●保存的治療：抗生物質の予防的投与を行うことが多い。鼻腔、咽頭、耳孔、創部の細菌の培養を行い、感染兆候がみられれば速やかに感受性のある抗生剤の投与を開始する。2週間程度は、感染、気脳症に注意しながら自然治癒を待つ。

●根治的治療：髄液漏が2週間以上持続する例や再発例、原因となる病態が発生して2週間以後に髄液漏が発生した例、硬膜と骨の欠損を通じて頭蓋外への脳の脱出の所見が得られた例では、自然治癒が望めないため欠損部の修復を行う。開頭して欠損した硬膜を筋膜や骨膜などで修復し、頭蓋内外の連絡を絶つ。

●髄膜炎をすでに合併している例：抗生物質の投与によって髄膜炎が軽快してから根治術を行うことが多い。

4.ケアのポイント

●**ハイリスクの症例**：頭蓋底骨折、頭蓋底手術（下垂体腺腫、頭蓋底部髄膜腫、聴神経腫瘍などの頭蓋底部脳腫瘍、脳動脈瘤手術など）、脊髄髄膜瘤修復術後の症例など。

●**創部汚染**：髄液による創部のガーゼ汚染。

●**外表所見に乏しい鼻漏、耳漏**：患者の訴えに注意（液が咽頭に流れてこないか、中耳に髄液の貯留すると難聴をきたす、など）。

●**グルコーステストテープ**：漏れ出てきた液で糖が陽性ならば髄液漏を疑う。

●**体位**：頭蓋内圧上昇をきたすような体位や操作（うつむいたり、腹圧を加える）で液の流出がみられたり、液の流出量が増加すれば髄液漏と考える。

●**感染の合併**：発熱、髄膜刺激症状（頭痛、意識障害など）が出現。

●**気脳症の合併**：頭痛や意識障害。

●**創部のケアのポイント**：創部、鼻、耳を常に清潔に保ち、鼻漏では鼻をかむことを禁止。安静度を解除した後の再発にも注意。

西川　節、坂本博昭

3 合併症の対策：脳血管攣縮

1. 病態

1）脳血管攣縮
●血管収縮や血管壁の増殖によって血管内腔が一過性に狭窄→攣縮血管の灌流域の脳虚血症状が一過性に出現→血流低下が強ければ脳梗塞に陥り神経症状が残る。

2）原因疾患
●クモ膜下出血（脳動脈瘤や脳動静脈奇形の破裂もしくは頭部外傷）、炎症（脳炎、髄膜炎、血管炎）、機械的刺激など（血管撮影や脳血管内手術中のカテーテル操作による機械的刺激や造影剤などの薬物注入）。
●ここでは、臨床的に最も重要な脳動脈瘤の破裂に合併する脳血管攣縮ついて述べる。

2. 脳動脈瘤破裂による脳血管攣縮（図1）

●出血源である動脈瘤の処理（ネッククリッピングなど）が問題なく行われても、術後に血管攣縮をきたせば脳梗塞による神経障害を残すことから、脳動脈瘤破裂の術後の合併症として重要である。

●広範囲に発生すれば虚血性脳浮腫のため脳圧が亢進し死亡する（予後不良例は約15％）。

1）脳血管攣縮の発生頻度
●脳血管撮影上は約70％、脳虚血症状をきたす症候性の例は約30％。

2）好発時期
●脳動脈瘤の破裂後4日から15日の間（特に7日目頃）。約2週間は持続する。

3）増悪因子
●クモ膜下出血の程度が強いと発生しやすい。開頭術、糖尿病、心臓疾患、肝疾患、腎疾患などの基礎疾患や、高齢、術後の髄膜炎、高血糖、電解質異常、心不全など。

4）血管攣縮の症状
●初期症状（頭痛、発熱など）、脳虚血症状（単麻痺、片麻痺、失語症などの大脳皮質の症状、失見当識、意識障害）

5）鑑別疾患
●水頭症、低ナトリウム血症、髄膜炎でも痙攣、失見当識、意識障害が

図1 脳動脈瘤の破裂によるクモ膜下出血例の脳血管撮影像

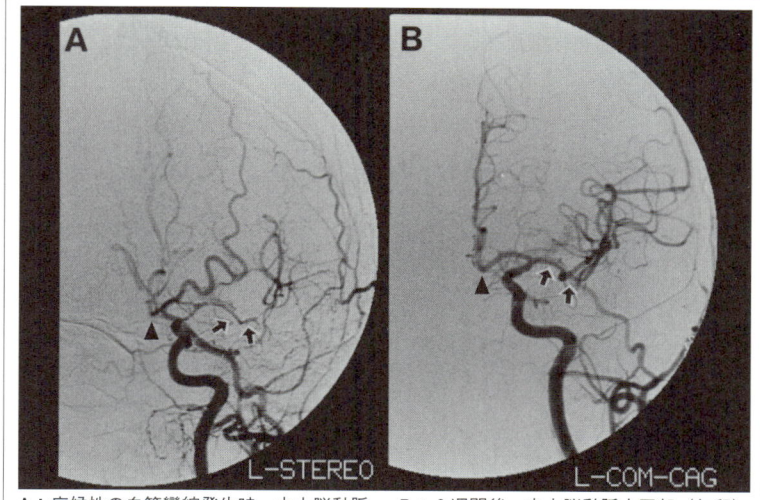

A：症候性の血管攣縮発生時。中大脳動脈水平部（矢印）、前大脳動脈（矢頭）に狭窄像を認める。

B：2週間後。中大脳動脈水平部（矢印）、前大脳動脈（矢頭）の血管攣縮部は拡張し、改善傾向にある。

出現する。

3.検査、治療・処置

1）検 査

●経頭蓋ドップラー血流測定：脳主要動脈の血流速度を経時的に非侵襲的に測定でき、治療効果の判定にも役立つ。速度が明らかに上昇すれば、神経症状の悪化が認められなくとも血管攣縮を疑って、予防的治療を強化する。

●頭部CT：神経症状に合致する脳病変部に、脳虚血による脳浮腫や脳梗塞が発生しているかどうかを検索。水頭症の発生を診断できる。

●脳血管撮影：血管攣縮の範囲や程度を詳しく評価でき、血管内手術の適応を検討できる。

2）治療・処置

①破裂した動脈瘤の処理の重要性

●血管攣縮の治療は動脈瘤の処理が不十分であれば再出血を誘発する危険性を増加させる。

②予 防

●クモ膜下腔の血液をできるだけ除去し、術後は循環血液量を確保して脳血流を保つこと。

●術後にクモ膜下腔の洗浄を行い、

クモ膜下腔の血液を排除する方法がある。

③術後は予防的治療に重点をおく

●血管攣縮の根治的な治療法はない。血管攣縮による神経症状を認めなくとも、予防的治療を行う。

●神経症状を認めれば、治療の程度を上げて脳の血流低下を改善させ、虚血性脳浮腫の増強や脳梗塞への進行を防ぐ（以下のa～dの順に治療の程度は強くなる）。

a. 循環血液量の確保：輸血、アルブミン製剤、低分子デキストランなどの投与。
b. 高血圧療法：患者の通常の血圧より高めに維持して脳灌流圧を維持し、脳血流を保つ。
c. 血管平滑筋の収縮抑制剤、Ca拮抗剤、抗血小板凝集抑制剤などの投与。
d. 血管内手術による血流改善：脳血管攣縮による脳虚血症状と血管撮影で血管攣縮が認められれば、マイクロカテーテルを挿入して攣縮部位に血管拡張剤を投与したり、バルーンカテーテルを用いて攣縮血管を拡張させる。

4. ケアのポイント

●より積極的な治療を行うため、早期発見が重要。

●クモ膜下出血の発症から好発時期を想定して重点的に観察。

●神経症状の変化の捉え方：頭痛、活動性の低下、軽度の失見当識、軽度の片麻痺などのわずかな変化にも注意して継続的に観察。

●重症クモ膜下出血患者では意識障害のため神経症状の変化はとらえがたいので具体的な意識内容の継続的な観察が必要。

西川　節、坂本博昭

3 合併症の対策：
肺合併症

●脳神経外科領域においては、発症当初から意識障害や呼吸抑制を伴うという疾病の特殊性により、手術の有無にかかわらず肺合併症は最も多い合併症である。

●特に、喉頭反射・咳嗽反射が低下した状態では胃内容が容易に肺内に流れ込む（silent aspiration）。

●その結果、気道閉塞による無気肺、胃内・口腔内細菌による肺炎、胃酸による肺炎・肺水腫をきたす。

●また、脳神経外科でストレス性潰瘍防止のため多用されるH_2ブロッカーは胃の酸度を弱め、細菌が生着しやすい状況を産み出しており、誤飲性肺炎の症状悪化の一因とも考えられる。

1. 肺合併症の発生要因

①患者側の要因：高齢、喫煙、低肺機能、肥満

図1　誤嚥性肺炎の発生機序

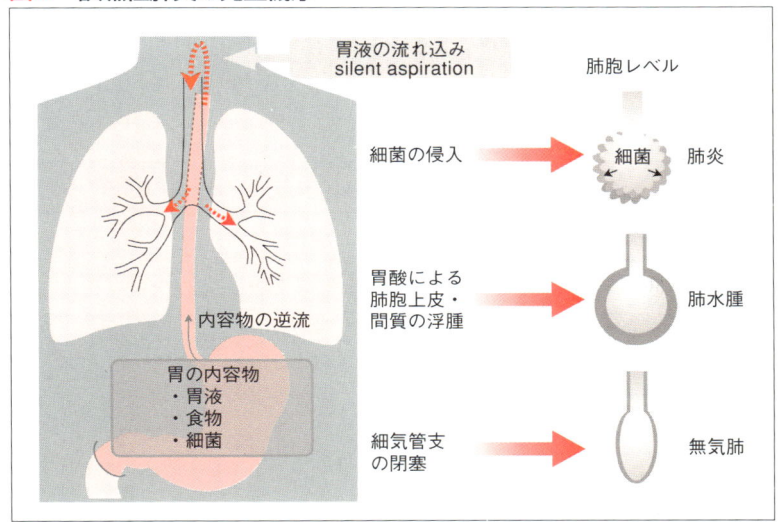

② 手術による要因：拡大手術、長時間手術、麻酔ガスの影響
③ その他の要因：耐性菌の増加
④ 脳外科に多い要因：高齢者、意識障害、呼吸抑制、喉頭反射・咳嗽反射の喪失、誤嚥（図1）

2. 肺合併症の病態と血液ガス

● 主な肺合併症の病態と動脈血液ガスについて表1に示す。

3. 主な肺合併症とその病態

① 肺炎：シャントの増加と拡散障害によりPaO_2が低下する
② 無気肺：肺胞の広範囲虚脱によりシャントが増加しPaO_2が低下する
③ 肺水腫：肺胞、間質の浮腫による拡散障害でPaO_2が低下する
④ 喘息・肺気腫・呼吸抑制＊：換気障害により$PaCO_2$が上昇する
＊喘息・肺気腫・呼吸抑制は本来合併症の分類には入らないが、換気障害をきたす病態として記載した。

4. 術前ケア

● 口腔ケアを含めた気道の清浄化
● 禁煙
● 肺の理学療法
● 体液補正
● 貧血補正

5. 術中ケア

● 気道の乾燥防止
● 麻酔器によるPEEP
● 気管支拡張剤の気道内散布
● 気管内吸引（気管支ファイバーによる確実な吸引）

表1　肺合併症の病態と動脈血液ガス

	PaO_2	$PaCO_2$	主な疾患
換気障害 上気道から肺胞に至るまでの換気の障害	↓	↑	喘息 肺気腫
拡散障害 肺胞から赤血球に至るまでの拡散障害	↓	→	肺水腫 肺線維症 肺炎
シャント 肺胞が虚脱した状態	↓	→	無気肺 ARDS 肺炎

6. 術後ケア

- 酸素投与
- 加湿、加温
- 適切な気管内吸引（清潔操作により交差感染を防ぐ）
- 誤嚥防止（頭部平坦、経管栄養は誤嚥を助長）
- 適正な抗生剤の投与
- 輸液（輸液過多、膠質浸透圧の低下は肺水腫の原因となる）
- 理学療法、体位ドレナージ
- 気道確保、人工呼吸器
  CPAP
  CPPV（IPPV＋PEEP）
  IMV

7. 肺合併症の病態と人工呼吸器の適応

- 人工呼吸の適応は、基本的には炭酸ガスが蓄積する換気障害である。
- 拡散障害、換気血流障害は酸素投与が主となる。
- しかし、持続的な気道内陽圧によって虚脱肺が膨張しシャントが減少するのでPEEPを付加した陽圧換気やCPAPはすべての病態に適応となる。
- 人工呼吸器装着により患者の仕事量が減少し、気管内吸引も容易にできるようになる。

8. 気道確保について

- 気道確保の方法は、手技の容易さから経口挿管が第一選択にあげられる。
- 意識レベルが改善してもまだ呼吸管理が必要であれば、苦痛が少なく嚥下運動が可能な経鼻挿管に変更するほうが望ましい。
- 穿刺法による気管切開は、手技が極めて容易で抜管後の創傷治癒も良好であるので、従来の気管切開よりも適応が広がっている。

澤田勝寛

3 合併症の対策：
褥瘡の予防

- 褥瘡は、特定の部位に一定の圧が加わり続けることによる皮膚の壊死である。
- 脳神経外科領域では、患者の意識レベルの低下や麻痺による自発的体位変換が困難なことと、知覚障害があいまって容易に発生する。
- 褥瘡は一旦できてしまうと治癒は遷延し、重症化すれば感染巣となって全身状態へ影響を及ぼす。
- また、褥瘡に定着した菌の交差感染の可能性もあり、MRSAが検出されれば場合によっては患者を隔離する必要性も生じる。
- 褥瘡患者の身体的な問題のみならず、自発的体位変換が不可能な患者に対する頻回の褥瘡処置は、通常の創処置と比較して手間と人手と費用がかかる処置といえる。
- 褥瘡はつくらないこと、悪化させないことが最も肝要である。

1. 原　因

- 局所への持続する圧迫と全身状態の悪条件が原因となる。
①自発的体位変換困難
②運動・知覚障害
③低栄養、低アルブミン、痩せ
④貧血
⑤失禁・湿潤による皮膚の脆弱化
⑥皮膚への摩擦によるずれ
⑦皮膚の老化
⑧ステロイド投与

2. 褥瘡分類
（福井の分類、図1）

①黒色期（炎症期）：壊死
②黄色期（滲出期）：不良肉芽、滲出液、感染
③赤色期（肉芽形成期）：肉芽形成活発化、感染制御
④白色期（成熟期、上皮形成期）：上皮化進行

3. 創傷治癒の過程

①創面の清浄化（感染、壊死組織の除去）
②肉芽形成
③上皮化

4. 褥瘡の予防と治療のポイント

1）予　防
①褥瘡発生可能部位の診察（図2）

図1　創面の色調による褥瘡分類

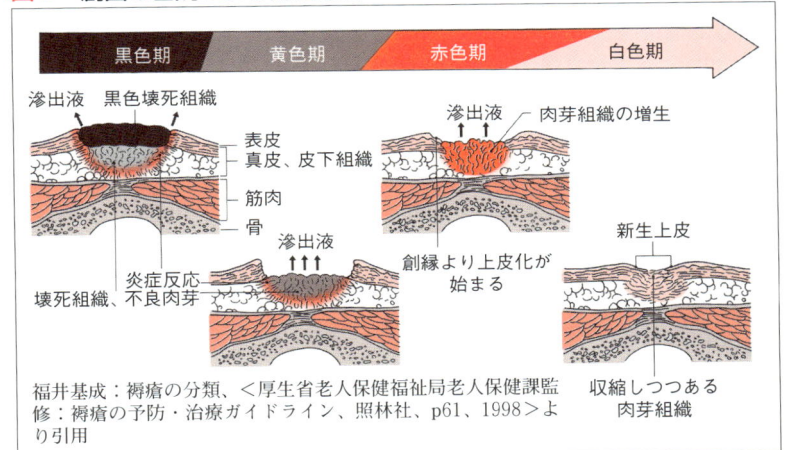

黒色期　黄色期　赤色期　白色期

滲出液　黒色壊死組織　表皮　真皮、皮下組織　筋肉　骨
滲出液　肉芽組織の増生
壊死組織、不良肉芽　炎症反応
創縁より上皮化が始まる
新生上皮
収縮しつつある肉芽組織

福井基成：褥瘡の分類，＜厚生省老人保健福祉局老人保健課監修：褥瘡の予防・治療ガイドライン、照林社，p61，1998＞より引用

②褥瘡発生の予測（ブレーデンスケール、表1）
③皮膚の保護
●汗、尿、便による汚染・過剰な湿潤の防止
●撥水クリーム使用、オムツ、シーツの選択に注意
④適切な体位変換
●皮膚にずれを生じさせない愛護的な作業
●シーツにしわを作らない
⑤適切な体位保持
●30度側臥位（90度側臥位に比べマットに接する面積が広くなり体重が分散される）
●坐位では腰部90度、膝90度のいわゆる90度ルールの保持
⑥適切な除圧・分圧
●体圧分散寝具：エアマット、ウォーターマット、ウレタンマット
●褥瘡防止パッドの適切な使用（踵骨部の円座は避ける）
●クッションの上手な使用
⑦栄養状態の改善
●目標値：血清アルブミン3.0g/dl以上、ヘモグロビン11g/dl以上
●摂取カロリー：25〜30kcal/kg/日
⑧基礎疾患の管理

2）治療
●前述の褥瘡の病期に応じた適切な対応を行う。
●壊死組織はデブリドマン。
●感染に対しては消毒薬で感染制御。
●治癒期には局所の湿潤環境の維持。
●適切なドレッシング材の選択。

3）治療における注意点
●漫然と軟膏外用だけを行わず、積極的にデブリドマンを行う。

表1 褥瘡発生危険度を予測するためのブレーデンスケール

患者氏名：＿＿＿＿＿＿＿　　評価者氏名：＿＿＿＿＿＿＿

知覚の認知 圧迫による不快感に対して適切に反応できる能力	**1. 全く知覚なし** 痛みに対する反応(うめく、避ける、つかむ等)なし。この反応は、意識レベルの低下や鎮静による。あるいは 体のおおよそ全体にわたり痛覚の障害がある。	**2. 重度の障害あり** 痛みにのみ反応する。不快感を伝える時には、うめくことや身の置き場なく動くことしかできない。あるいは、 知覚障害があり、体の1/2以上にわたり痛みや不快感の感じ方が完全ではない。	
湿　潤 皮膚が湿潤にさらされる程度	**1. 常に湿っている** 皮膚は汗や尿などのために、ほとんどいつも湿っている。患者を移動したり、体位変換するごとに湿気が認められる。	**2. たいてい湿っている** 皮膚はいつもではないが、しばしば湿っている。各勤務時間中に少なくとも1回は寝衣寝具を交換しなければならない。	
活動性 行動の範囲	**1. 臥床** 寝たきりの状態である。	**2. 坐位可能** ほとんど、または全く歩けない。自力で体重を支えられなかったり、椅子や車椅子に座るときは、介助が必要であったりする。	
可動性 体位を変えたり整えたりできる能力	**1. 全く体動なし** 介助なしでは、体幹または四肢を少しも動かさない。	**2. 非常に限られる** 時々体幹または四肢を少し動かす。しかし、しばしば自力で動かしたり、または有効な(圧迫を除去するような)体動はしない。	
栄養状態 普段の食事摂取状況	**1. 不良** 決して全量摂取しない。めったに出された食事の1/3以上を食べない。蛋白質・乳製品は1日2皿(カップ)分以下の摂取である。水分摂取が不足している。消化態栄養剤(半消化態、経腸栄養剤)の補充はない。あるいは、 絶食であったり、透明な流動食(お茶、ジュース等)なら摂取したりする。または、末梢点滴を5日間以上続けている。	**2. やや不良** めったに全量摂取しない。普段は出された食事の約1/2しか食べない。蛋白質・乳製品は1日3皿(カップ)分の摂取である。時々消化態栄養剤(半消化態、経腸栄養剤)を摂取することもある。あるいは、 流動食や経管栄養を受けているが、その量は1日必要摂取量以下である。	
摩擦とずれ	**1. 問題あり** 移動のためには、中等度から最大限の介助を要する。シーツでこすれずに体を移動することは不可能である。しばしば床上や椅子の上でずり落ち、全面介助で何度も元の位置に戻すことが必要となる。痙攣、拘縮、振戦は持続的に摩擦を引き起こす。	**2. 潜在的に問題あり** 弱々しく動く。または最小限の介助が必要である。移動時、皮膚は、ある程度シーツや椅子、抑制帯、補助具などにこすれている可能性がある。たいがいの時間は、椅子や床上で比較的良い体位を保つことができる。	

©Barbara Braden and Nancy Bergstrom, 1988　訳：真田弘美(金沢大学医学部保健学科)／大岡みち子(North West Community Hospital.IL.U.S.A.)

	評価年月日			
3．軽度の障害あり 呼びかけに反応する。しかし、不快感や体位変換のニードを伝えることが、いつもできるとは限らない。 あるいは、 いくぶん知覚障害があり、四肢の1、2本において痛みや不快感の感じ方が完全ではない部位がある。	4．障害なし 呼びかけに反応する。知覚欠損はなく、痛みや不快感を訴えることができる。			
3．時々湿っている 皮膚は時々湿っている。定期的な交換以外に、1日1回程度、寝衣寝具を追加して交換する必要がある。	4．めったに湿っていない 皮膚は通常乾燥している。定期的に寝衣寝具を交換すればよい。			
3．時々歩行可能 介助の有無にかかわらず、日中時々歩くが、非常に短い距離に限られる。各勤務時間中にほとんどの時間を床上で過ごす。	4．歩行可能 起きている間は少なくとも1日2回は部屋の外を歩く。そして少なくとも2時間に1回は室内を歩く。			
3．やや限られる 少しの動きではあるが、しばしば自力で体幹または四肢を動かす。	4．自由に体動する 介助なしで頻回にかつ適切な（体位を変えるような）体動をする。			
3．良好 たいていは1日3回以上食事をし、1食につき半分以上は食べる。蛋白質・乳製品を1日4皿（カップ）分摂取する。時々食事を拒否することもあるが、勧めれば通常補食する。 あるいは、 栄養的におおよそ整った経管栄養や高カロリー輸液を受けている。	4．非常に良好 毎食おおよそ食べる。通常は蛋白質・乳製品を1日4皿（カップ）分以上摂取する。時々間食（おやつ）を食べる。補食する必要はない。			
3．問題なし 自力で椅子や床上を動き、移動中十分に体を支える筋力を備えている。いつでも、椅子や床上で良い体位を保つことができる。				
	Total			

表2 褥瘡ができたときの評価

局所の評価	部位、範囲、色調 感染の有無 滲出液の性状
全身の評価	基礎疾患の評価 運動知覚障害の程度 栄養状態の評価 貧血の有無

●消毒薬は細胞毒であることも考慮し感染の消退した創面には使用しない。

澤田勝寛

図2 褥瘡の発生部位

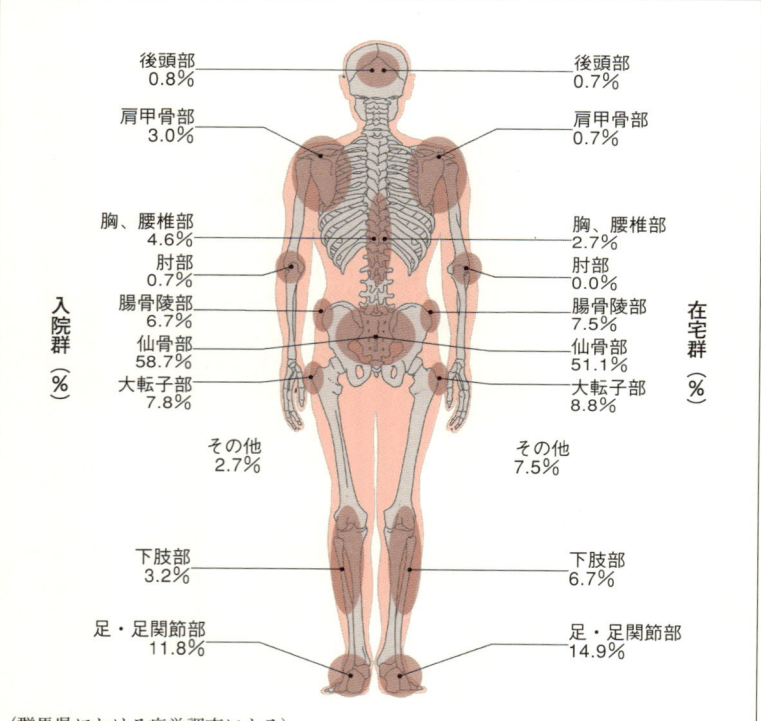

入院群（％）

- 後頭部 0.8%
- 肩甲骨部 3.0%
- 胸、腰椎部 4.6%
- 肘部 0.7%
- 腸骨陵部 6.7%
- 仙骨部 58.7%
- 大転子部 7.8%
- その他 2.7%
- 下肢部 3.2%
- 足・足関節部 11.8%

在宅群（％）

- 後頭部 0.7%
- 肩甲骨部 0.7%
- 胸、腰椎部 2.7%
- 肘部 0.0%
- 腸骨陵部 7.5%
- 仙骨部 51.1%
- 大転子部 8.8%
- その他 7.5%
- 下肢部 6.7%
- 足・足関節部 14.9%

（群馬県における疫学調査による）

宮地良樹：なぜ褥瘡はできるのか、＜厚生省老人保健福祉局老人保健課監修：褥瘡の予防・治療ガイドライン、照林社、p5、1998＞より引用

Part 5

主な脳神経外科手術法・治療法

開頭術	214
脊椎の手術	219
クリッピング術	229
血腫除去術	233
定位脳手術	240
腫瘍摘出術	246
経鼻的手術	251
脳室－腹腔シャント	255
神経内視鏡手術	260
微小血管減圧術	264
血行再建術	269
脳血管内治療	277
穿頭術・洗浄術・硬膜下－腹腔シャント	284
ガンマナイフによる定位放射線治療	292
脳低温療法	296
放射線治療	301
薬物療法①：脳圧下降薬	306
薬物療法②：抗菌薬	309
薬物療法③：抗痙攣薬	312
薬物療法④：抗癌剤	315
薬物療法⑤：その他の薬物	318

開頭術

1. 適応と術式

● 開頭は手術結果を左右する"第1段階のkey操作"である。すなわち、脳ベラによる正常脳への圧排を最小限にとどめつつ、目的とする病巣に最短距離で到達し、十分な視野を得ることが重要である。
● 開頭方法には多くのアプローチがあるが、その適応は目的とする頭蓋内病巣の位置・大きさにより選択、決定される（表1、図1）。
● 各術式に最も適した体位・頭位をとることが肝要である。
● 頭皮をヒビテンやイソジンで十分に消毒し皮膚切開線をマークした後、ドレーピングをする。
● 皮膚切開の前に、希釈ボスミン入り生食を皮下に注入する。これにより出血量を減らし、かつ容易に皮下組織を剝離することが可能となる。
● 実際の開頭手技は、経鼻的・経口的手術を除いてほぼ共通している（図2）。

2. 術前検査・ケア（表2、3）

● 術前チェックとしては、血圧・体温など全身状態の把握の他に、全身麻酔前の一連の検査（胸部X線、心電図、採血・採尿、呼吸器検査など）を行う。
● 副鼻腔や側頭骨の乳突蜂巣・硬膜静脈洞との関係、頭蓋骨の状態、血管の関与と走行異常などを調べるために頭部単純写、CT、MRI、骨条件CT、脳血管撮影、RIシンチグラフィーなどを行う。
● 蓄膿症（副鼻腔炎）、中耳炎、頭皮の感染症などがある場合は、耳鼻科・皮膚科、その他の科と協力して治療し完治させておく。
● 術前ケアとしては、前日および当日によく洗髪し必要最小限の剃毛を行う。

3. 術後ケア（表4）

● 全身麻酔からの覚醒時にはリカバリー・ルームまたはICUにて全身管理を行う。
● 術後は定期的に創の消毒を行って創状態を観察し、縫合部の感染症や創離開の早期発見・治療に努める。
● Portvacドレーンは、皮下に貯留している出血や浸出液が出なくなる術後2～3日で抜去する。
● 抜糸は創状態・栄養状態が良ければ、術後1週間くらいまでに行う。
● 全身状態に問題がなければ早期か

表1　代表的な開頭術式と適応

前頭葉下到達法 (subfrontal approach)	前頭葉底部・前頭蓋窩底の腫瘍など
テリオナール到達法【図1-1】 (pterional approach)	シルビウス裂底部・下垂体視交叉周辺部、ウイリス輪周辺部の病変
経シルビウス裂到達法 (transsylvian approach)	中大脳動脈瘤、脳底動脈近位部動脈瘤、被核出血など
側頭下到達法【図1-2】 (subtemporal approach)	脳底動脈近位部病変、海馬領域の手術
大脳間裂到達法【図1-3】 (interhemispheric approach)	前大脳動脈の動脈瘤、下垂体視交叉周辺部の病変、第3脳室・側脳室病変
経大脳皮質到達法 (transcortical approach)	大脳実質内病変、側脳室3角部病変
後頭葉・経小脳テント到達法【図1-4】 (Occipital transtentorial approach)	松果体部病変
小脳テント下・小脳上面到達法 (infratentorial supracerebellar approach)	松果体部病変
外側後頭蓋窩到達法【図1-5】 (lateral suboccipital approach)	小脳橋角部病変（聴神経腫瘍、椎骨動脈瘤など）、神経血管減圧術
後頭蓋窩正中到達法【図1-6】 (midline suboccipital approach)	小脳病変、第4脳室・脳幹背側病変
経錐体骨到達法 (transpetrosal approach)	脳底動脈本幹動脈瘤、斜台錐体部腫瘍など
経眼窩・頬骨到達法 (orbito-zygomatic approach)	大きな高位脳底動脈瘤など
経鼻的経蝶形骨洞到達法 (transnasal transsphenoidal approach)	トルコ鞍部腫瘍
経口腔到達法 (transoral approach)	斜台下部・脳幹腹側の正中部病変

図1　代表的な開頭術式

図1-1　テリオナール到達法（pterional approach）

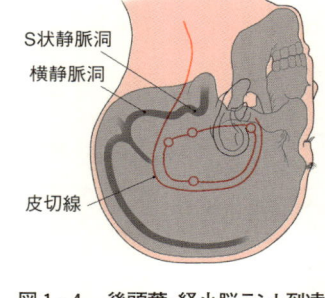

皮切線

図1-2　側頭下到達法（subtemporal approach）

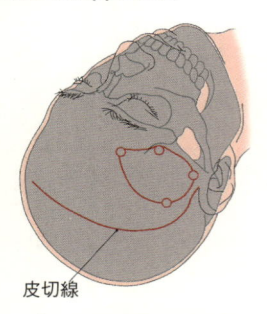

S状静脈洞
横静脈洞
皮切線

図1-3　大脳間裂到達法（interhemispheric approach）

皮切線
矢状静脈洞

図1-4　後頭葉・経小脳テント到達法（Occipital transtentorial approach）

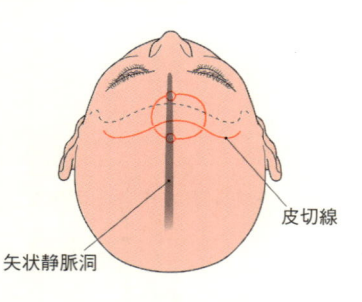

矢状静脈洞
皮切線
横静脈洞
イニオン

図1-5　外側後頭蓋窩到達法（lateral suboccipital approach）

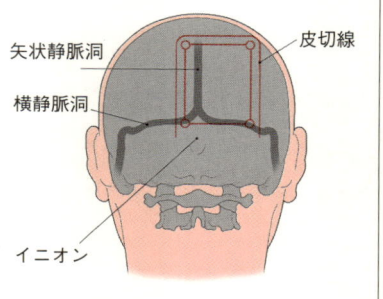

S状静脈洞
椎骨動脈
皮切線
第1頸椎
横静脈洞
"三叉神経痛"の時の開頭部位
"顔面痙攣"の時の開頭部位

図1-6　後頭蓋窩正中到達法（midline suboccipital approach）

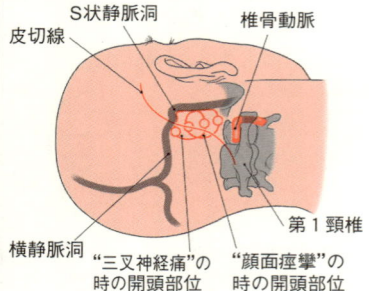

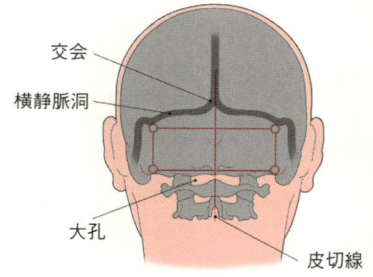

交会
横静脈洞
大孔
皮切線

開頭術 217

図2 実際の開頭手技

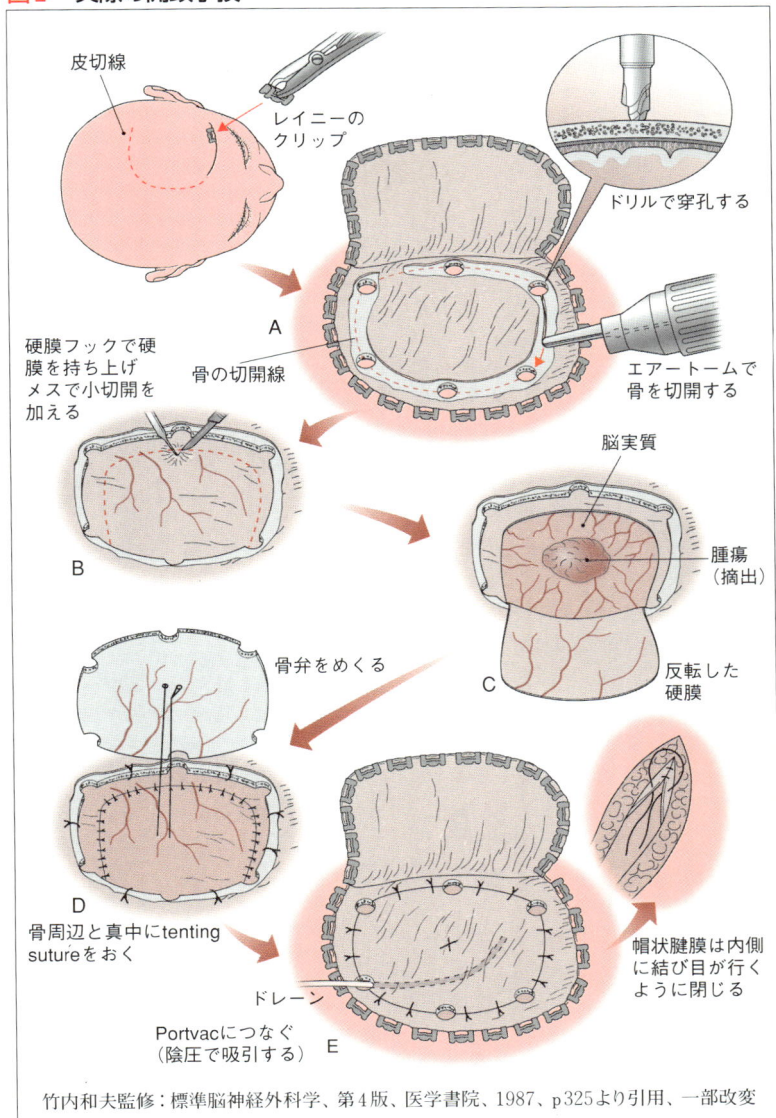

皮切線
レイニーのクリップ
ドリルで穿孔する

A
骨の切開線
エアートームで骨を切開する

硬膜フックで硬膜を持ち上げメスで小切開を加える

B

脳実質
腫瘍（摘出）

C
反転した硬膜

骨弁をめくる

D
骨周辺と真中にtenting sutureをおく

ドレーン
Portvacにつなぐ（陰圧で吸引する）
E

帽状腱膜は内側に結び目が行くように閉じる

竹内和夫監修：標準脳神経外科学、第4版、医学書院、1987、p325より引用、一部改変

表2　術前検査

血圧・体温など全身状態の把握
全身麻酔前の一連の検査
　（胸部X線、心電図、採血採尿、
　　呼吸器検査など）
頭部単純写真
単純および造影MRI
単純および造影CT
骨条件下のCT
RIシンチ
脳血管撮影

表3　術前ケア

頭皮に感染創がないか観察
耳鼻科的診察
　（副鼻腔炎・中耳炎などがあれば
　　治療を依頼）
前日および当日の洗髪
必要最小限の剃毛

表4　術後ケア

全身麻酔の覚醒時にはリカバリー・ルームまたはICUにてバイタルサインの観察
定期的な創の状態を観察と消毒
Portvacドレーンは術後2～3日で抜去
抜糸は創状態が良ければ術後1週間くらいまでにする
可及的早期にADLアップやリハビリテーションを開始

表5　退院指導

皮下膿瘍などの、異常を示す創部近傍の状態観察の意味と重要性を教育
抗痙攣剤が必要であれば定期的に服用するように指導

らADLアップやリハビリテーションを開始し、無意味な長期安静・臥床は行わない。

4. 退院指導（表5）

●病態によっては術後に痙攣が起こりやすいため、定期的に抗痙攣剤を服用するように指導する。急激な服薬中止により"てんかん重積"が起こるリスクを話しておく。

●退院後フォローアップ中に、創部近傍の皮膚に発赤・腫脹が出現することがあり、この場合には皮下膿瘍などの可能性があるので早急に受診するよう指導する。

工藤千秋

脊椎の手術

I　頸椎前方固定術

1. 適　応

●対象となる疾患の第一は変性疾患である。頸椎ヘルニア、変形性頸椎症、限局型の頸椎後縦靱帯骨化症（OPLL）が代表的疾患である[1]。
●これらの患者の主たる神経症状は、痺れ感、疼痛、筋力低下である。通常、3ないし6か月間の保存的治療で効果を認めない場合は手術適応となる。
●疼痛が非常に強い場合は早めに手術するのがよい。
●次いで頸椎外傷で頸椎不安定性を伴う脱臼例が手術対象となる。脱臼整復と早期離床の目的で急性期手術の適応となることがある。
●また、クラッチフィールド頭蓋直達牽引にても整復不能な症例は、早期の手術適応がある。整復位でHalo vestを挿着する場合もあるが、Halo vestは最低6週間必要なため、これに耐えられない症例では手術を優先する。

2. 術　式

●術式は、図1に示すように椎体正面に到達するために、食道、気管、反回神経を圧迫するため一過性に食道浮腫による嚥下困難、気管浮腫による呼吸困難、反回神経麻痺による

図1　頸椎前方接近法の解剖図

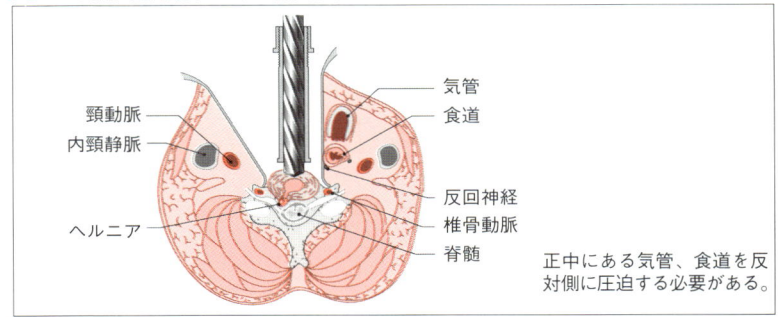

正中にある気管、食道を反対側に圧迫する必要がある。

嗄声などを生じることがある。椎体前面に到達後は、椎間板を切除する。
●OPLL症例でも前方からOPLLの切除を行う。
●これらの操作は手術用顕微鏡下に行い、後縦靱帯は切除して硬膜を露出させるようにする。切除した椎間板のスペースには、自家骨（腸骨より採取）をトリミングして挿入する。
●最近は、チタン製のケージ（cage）の導入により、腸骨稜から髄質骨をケージに充填して人工椎間板として挿入固定する術式がある。

＜代表例（図2）＞
●57歳、男性。両上肢の疼痛としびれを主訴に来院。頸椎OPLLを認め椎体亜全摘出後に固定が必要な症例である。大きめの自家骨挿入後、自家骨の脱転予防を目的としてプレートで内固定する方法がある（図3）。

3. 術前のケア

●頸椎用カラーの装着の練習。術後の頸部運動制限の期間について説明するが、この時に3週間目より運動

図2　頸椎前方固定術の例（57歳、男性）

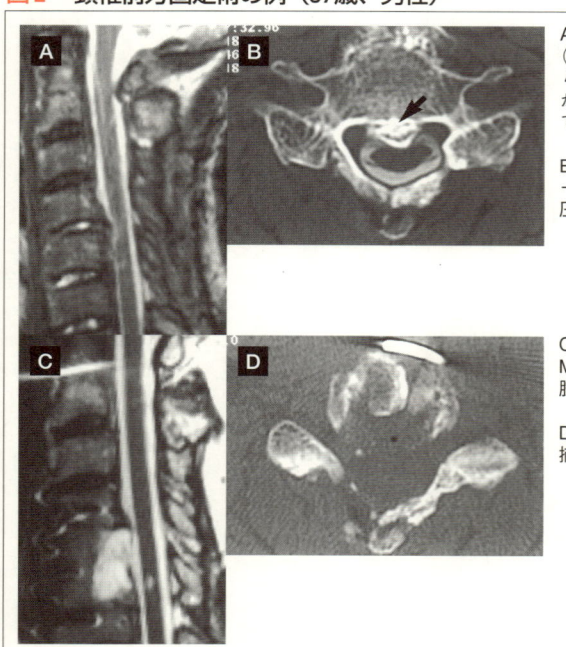

A：術前の頸椎側面MR（T₂強調画像）。第3、4頸椎の後方にOPLLがあり、脊髄を圧迫している。

B：CT-ミエログラフィー：OPLLにより脊髄が圧迫変形している。

C：術後の頸椎側面MR。脊髄周囲の髄液腔が認められる。

D：CT上、OPLLは全摘出されている。

●が可能になることを強調しておく。
●また、医師による術前の手術の説明の中で、合併症について必ず触れているはずである。その中でとくに、患者にとって気掛かりな点を看護婦が補足することが必要になる。
●術当日は気管の圧迫により、気管浮腫を呈することがある。このために、呼吸困難をきたす場合がある。気管浮腫は必ず一過性であるので酸素を吸入するだけで良くなることを説明しておく。
●嚥下困難は食道の圧迫により一過性に出現することがある。術翌日からせいぜい4、5日持続する程度であるのでこの間は誤嚥に注意する。無理して食事すると、肺炎を併発する場合があるので注意する。
●反回神経麻痺はまれではあるが、生じると嗄声と嚥下困難を起こすため、患者にとってはかなり苦痛である。

4. 術後のケア

●術直後よりフィラデルフィアカラー装着。術翌日は座位、2日目は歩行可。術後7日ないし10日目にはポリネックまたはソフトカラーに変える。
●術後3週間目より、頸部運動開始（回旋左右へ5度ずつ、前後屈5度、側屈5度）。

図3　プレートによる内固定

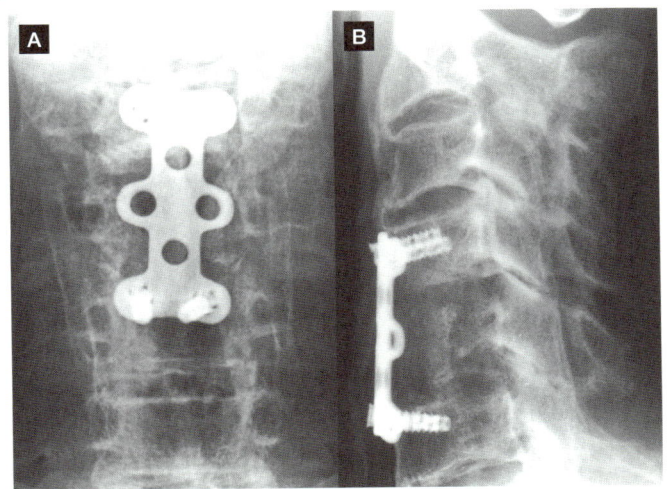

本例では椎体摘出腔に腸骨の挿入し、プレートで内固定した。

●食事、飲水などの嚥下について無理せず徐々に摂取量を増やすようにする。
●術後のレントゲン写真やCT、MRなどの結果を説明し、患者に安心感を与える。

5. 退院指導

●術後4週目より頸部運動10度、術後6週目より20度を目安に指導する。その後は、徐徐に頸部の運動範囲を増大させる。

II 頸椎管拡大術

1. 適 応

●頸椎管狭窄症のある脊髄症患者の基本的手術は頸椎管拡大術である[2]。
●適応は、狭窄症合併の脊髄症、連続型OPLLである。

2. 術 式

●術式は後方から正中線の皮膚切開を行い、棘突起を切除し、椎弓を正中で離断、両側の椎弓最外側に溝を掘り、観音開きにして拡大する術式である。
●拡大後切除した棘突起で、脊柱管を形成する。本術式が前方法と根本的に異なる点は後方の筋肉群を剥離する点である。このことによって、患者は創部痛を訴えたり、後方支持要素の減弱により肩甲部周辺の疼痛、肩凝りを訴える。

<代表例>
●47歳、男性で両上肢のしびれと歩行障害を主訴に来院。頸椎管狭窄を認め、MRで脊髄内に高信号域を認める（図4）。C_3からC_7の頸椎管拡大術を施行した（図5）。術後は著明に神経症状は改善した。

3. 術前のケア

●術後の頸部の運動訓練についてオリエンテーションしておく。患者は頸椎の手術後は頸部の厳密な運動制限が必須であると信じている。術後頸部の早期の可動域と後療法を認識してもらうのは有用である。オリエンテーションにより患者の気持ちを和らげる効果がある。

4. 術後のケア

●術式の特徴から項部痛や肩の疼痛を訴えることが多い。この創部痛に対しては運動療法が効を奏する。すなわち、肩の上下運動、肩関節での上肢運動をすることにより僧帽筋、背部筋を動かすと筋肉痛は和らぐ。
●また、術後の頸部の運動メニューは前方固定術と同様の方法で指導す

脊椎の手術 **223**

図4 頸椎管拡大術の例（47歳、男性）

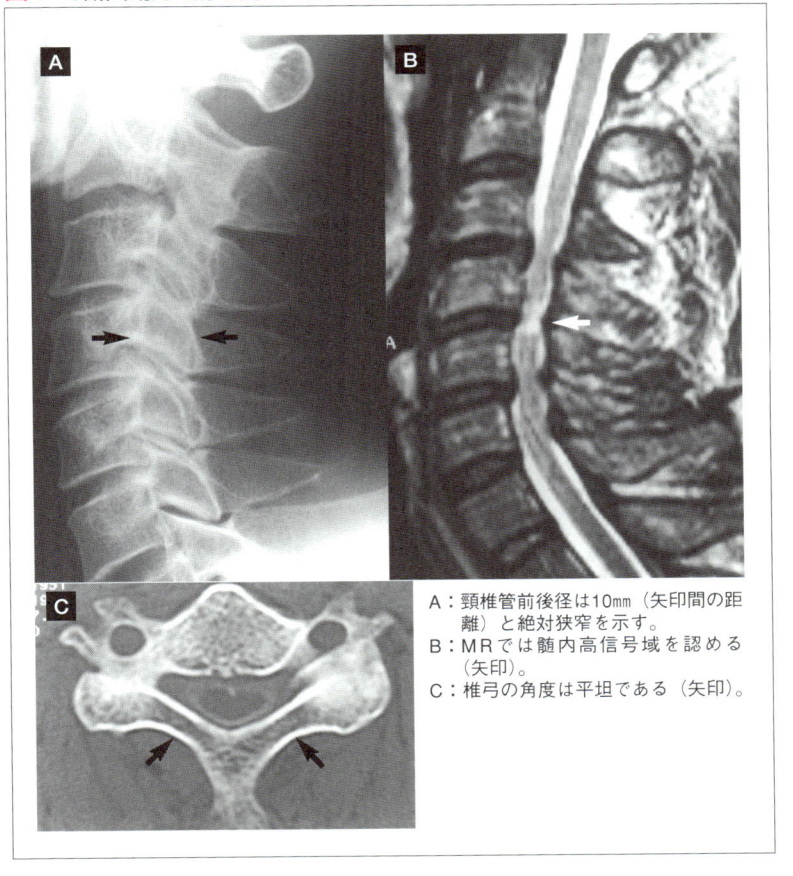

A：頸椎管前後径は10mm（矢印間の距離）と絶対狭窄を示す。
B：MRでは髄内高信号域を認める（矢印）。
C：椎弓の角度は平坦である（矢印）。

る。頸椎管拡大術では、骨癒合が重要であるが、固定をしっかりしておれば、この程度の頸部運動は差し支えない。

●頸部後方支持要素の減弱化対策の1つとして、両手を後頭部にあてて、頭を後方に向かって押す動作を繰り返す運動を指導している。項部筋力増強が期待できる。

●また、項部痛のために患者は痛みを避ける体位、すなわち、顎を前方に突き出すような姿勢をとる傾向がある。これは後弯変形の助長につながるのでつねに正しい姿勢を促す。

図5 頸椎管拡大術

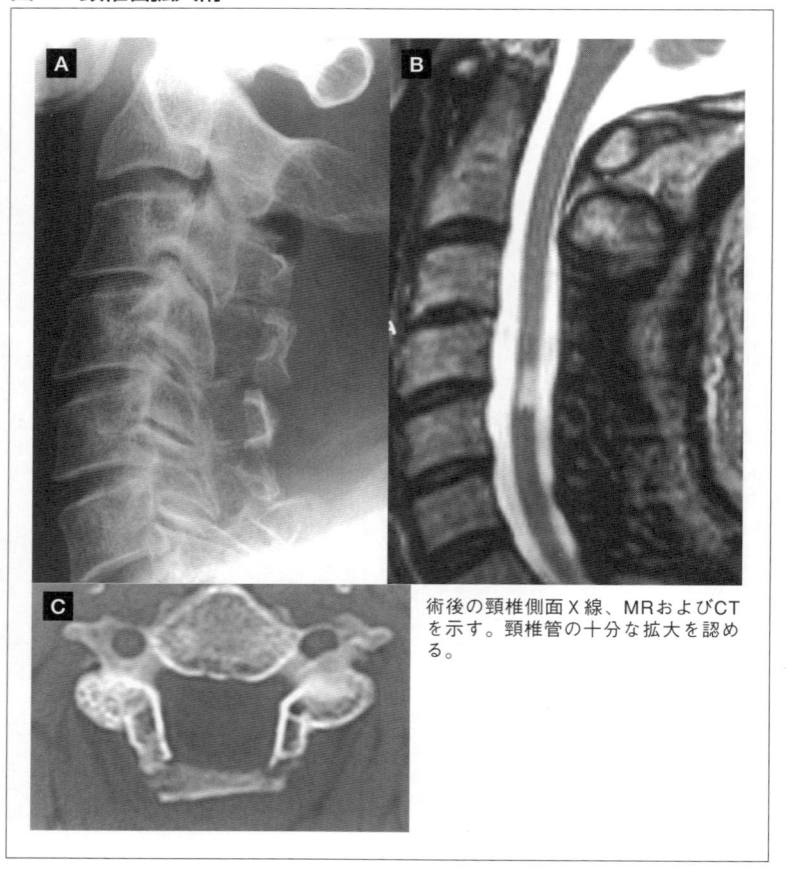

術後の頸椎側面X線、MRおよびCTを示す。頸椎管の十分な拡大を認める。

5. 退院指導

● 頸部の運動範囲を徐々に拡大していくように指導する。術後3週間目から、前屈、後屈、左右回旋、左右側屈に分けて、2週間ごとに10度ずつ増やしていくようにする。

● 頸椎前方固定術後の運動範囲の増加手順よりも大きい可動域が可能である。

III 腰椎ヘルニアの手術（Love法）

1. 適応と術式

● 手術の適応症例はMRI（磁気共鳴断層撮影）か脊髄造影で診断がついていて、2ないし3か月の保存的療法で無効な場合である。
● Microsurgical lumbar discectomy（手術用顕微鏡下の腰椎ヘルニア摘出術）にて長期的にも良好な成績が得られている[3]。
● 神経症状としては、腰痛、下肢のしびれ、疼痛、筋力低下、知覚低下である。
● 手術は図6に示すように一側の部分的椎弓切除を行い、脱出した髄核を摘出する。Love（ラブ）法という。
● 後方支持要素はほとんど破壊されないので、術翌日から歩行可能である。軟式コルセットを着用させることが多いが、必ずしも必要ではない。

＜代表例＞
● 患者は30歳、女性。腰痛と左下肢痛で来院。MRとCT-ミエロで第5腰椎と仙椎間に脱出髄核を認める（図7、A,B）。本法で手術し、患者は症状消失した。術後のMRで脱出髄核の消失をみる（図7、C）。

2. 術前のケア

● 術後早期に歩行できることや、身の回りのことも早期に可能であることを説明する。

3. 術後のケア

● 術翌日には座位が可能である。座位は椅子に腰をかける態勢がよい。
● ベッド上で背板だけを垂直にした場合は腰椎は前弯ぎみになってしまう。腰椎では椅子に腰を掛ける姿勢が最もよい。

4. 退院指導

● 術後2ないし3か月間は、あまり重い物を持ち上げないよう腰椎への負担を慎む。
● 手術操作上、関節は破壊していないので運動の制限はない。

図6 腰椎ヘルニアの手術（Love法）

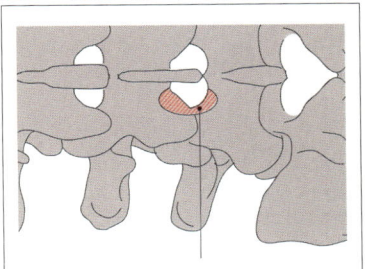

Love法での部分椎弓切除範囲を斜線で示す。

図7 Love法の例（30歳、女性）

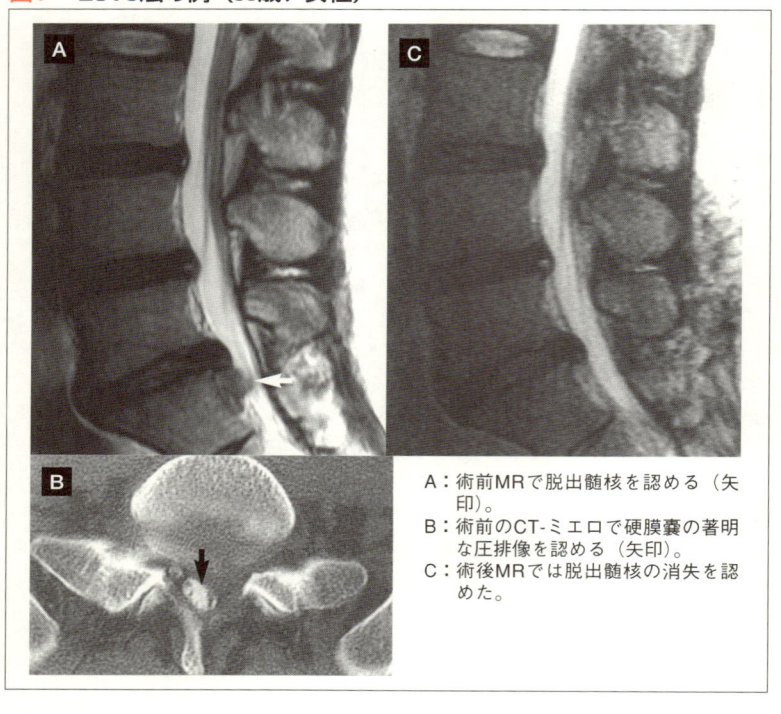

A：術前MRで脱出髄核を認める（矢印）。
B：術前のCT-ミエロで硬膜嚢の著明な圧排像を認める（矢印）。
C：術後MRでは脱出髄核の消失を認めた。

Ⅳ 腰椎、および腰仙椎すべり症

1. 適 応

●腰痛、下肢痛が3か月から半年の保存的治療に奏功しない場合は手術適応がある。
●痛み以外に神経症状として下肢のしびれを伴うことが多い。患者の日常生活、社会的活動は痛み、しびれが消失ないし軽減することによって随分改善される。

2. 術 式

●術式は種々あるが椎間板切除と確実な固定がポイントである[4]。
●術式の代表的なものとして、ペディクルスクリュー（Pedicle screw）固定術がある。

<代表例（図8）>

- 患者は57歳女性。腰痛と右下肢痛を主訴に来院した。腰椎牽引や理学療法、薬物治療に全く改善傾向がみられないため当科紹介となった。
- 手術は患者を腹臥位で、後方正中切開を施行。第5腰椎の棘突起および椎弓を切除。次いで、第5腰椎と第1仙椎間の椎間板の切除を行う。両側の椎体関節の内側1/2は切除する。
- 重要なことは、下肢痛側の神経根が、椎間孔および外側で圧迫があるのでそれを確実に減圧しておくことである。
- この髄核摘出術が終了すると、チタン製人工椎間板を2個挿入する。人工椎間板の中には、椎弓切除や関節切除の際に保存しておいた細かい髄質骨を充填する。この挿入操作によって、すべり症はX線上改善していた。ペディクルスクリューによる内固定を施行する。
- 人工椎間板内の髄質骨は約3か月で骨癒合をみる。

3. 術前のケア

- 術前検査として、脊髄造影、椎間板造影などの特殊検査を施行することがあるので、これらについてオリエンテーションしておく。
- 造影剤アレルギーのチェックを必ず行う。最近の造影剤（イソビストなど）の改良によって、検査後の副作用は軽微になっている。
- 本手術では、輸血することがあるので輸血についてのオリエンテーションも行う。
- 術後軟性コルセットを2か月着用するのでその着脱を指導しておく。
- 術後の安静度は次のようになる。術翌日は座位。次の日は尿道カテーテルを抜去し、ポータブルトイレ使用可能とする。その後は歩行可となる。

4. 術後のケア

- 術後、手術場にてコルセットを着用して帰室する。
- 仰臥位からの体転は術当日の夜から開始。術翌日は座位を許可。股関節、膝関節を直角に曲げる体位、すなわち、畳での座位ではなく、椅子に座る姿勢をとるようにする。この姿勢のほうが腰椎および腰仙椎に負担が少ない。
- Love法と異なり、本術式では後方の筋群を剥離する操作を行うために患者は創部痛を訴える。通常は坐薬、消炎鎮痛剤で対応できる。
- 歩行開始時は、数日間は歩行器を使用して腰部への加重負荷の軽減を考慮することも必要になる。しかし、歩行器の使用はケースバイケースで対応してよい。抜糸は術後10日とし、翌日から入浴する。術後3週間で退院とする。

図8 ペディクルスクリュー固定術の例（57歳、女性）

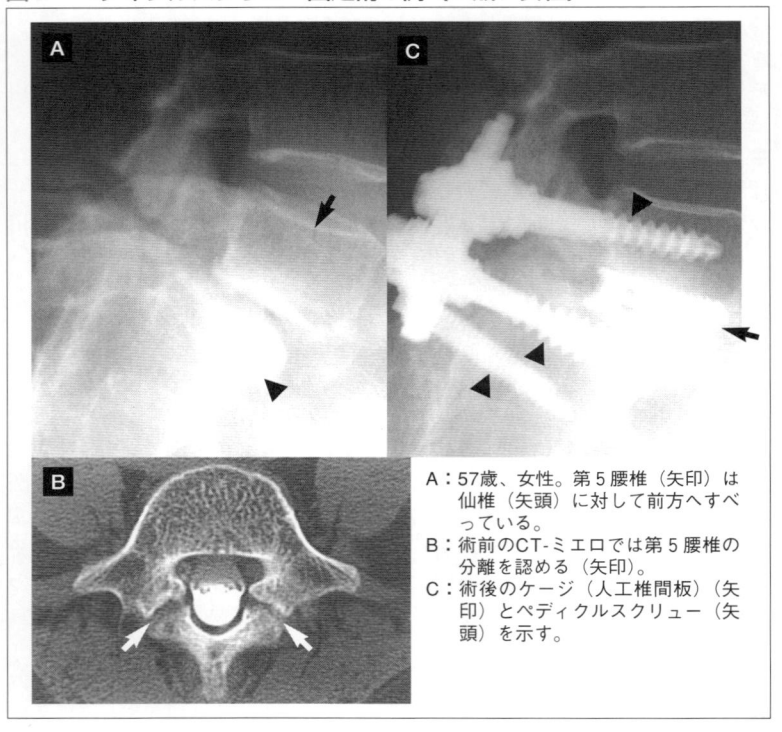

A：57歳、女性。第5腰椎（矢印）は仙椎（矢頭）に対して前方へすべっている。
B：術前のCT-ミエロでは第5腰椎の分離を認める（矢印）。
C：術後のケージ（人工椎間板）（矢印）とペディクルスクリュー（矢頭）を示す。

5. 退院指導

●術後の腰部の安静度、運動メニューについてオリエンテーションしておく。腰部の前後屈、回旋、側屈を1週間単位で増強していく。術後2か月は馴らし段階である。

●その後、職場復帰とする。軟性コルセットは術後2ないし3か月間着用とする。

森本哲也

参考文献
1) 米延策雄、金彪、平林洌：ディベート 頸椎OPLLに対する手術—前方除圧と後方除圧の選択—、脊椎脊髄、9(10):743-755、1996
2) 森本哲也：図説脳神経外科 New Approach 7、脊髄［機能・解剖・手術］頸椎症、頸椎椎間板ヘルニア、頸椎後縦靱帯骨化症後方除圧術(expanding laminoplasty)、メジカルビュー社、pp94-99、1999
3) 花北順哉、諏訪英行：Microsurgical lumbar discectomyの長期成績、脊椎脊髄ジャーナル、8:521-529、1995
4) 庄田基：図説脳神経外科 New Approach 7、脊髄[機能・解剖・手術]腰椎すべり症、メジカルビュー社、pp112-119、1999

クリッピング術

1. 適　応

● 脳動脈瘤の根治治療として即ち破裂、再破裂の予防としてクリッピング術がある。これは脳動脈瘤の頸部（ネック）にバネクリップを用い親血管から脳動脈瘤への血流を完全に遮断する手術法である。

● 今日では巨大動脈瘤、解離性動脈瘤、blister like動脈瘤などの特殊例を除いてはほとんどの症例でクリッピングを行うことが可能となった。

● 脳動脈瘤に初めて金属クリップをかけたのは1937年、米国のDandyという医師であるが、当時は手術用顕微鏡もなく肉眼で行った。その後1962年、Jacobsonが手術用顕微鏡を用いるに至り、1971年以降、Mayfieldらにより動脈瘤バネクリップの改良が大いに進められた。

● その後このクリッピングの手技が確立し、スイスのYasargil、とカナダのDrakeらにより急速にこの手法が世界中に広められた。

2. 方　法

● 破裂脳動脈瘤は破裂部位や壁の薄い部分を除けば比較的壁は厚く丈夫である。したがって破裂部位に力が加わらないよう脳動脈瘤を剥離する必要がある。

● 1つの方法として、正常血管側を剥離しながらネックの方向に向かって剥離しネックに到達するのがコツである。

● この手技でネックを露出した後バネクリップをクリップホルダーで動脈瘤ネックにあてがい、ネックが残存しないよう、また、親血管の狭窄がないよう適切な部位にクリップを挟むという技法を行う（図1）。

1）クリッピングができない場合
① トラッピング

● 脳動脈瘤への直達手術ができない場合、親血管の中枢側と末梢側を遮断してしまう方法である。

● 中枢側だけの遮断をfeeder clippingという。この場合は末梢側の血流の維持が良好なことが条件である。

● 不良な場合はバイパスなどの側副血行を設けておく必要がある。特に内頸動脈瘤では内頸動脈のトラッピングのために浅側頭動脈中大脳動脈吻合術（STA-MCA anastomosis）を行うことがある。

② コーティング（coating）、ラッピ

図1 クリッピング

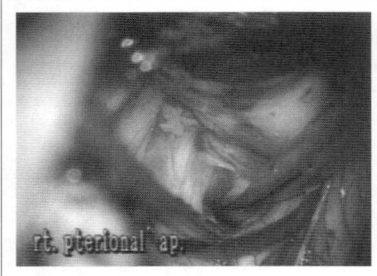

a. 右内頸動脈に小動脈瘤を認める
b. スペッツラー型クリップをかけるところ 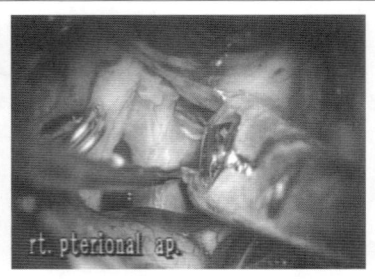
c. クリップをかけ終わる 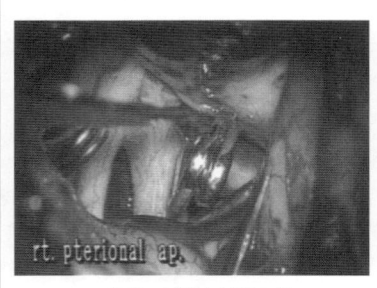
d. 動脈瘤ネックの残存がないか確認中 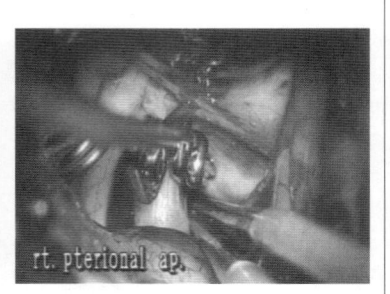

ング (wrapping)
● 脳動脈瘤全体をビオボンドで固めたり、脳動脈瘤をガーゼやベムシートで包む方法である。これを芯剤としてコーティングを併用することが多い。
● あくまで姑息的な治療であり、動脈瘤の再破裂を予防する根治治療には至らない。

2) 通常のクリッピングが不能なときの工夫
● 脳動脈瘤ネックから分枝が出ている場合、穿通枝が瘤壁と密に癒着したり瘤そのものから出ている場合：この場合の穿通枝を温存する方法としては有窓クリップ（窓のついた形状をしたクリップでこの窓の中に温存しなければならない血管などを通すための特殊クリップ、図2a参照）で穿通枝を保護する場合がある。

図2 さまざまなクリップ

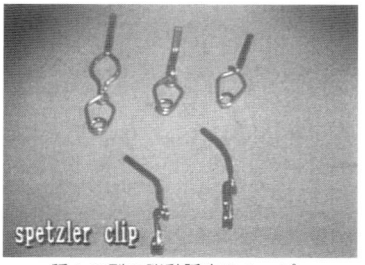

a. 種々の型の脳動脈瘤クリップ
　左上が有窓クリップ

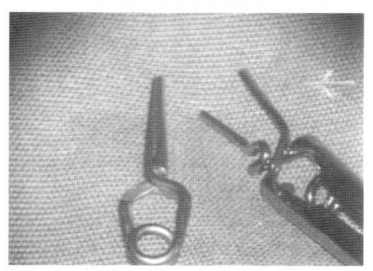

b. クリップをクリップアプライヤーにつけて開いたところ
　右：スペッツラー型クリップ
　左：ヤサジル型クリップ

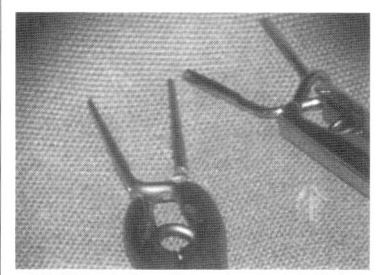

c. 開口幅もクリップメーカーにより異なる

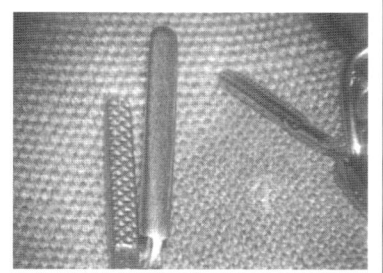

d. クリップの内面はなるべく表面積を拡大するために種々の形状の溝がついている

3. 術中破裂を起こした場合の対処

●①脳動脈瘤の出血部位を吸引管で吸引し血液のない良好視野を作る、②次にとりあえず破裂部位を含んだtentative clipをネック付近に一時的にかけ止血する。その後、破裂した出血部を凝固し未破裂動脈瘤を作成する。再度、一時的にかけたtentative clipをはずし最終の良い位置にクリップをかけ替える方法がある。

●temporary clip（一時遮断クリップ）は、通常出血が予想される場合に親動脈に一時的に遮断クリップをかけ、脳動脈瘤の内圧を下げ、最終クリップをかける。

●temporary clipをかけている間にネック部位を短時間で露出してクリッピングする。この際には全身血圧

を下げすぎないことや、時に神経保護物質、例えばバルビツレートなどの投与なども同時に行われることがある。

4. 血管内外科脳動脈瘤塞栓術

● 近年、血管内外科治療では、2Dまたは3Dのプラチナコイルを瘤内にタイトにパッキングする方法も開発されてきた。この方法は低侵襲でクリッピング困難例や深部脳動脈瘤などにも到達可能であることが利点である。

● 一方、術中脳動脈瘤の破裂やminor leakage、コイルの親血管や分枝への迷入、分枝の閉塞や親血管の損傷、仮動脈瘤の形成などの欠点もある。

● 今後タイトパッキングできた例の長期のフォローアップも必要である。

Memo

■クリップの材質について

　従来はコバルト合金製のものであったが、近年はさらにクリップが改良され、以下のような特徴がある。

①純チタン製（99.5％）となっている。

②MR検査に対しても安全が確認されており、かつ100回以上のクリップ開閉でもほとんどバネクリップの閉鎖圧が低下しないことが証明されている。

③さらにはクリップ周囲5％以上にアーチファクトが及ばず術後のクリップ周辺のCTやMRI上の読影が充実した。

　50種以上の形状のクリップを備え、脳動脈瘤ネックの形状に合わせフィットするよう開発されている（図2）。

加藤　庸子

血腫除去術

1. 頭蓋内血腫の種類
（図1）

1）急性硬膜外血腫
●外傷が原因であり、頭蓋骨骨折により損傷された硬膜動脈から出血し、頭蓋骨と硬膜の間に血腫がたまる。

2）急性硬膜下血腫
●外傷が原因であり、硬膜と脳との間に血腫がたまる。まれに外傷はなく脳動静脈奇形、脳動脈瘤からの出血が原因のことがある。

3）慢性硬膜下血腫
●硬膜下血腫のなかに特殊なものとして慢性硬膜下血腫がある。多くは軽微な外傷の後、2～3か月後に硬膜下に袋ができ、その中に血液がしみだして凝固せずにたまり、この袋が大きくなり脳を圧迫する。

4）脳内血腫
●脳内の動脈が破綻して出血し、脳内に血腫を作ったもの。原因は、大部分は高血圧による。他に脳動静脈奇形、脳動脈瘤、外傷等がある。

図1　頭蓋内血腫の種類

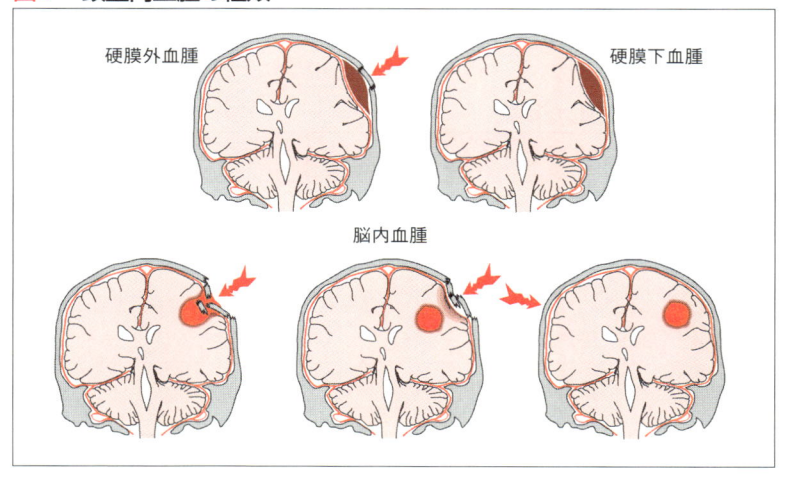

2. 適　応

- 血腫による脳への圧迫が、脳に悪影響を及ぼしている場合、血腫除去の適応となる。
- 具体的には、急性頭蓋内圧亢進症状（頭痛、嘔吐、意識障害）、圧迫された脳の局所の機能障害（具体的には運動麻痺、瞳孔不同など）などが出現すれば手術適応となる。
- 脳内出血の手術適応は、瞳孔不同を呈し、脳ヘルニアの兆候を認めるものには生命を救うために血腫を除去する適応がある。
- 一方、脳内出血に対し、脳機能予後を改善する目的としての手術の適応には諸論があり、一般に血腫量が20～30ml以上のものに手術適応があるとされている。

3. 術　式（表1）

1）急性硬膜外血腫（図2、A・B・C）

- 血腫の直上に血腫の広がりを十分に含む大きさの頭蓋骨を開ける。頭蓋骨直下に血腫は存在する（図B）。これを除去し、出血源を同定して止血を行う。
- 骨弁を戻して固定し、皮下にドレーンを留置し皮膚を縫合閉鎖する（図C）。

2）急性硬膜下血腫（図2、D・E・C・F）

- 血腫の直上に血腫の広がりを含む大きさの頭蓋骨を開ける。頭蓋骨直下には硬膜があり、これを開くと血腫が存在する（図E）。脳を損傷しないよう注意しながら血腫を除去する。
- 出血源の確認を行い、止血を行ったのち、硬膜を縫合閉鎖する。
- 骨弁を戻して固定し、皮下にドレ

表1　各血腫に応じた術式

血腫	術式
急性硬膜外血腫	開頭血腫除去
急性硬膜下血腫	開頭血腫除去 外減圧術（必要に応じて）
慢性硬膜下血腫	穿頭洗浄術
脳内血腫	開頭血腫除去 定位的血腫吸引除去（穿頭で行われる） 神経内視鏡を用いた血腫除去（穿頭あるいは小開頭で行われる）

ーンを留置して皮膚を縫合閉鎖する（図C）。

●なお外傷により損傷を受けた脳はしばしば腫れてくる。この脳腫脹は急性硬膜下血腫の際にしばしばみられる。この脳の腫れが著しい場合は、脳幹を圧迫し死に至る原因となる。

●血腫除去後、脳腫脹の傾向がみられたならば、術野の骨膜あるいは人工硬膜を用いて硬膜にゆとりを持たせて縫合し、骨弁ははずしたままとして、皮膚を縫合し、腫れた脳が皮膚の弾性で外へ膨らむように工夫することがある。これを外減圧術という（図F）。

3）慢性硬膜下血腫（図2、G・H）

●血腫の中央の頭蓋骨に小さな穴を開け（穿頭術）、硬膜を切り硬膜の裏面に接着している血腫の袋を破ると液体の血腫成分が噴出する。この袋の中を十分に洗浄して止血を確認しドレーンを留置して、皮膚を閉鎖する（図2-H）。

4）脳内血腫（図2、I・J・K）

●脳ヘルニアを起こすような大きな血腫は、手術用顕微鏡や手術用ルーペ等を用いて血腫を除去することが一般的である。

●頭蓋骨を開ける大きさは、急性硬膜外血腫や急性硬膜下血腫ほどには大きい必要はなく、比較的小さな開頭で行える（図2-I）。

●それ以外の脳内血腫は上記開頭手術以外に、CT画像をコンピューターで計算して血腫の位置を決め、細い針で血腫を穿刺吸引する方法が行われている（図2-J）。

●さらに頭蓋に小さい穴を開け、そこから内視鏡を用いて血腫を吸引除去する術式も近年行われ始めている（図2-K）。

4.術前の検査

●手術適応を決めるためには神経学的な検査診断が重要であることは言うまでもない。また画像検査としてのCTは欠かせない。

●なお脳内血腫やまれに急性硬膜下血腫において脳動静脈奇形や脳動脈瘤などからの出血の場合があり、これらを疑うときには脳血管撮影、あるいはMRA（MRによる血管撮影）を行う必要がある。

●その他は全身麻酔前の一般的な血液検査(血算、生化、感染症、血液凝固能、血液型)、心肺機能検査(胸部X線写真、心電図、血液ガス)、必要に応じた輸血の準備等が必須である。

5.処　置

●手術の準備としての処置は、上記の手術の大部分は全身麻酔下で行われるため、絶食が必要である。

●頭蓋内血腫を有し手術適応があるような患者は経口摂取はとてもできない病状であるが、できれば最後の

図2 各血腫ごとの術式図解

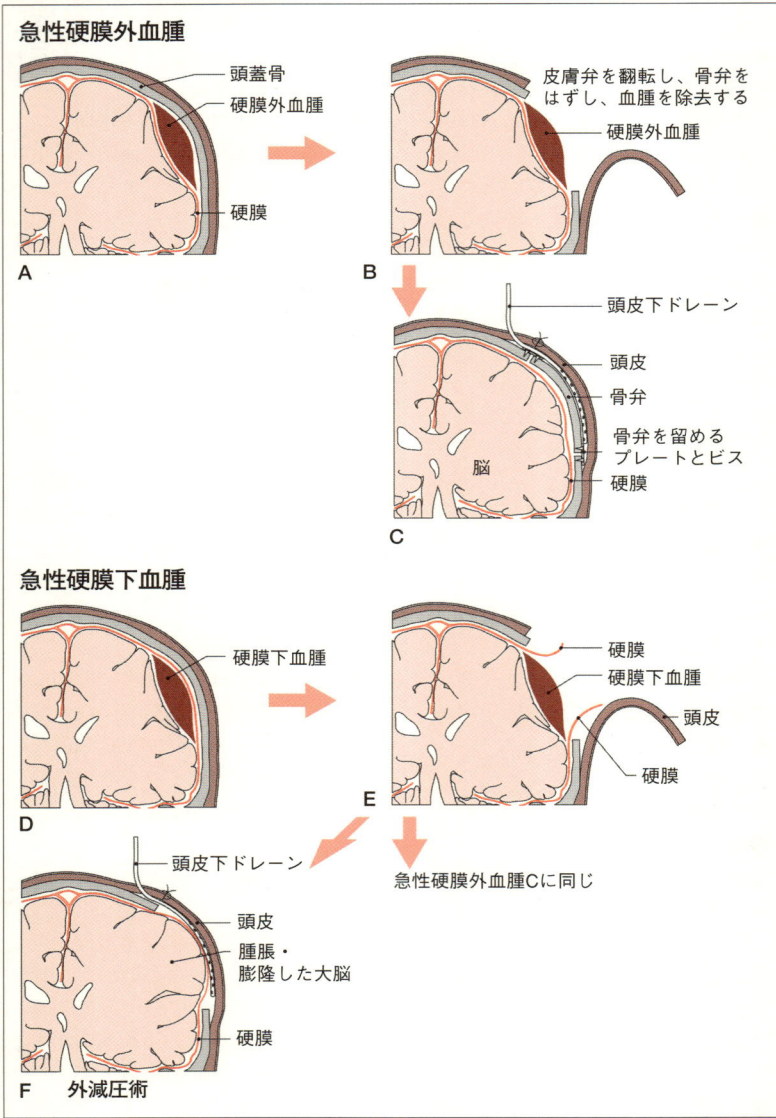

急性硬膜外血腫

A
- 頭蓋骨
- 硬膜外血腫
- 硬膜

B
皮膚弁を翻転し、骨弁をはずし、血腫を除去する
- 硬膜外血腫

C
- 頭皮下ドレーン
- 頭皮
- 骨弁
- 骨弁を留めるプレートとビス
- 硬膜
- 脳

急性硬膜下血腫

D
- 硬膜下血腫

E
- 硬膜
- 硬膜下血腫
- 頭皮
- 硬膜

急性硬膜外血腫Cに同じ

F 外減圧術
- 頭皮下ドレーン
- 頭皮
- 腫脹・膨隆した大脳
- 硬膜

慢性硬膜下血腫

G

H
- 慢性硬膜下血腫
- 穿頭
- ドレナージ

脳内血腫

開頭血腫除去

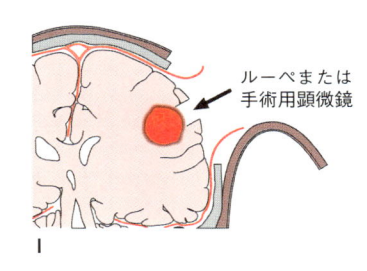

I
- ルーペまたは手術用顕微鏡

定位的血腫吸引除去

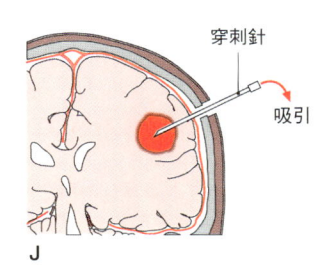

J
- 穿刺針
- 吸引

神経内視鏡による血腫除去

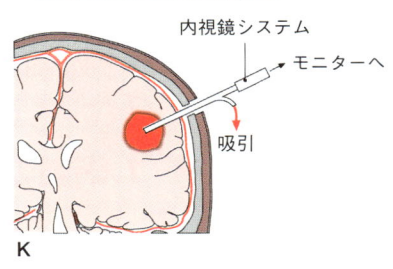

K
- 内視鏡システム
- モニターへ
- 吸引

摂食時刻の確認を行う。
●大きな開頭を行う場合は、頭全体の剃髪を行う。開頭範囲が小さい場合はその部分だけの一部の剃髪にとどめる場合もある。大部分の手術が緊急手術であるため、剃髪は手術室で全身麻酔をかけた後に行われる場合もある。

6. 穿頭術後のケア

●まず観察である。観察項目は①バイタルサイン、②神経学的観察である。

1）バイタルサイン（呼吸、血圧、脈拍、体温）
①呼　吸
●術後は呼吸の抑制に注意を払う必要がある。呼吸の抑制があると、低酸素状態及び炭酸ガスの貯留状態（炭酸過剰血症）となる。
●これらはいずれも脳の機能を低下させ、脳の腫脹を増悪させ、頭蓋内の状態を悪化させることととなる。そのため、胸部聴診を含めた注意深い呼吸状態の観察、頻回の痰の吸引、適切な酸素投与、血液ガスあるいは経皮的酸素飽和度の適時な測定等が重要である。
②血　圧
●血圧の上昇は後出血の原因ともなるため適切な管理が必要である。
●血圧の異常な上昇は術後の後出血や脳浮腫による頭蓋内圧の亢進の兆候である可能性もあり、意識状態や他の神経症状をも含めた注意深い総合的な観察が必要である。
③脈　拍
●脳出血の患者では高血圧を基礎疾患に持っていることが多く、それにしばしば心疾患を合併している。モニターによる不整脈の監視は重要である。
④体　温
●外傷や脳出血などで損傷を受けた脳にとって、高体温はその回復に不利であることが明らかになっている。
●少なくとも平常温度に体温を保つ必要があり、高体温に対してはクーリングや解熱剤投与など適宜対処することが重要である。

2）神経学的観察
●上記バイタルサインに加え、神経徴候を観察することで頭蓋内の状態を外から推察することができる。
●意識レベルの低下は頭蓋内圧亢進の重要な徴候である。
●四肢の運動障害が新たに出現したら後出血あるいは脳浮腫を疑う。
●瞳孔不同は後出血あるいは脳浮腫による脳ヘルニアの重要なそして極めて危険な徴候であり、素早く対処する必要がある。

7. 術創のケア

●ドレーン管理は重要である。Part 4 を参照されたい。

8. 術後リハビリ

●近年、脳卒中後の早期リハビリの重要性は広く認識されている。外傷性頭蓋内血腫に対する開頭手術後であっても早期リハビリの重要性は変わらない。

●ドレーンの特殊性や、頭部外傷以外の他の体の外傷による制限がない限り、ベッド上の積極的な体位変換、上半身挙上から坐位への移行など、積極的に行うことが回復を早める一助となる。

●なお、片麻痺の患者の場合、坐位に移行する際は坐位バランスを上手に獲得する必要があり、リハビリのスタッフと相談しながら進めることが望ましい。

9. 退院指導

●一般的な健康管理についての退院指導は、他の疾患と同様である。

●片麻痺などの神経欠損症状を残さず回復した症例では、入院時から処方されている薬剤の服薬指導や、脳内出血では多くの症例で高血圧を合併しており、服薬のみでなく、食事指導、日常生活における適度な運動の奨励等が重要である。

●外傷性頭蓋内血腫症例においては、たとえ血腫除去により四肢の運動障害を残さず回復した症例でも、記憶、判断、注意などの障害（高次機能障害）を残している症例は少なくない。

●これらの症例に対しては、退院後の家庭内での行動の注意が必要である。具体的にはガスの火の消し忘れや無駄な買い物等である。

●社会に復帰する際にはこの高次機能障害が大きなハンディキャップとなるため、主治医と相談しながら慎重に社会復帰することが大切な旨、よく説明する必要がある。

●多くの場合、患者本人がこの高次機能障害を自覚できず、本人に納得してもらうことが困難である。この際、家族の病態に対する理解および協力が欠かせない。

●現在のわが国の医療体制においては、頭蓋内血腫を手術治療する急性期病院において、手術後に片麻痺などの障害が残っている場合、リハビリ完成まで入院を継続することは困難になっている。そこで、これらの患者の大部分は、リハビリを継続する目的で転院する。この際の退院指導は、転院先の病院で円滑な治療の継続ができることが重要であり、転院に際しての患者が抱く不安等の解消につとめる必要がある。

●その場合、転院先の看護婦あるいはケースワーカー等と連絡を密にとり、お互いの情報を十分に交換することが肝要である。

富田　博樹

定位脳手術

- 定位脳手術とは、定位脳手術装置（図1）という機械を用いて穿頭孔から脳内の目的の部位に1mm以下の誤差で正確に、穿刺針や電極針を挿入し手術を行うというものである。
- 本来は視床や大脳基底核のある部位を電気凝固などによって破壊し、痛みや不随意運動を治療するのに用いられてきた。
- しかし最近ではCTやMRIを用いて脳腫瘍の生検や脳内血腫の吸引除去にも応用され、開頭手術と組み合わせて行うこともあり、脳神経外科の手術では必要不可欠なものとなっている。

図1 さまざまな種類の定位脳手術装置

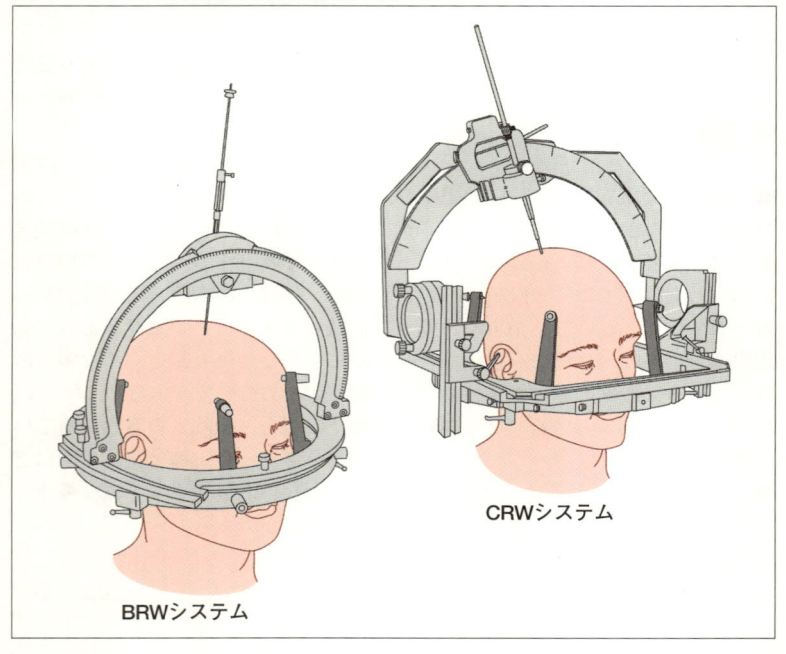

BRWシステム

CRWシステム

1. 適応と術式

●定位脳手術装置の原理は、図2に示すように、円の接線に垂直で接点を通る直線は必ず円の中心を通るという原理に基づいている。
●定位脳手術の適応は大きく2つある。①パーキンソン病などの機能的疾患に対する治療として行われるものと、②脳内占拠性病変の生検・吸引など器質的疾患に対して行われるものである。
●前者（①）は最近のMRIなどを用いても視床のなかの小さな神経核などが描出されにくいので、第三脳室の形体から目標とする場所を間接的に決定する。
●これに対し器質的疾患（②）の場合には、CT、MRIで病変の場所が明確であり、直接生検などの採取部位を決定できる。

1）機能性疾患の対象

●機能性疾患の対象となるのは、パーキンソン病の振戦、固縮、無動などの症状、本態性振戦、ジストニア、難治性疼痛などである。
●これらの症状は定位脳手術で劇的に改善することが多く、薬剤抵抗性の場合に積極的に手術治療を考慮すべきである。
●特に視床核を凝固する場合をタラモトミー（thalamotomy）、淡蒼球の場合をパリドトミー（pallidotomy）と呼ぶ。
●また、従来は視床などの神経核を凝固破壊していたが、最近では慢性的に電気刺激を行う方法（図3）が、

図2　定位脳手術の原理

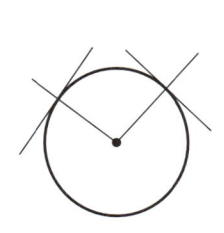

| 円の接線に垂直で接点を通る直線は必ず円の中心Aを通る | 定位脳手術装置の円弧の部分Fの中心Aが病変Tに一致するようにFを3次元に移動させる | AとTが一致し、Fに装着した針（N）はどのような方向から挿入してもFの半径分だけ挿入すれば、必ず先端は病変にあたる |

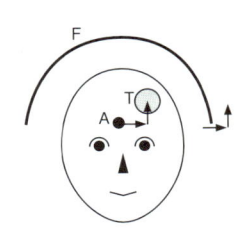

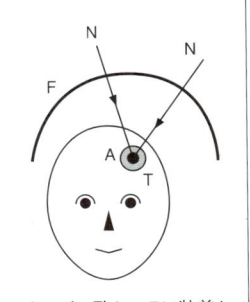

効果の面でも副作用の点でも優れている。**表1**に疾患と手術対象となる脳内部位を示す。

2）器質的疾患の対象
●器質的疾患の場合としては、脳深部で通常の開頭手術ができない部位の脳腫瘍や、脳内血腫が適応となる。
●特に脳腫瘍生検ではCTやMRIなどの画像診断や臨床経過からのみでは

図3　定位脳手術によって設置された脳深部刺激装置

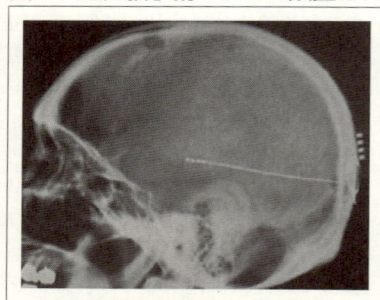

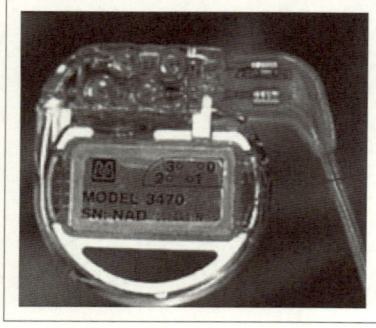

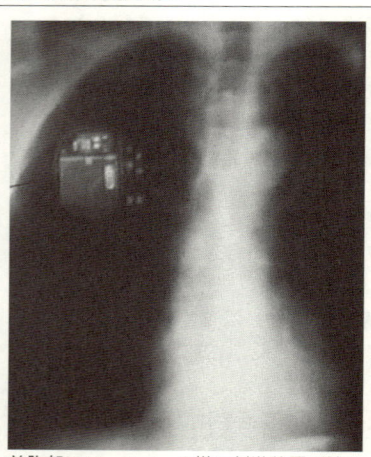

前胸部にペースメーカ様の刺激装置が植え込まれている。

表1　機能的疾患に対する定位脳手術の目標部位

疾　患	手術部位	方　法
パーキンソン病の振戦	視床Vim核	凝固/刺激
本態性振戦	視床Vim核	凝固/刺激
パーキンソン病の固縮、無動	淡蒼球内節	凝固/刺激
パーキンソン病の振戦・固縮、無動	視床下核	刺激
ジストニア	淡蒼球内節	凝固/刺激
難治性疼痛	視床VPL/M核	刺激

診断が確定できず、しかも通常の開頭手術では摘出できないような脳深部の病変が適応になる。

●このような病変の多くは神経膠腫（グリオーマ）、転移性脳腫瘍、悪性リンパ腫、胚細胞腫などであるが、欧米ではアルツハイマー病やヘルペス脳炎の確定診断に行われることもある。

●組織の採取には図4に示すようなさまざまな穿刺器具を用いる。脳内血腫の場合には開頭手術よりも侵襲が少ないという利点があるが、止血が不十分という欠点も考慮しなければならない。

●図5に脳内出血の術前術後のCTを示す。

●最近では定位脳手術の装置を用いながら開頭して、最小限の周辺脳への影響で脳内深部の小さな病変を摘出するという、定位的開頭術も有用な手術方法である（図6）。

図4 脳腫瘍の生検などに用いるさまざまな穿刺針の先端

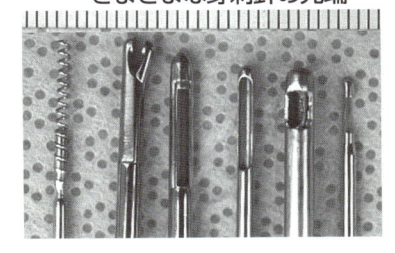

図5 脳内血腫除去前（上段）、定位的血腫除去後（下段）

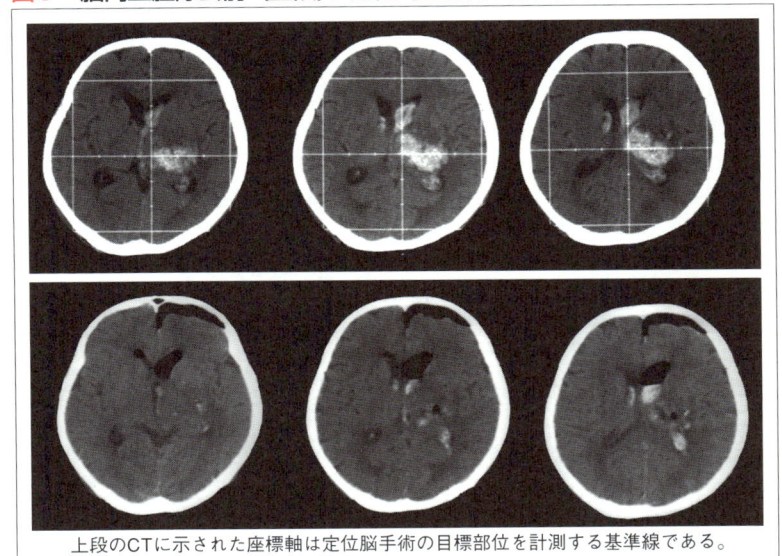

上段のCTに示された座標軸は定位脳手術の目標部位を計測する基準線である。

図6　定位的開頭術による脳内海綿状血管腫の摘出術

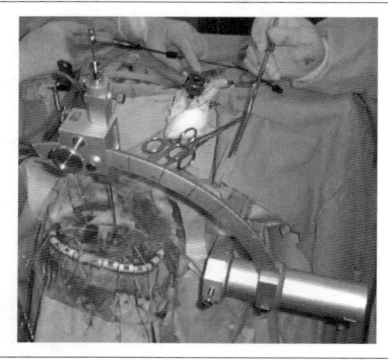

2. 術前の検査・処置

● あらかじめ、患者ならびにその家族に手術の目的と考えられる危険性について十分に説明しておく。
● 危険性としては脳内出血、感染があげられるが出血により麻痺などの症状が悪化するのは1～2％の確率で、感染の危険性はほとんどないと考えてよい。
● 手術前12時間程度は絶飲食とし、手術直前に適切な抗生物質を1回投与する。頭髪は頭蓋穿孔（バーホール）を設ける場合には同部の局所剃毛を行うが、細径（直径2～3mm）のツイスト・ドリルを用いて頭蓋骨に穿孔する場合には剃毛の必要はない。
● ほとんどの大脳深部の病変は前頭部から生検針を刺入するが、小脳や橋など後頭蓋窩の病変では患者さんを座位にして後頭下部から穿刺することもある。
● まず病室で局所麻酔で定位脳手術用のフレームを頭部に装着し、引き続いてCTあるいはMRIの撮影を行う。これらの画像より生検部位を決定し、その部位の定位脳手術装置での3次元座標値（X,Y,Z）を決定する。
● その後、患者さんはフレームを頭部に装着したままで手術室に移動し、局所麻酔下で手術を行う。

3. 術後のケア

● 定位脳手術では穿頭部から穿刺針を脳内に深く挿入するために、目標部位での確実な止血が困難である。したがって、術後出血が最も問題となる合併症で、これは通常脳腫瘍生検では2％程度の頻度で起きるとされている。
● 機能的疾患では通常局所麻酔で行

表2 本態性振戦に対する視床Vim核凝固術の術後経過の例

手術日	術後ベッド上安静	頭痛あり
術後第1日	食事開始、歩行開始、振戦消失	術後CT、レントゲン、採血
術後第2日	書字訓練開始	
術後第3日	書字訓練	
術後第4日	書字訓練	
術後第5日	書字訓練	
術後第6日	抜糸	採血
術後第7日	独歩退院	

うため、一見簡単な手術に見え、術後の注意も散漫になりがちである。しかし極めて慎重な脳深部での操作が要求され、2mm程度の誤差が合併症につながる。

●このような理由から、術後1日は完全に安静臥床させ、血圧をモニターし、術後出血などによる麻痺の出現、意識の低下などを頻回にチェックしなければならない。

●また腫瘍生検の場合には生検が脳浮腫を増悪させて症状の悪化をまねくことがあり、抗浮腫剤やステロイドなどの併用が望ましい。

●手術翌日からは歩行を始めさせてもよいが、筋緊張の低下などをきたしていることもあり、はじめは付き添って起立歩行の状態を観察しておく。

●脳内電極を植え込んだ場合には、リード線導出部の創の処置を注意して行い、感染の予防に努める。

4. 退院指導

●機能疾患と器質疾患の定位脳手術では退院指導は自ずと異なる。

●器質疾患は脳腫瘍や脳内血腫の場合が多く、それらの基礎疾患の退院指導に準じる。

●パーキンソン病などの機能疾患の場合には、薬物の服用指導を行うとともに、脳深部刺激装置の操作のしかた、転倒に注意するなどの日常生活上での注意点などを説明する必要がある。

平　孝臣、梅沢義裕

腫瘍摘出術

1. 適 応

- 頭蓋内は骨組織で囲まれた閉鎖腔であるので、腫瘍が増大するとその容積分だけ、近傍の脳組織を圧迫し神経症状を呈したり、また頭蓋内圧が上昇し脳ヘルニアを惹起するので、ほとんどの脳腫瘍は手術適応である。
- ただし、しばらくCTやMRIで様子を見るのか、手術として組織生検や部分摘出で留めるのか、腫瘍全摘出をめざすのかは、腫瘍の種類や場所、放射線療法や化学療法に対する腫瘍の感受性[1]によって異なる。
- 脳神経や血管を巻き込んで剥離が困難な腫瘍や、運動野や言語野に存在する腫瘍など、術後に永久的な神経脱落症状を起こす可能性が高い場合、ニューロナビゲーションと各種モニタリングを駆使して手術を行うが、特に良性腫瘍であれば無理をせず、亜全摘出にとどめることも必要である(表1)。

2. 腫瘍摘出の基本

- 必要最低限の的確な開頭を行う。
- 腫瘍栄養血管を最初に処理する。腫瘍内容を、吸引管、凝固メス、超音波吸引装置などを用いて減らす。
- 腫瘍を軽く引っ張りながら周辺脳組織と剥離する。なるべく脳組織を圧排せず、脳神経や血管に触らない。
- 手術用顕微鏡の入射角を適宜変更してアプローチする。脳脊髄液中に腫瘍組織が迷入しないように心がける。

表1 主な脳腫瘍の手術適応と術式

脳腫瘍	一般的な手術	一般的な補充療法
髄膜腫	開頭・全摘出術	
神経膠腫(星細胞腫など)	開頭・亜全摘出術	放射線・化学・免疫療法
下垂体腺腫	経蝶形骨・亜全摘出術	ホルモン補充療法
頭蓋咽頭腫	開頭・全〜亜全摘出術	ホルモン補充療法 放射線療法(?)
神経鞘腫	開頭・全摘出術	
胚細胞腫	定位的生検術	放射線・化学療法
髄芽腫	開頭・亜全摘出術	放射線・化学療法
転移性	開頭・全摘出術	放射線・化学療法

●必要に応じて、各種機能モニタリング、機能マッピングやニューロナビゲーションを駆使して、低侵襲的外科手術を心がける。

1) 脳組織を外部から圧迫している腫瘍（髄膜腫など、図1）

●頭蓋骨・脳硬膜と脳組織の間からアプローチする。脳を切開することはないが、脳圧迫を最小限とするには開頭を頭蓋底ぎりぎりまで行う。
●クモ膜下腔に存在する脳神経・血管との剥離は細心の注意を払って行う（図2、図3）。

2) 脳実質内に限局している腫瘍（神経膠腫など）や側脳室・第3脳室内に限局している腫瘍（図4）

●脳組織（脳皮質、白質）を最小限切開してアプローチする。
●腫瘍と脳組織との境界が不明瞭な場合が多く、一般に全摘出術は困難である。神経症状の出ない経路を選択する。第4脳室へのアプローチは、小脳と延髄の間を通れば、脳実質を切開する必要はない。

3) 下垂体腺腫

●経蝶形骨洞的にトルコ鞍底に達し、できるかぎり腫瘍内容物を除去し、視神経への圧迫を解除する。
●髄液漏は、気脳症や髄膜炎を惹起するので、トルコ鞍底の修復は十分に行う。

3. 術前のケア

●頭蓋内圧亢進を伴う場合は、術前よりステロイドホルモンと消化管出血予防のH_2ブロッカー（タガメットなど）、およびグリセオール、イソバイドなどの脳圧降下剤を投与する。
●症候性痙攣の既往歴があったり、病変や手術アプローチが大脳円蓋部に及ぶ場合は、抗痙攣剤を投与、有効血中濃度にあることを確認しておく。術当日は、1日量を経口あるいは、フェノバルビタールの筋注、フェニトインの静注を行う。
●洗髪は十分に行うが、剃毛は、昨今行わないでも感染の危険率は変わらないとの報告がある[2]。特に女性の場合、できれば部分剃毛程度で済ませたい。皮膚切開部の頭皮に異常がないか確認しておく。

4. 術後のケア

●頭部挙上30度程度、バイタルサインや神経学的観察、体位変換を行うが、早期離床が望ましい。
●術後合併症[3]の有無を考慮し、術翌日に問題がなければ、各種カテーテル、モニターコードなど早急に抜去し、抗生物質投与等で必要な静脈の確保のみとして、朝食可、病棟内歩行可とする。
●**感染症対策**：術中皮膚切開時から抗生物質を投与し、術後3～5日間点滴静注する。各種カテーテル留置

図1 円蓋部髄膜腫の全摘出術

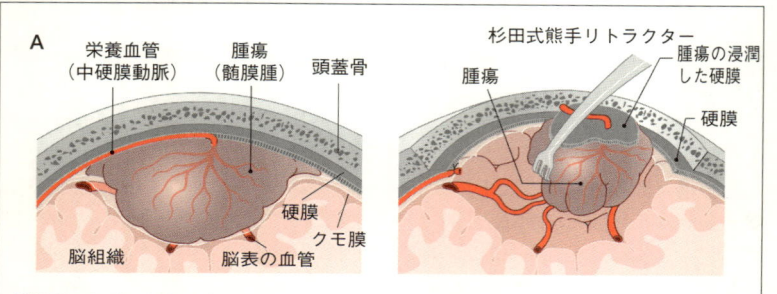

A

栄養血管（中硬膜動脈）／腫瘍（髄膜腫）／頭蓋骨／硬膜／クモ膜／脳表の血管／脳組織

杉田式熊手リトラクター／腫瘍／腫瘍の浸潤した硬膜／硬膜

髄膜腫は硬膜に付着し中硬膜動脈などから栄養を受けており、付着部の硬膜にはしばしば腫瘍浸潤が見られる。開頭後、腫瘍付着硬膜を凝固切離し、栄養動脈を切断すれば出血はほとんどない。クモ膜との癒着が少ない場合は、脳表を傷つけることなく、腫瘍を脳から離れるように徐々に引きながら、一塊として摘出する（腫瘍が小さい場合）。

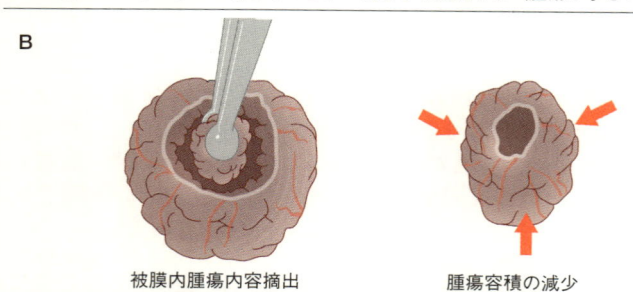

B

被膜内腫瘍内容摘出　　腫瘍容積の減少

腫瘍が大きい場合や、周辺の神経血管と癒着している場合は、まず内容を腫瘍被膜内で摘出し、容積を減らしてから摘出すると、周辺脳へ圧迫も最低限で済み、腫瘍周囲の脳神経、血管との関係も見やすくなる。

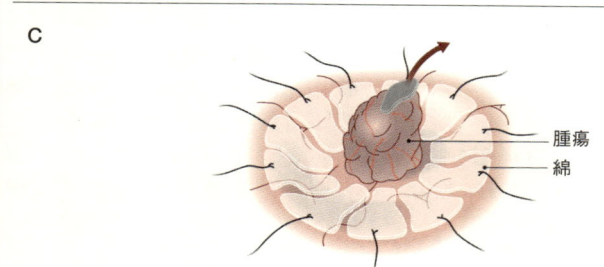

C

腫瘍／綿

剥離面には綿を敷き詰めていくことで、止血や周辺組織の保護、腫瘍の髄液腔内への迷入を防止できる。

図2 右視神経、内頸動脈を巻き込んだ蝶形骨縁髄膜腫

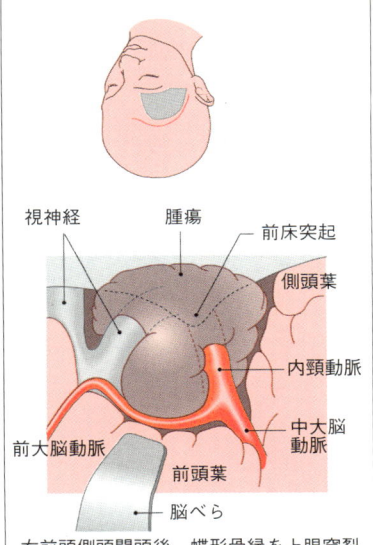

右前頭側頭開頭後、蝶形骨縁を上眼窩裂まで削除し、シルビウス裂を開いて、前頭葉を前頭蓋底から持ち上げている。脳実質には切開を加えていない。

図3 左聴神経腫瘍（神経鞘腫）

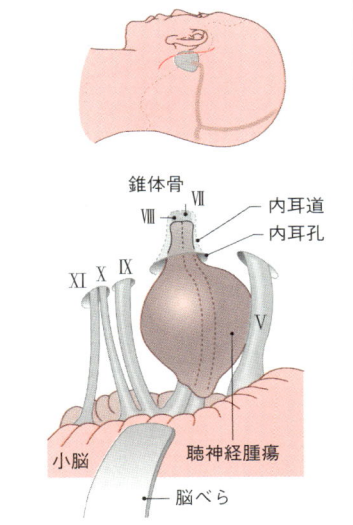

左後頭下開頭にて後頭蓋窩に入り、小脳を脳べらで圧排している。前庭神経から出た腫瘍が、顔面神経（Ⅶ）や蝸牛神経（Ⅷ）を前方に圧迫し、三叉神経（Ⅴ）を上方に圧排している。これら脳神経と前下小脳動脈などの血管をていねいに腫瘍から剥離し、内耳孔から内耳道内に伸展した腫瘍は、錐体骨を一部削除して摘出する。

はできるだけ短時間とする。特に頭蓋内に留置したカテーテルは感染源となりやすい。また、前頭洞、トルコ鞍底、乳様突起など副鼻腔が開放された場合は、骨ろう、筋組織、脂肪組織、フィブリン糊などで術中修復されているが、咳・くしゃみなどによる頭蓋内圧亢進で頭蓋内外が再開通することがあるので髄液漏の有無に注意する。

●**脳浮腫対策**：術後は占拠性病変を除去しても、周辺脳の浮腫が起こり、頭蓋内圧亢進や痙攣を起こすことがある。必要に応じてステロイドホルモンとH_2ブロッカーを投与し、1週間程度で漸減する。

●抗痙攣剤は翌日から経口投与、意識障害併発などで不可能な場合は散剤を胃カテーテルより投与、あるいはフェニトイン静注に切り替える。

図4　脳実質内、脳室内腫瘍の摘出

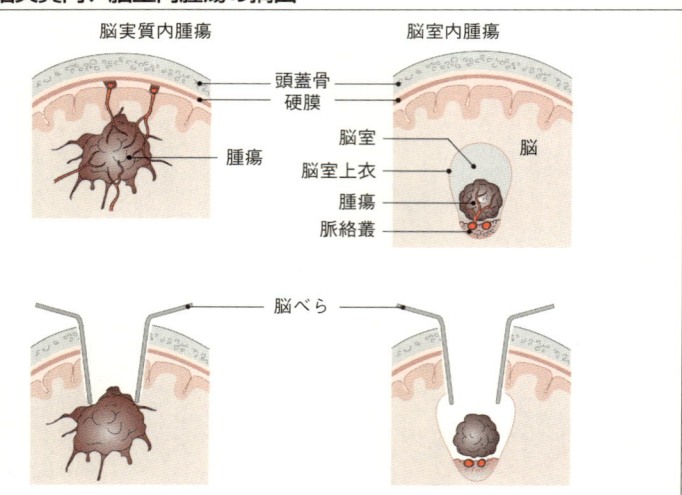

脳実質内腫瘍 / 脳室内腫瘍

頭蓋骨
硬膜
腫瘍
脳室
脳室上衣
腫瘍
脈絡叢
脳べら

脳実質内に存在する星細胞腫などに対しては、最も神経脱落症状の出にくい脳皮質、最も脳表に近い部位の皮質を切開し、腫瘍へ達する。腫瘍境界は不明瞭な場合が多いが、モニタリングやニューロナビゲーションを併用して、神経脱落症状を呈しないように注意をしながら、できる限り腫瘍を摘出する。脳室内腫瘍にはさらに深部の脳室上衣を切開して到達する。腫瘍下面の脈絡叢動脈から栄養を受けている場合は、腫瘍容積を凝固しながら減らして離断する。

● 病理組織学的診断をもとに、放射線・化学・免疫療法などの今後の治療方針、定期的外来観察の頻度と期間を決定する。

5. 退院指導

● 髄膜腫などの良性腫瘍でも、画像診断を中心とした定期的な外来での経過観察が重要である。抗痙攣剤の服用を遵守させる。
● 神経麻痺を呈した場合は、早期から積極的なリハビリテーションを行う。

池崎　清信

文献
1）池崎清信、他：脳腫瘍の化学療法；ブレインナーシング、15（8）：20-28、1999
2）天野敏之、他：頭部剃毛と術後頭蓋内感染症発生率の検討－全頭部剃毛は必要か？、脳神経外科、27（10）：883-888、1999
3）庄野禎久、池崎清信：脳神経外科手術と合併症；ブレインナーシング、15（5）：37-44、1999

経鼻的手術

1. 適応と術式

●経鼻的手術で到達できる頭蓋底の範囲は後部篩骨洞から斜台の上2分の1であり、表1のようにトルコ鞍内および傍鞍部の腫瘍などが適応となる。

●このうち最も多く、良い適応と考えられるのは下垂体腺腫である。

●術式（表2）としては上口唇の裏面を切開し、鼻中隔粘膜を剥離し蝶形骨洞を経由する方法（sublabial transsphenoidal approach）が多く行われているが、近年は鼻孔を経由して鼻中隔粘膜を切開し蝶形骨洞に入る方法（transnasal transsphenoidal approach）も行われている。また、手術顕微鏡の他に内視鏡を使って手術が行われる場合も増えてきている。

●腫瘍をとって止血をした後に、頭蓋底は皮下脂肪、筋膜や鼻中隔組織などを用いて形成する場合が多く、術中に髄液の漏出を認めた場合は原則として腰椎ドレナージを入れて髄液鼻漏の発生を防ぐ。

2. 術前の検査・処置

●術前の検査としては通常の全身麻酔時の準備（心電図・胸部X線など）に加えて、手術経路となる口腔や鼻腔の状態、眼症状、内分泌学的検索と経鼻的手術のための神経放射線学的検査が必要となる（表3）。

●これらは耳鼻科・歯口科・眼科などの各科と協力して行い、鼻腔と口腔は細菌培養も済ませておく。

●術前の管理およびケア（表4）としては、イソジンで口洗とうがいをしてもらい、副鼻腔炎や歯肉炎等で必要があれば先に処置しておく。

●鼻栓の訓練は1週前より開始し、昼間の2時間程度から始めて徐々に時間を長くしていき、24時間連続してできるまで行い、鼻栓のまま摂食や睡眠等の日常生活が可能であるようにする。ただし手術前日は原則として鼻栓は行わない。

●高血圧・尿崩症や糖尿病などの合

表1　経鼻的手術の適応

下垂体腺腫
頭蓋咽頭腫
症候性ラトケ嚢胞
鞍結節部髄膜腫
転移性下垂体腫瘍
斜台部脊索腫
その他

表2　経蝶形骨洞手術術式

体位（通常30度程度頭部を挙上）
鼻毛の切除
鼻および口唇粘膜へのエピネフリン（25万倍）の注入と浸潤
上口唇裏面の粘膜の切開（図1）
鼻中隔粘膜の剥離
経鼻手術用鼻鏡の挿入（図2）
蝶形骨洞前壁の開放
トルコ鞍底部の開放
硬膜切開
腫瘍の摘出・止血
脳脊髄液漏れの有無の確認と修復
トルコ鞍底部の形成（筋膜、皮下組織および鼻中隔組織などを使用）
鼻腔のガーゼパッキング（ネーザルエアウェイを使用する場合もある）
口唇の創の縫合、閉鎖
腰椎ドレーンの設置（髄液漏のあった場合）

図1　手術切開創（上口唇下切開）

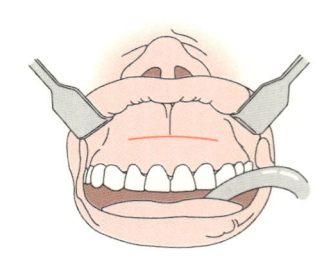

図2　経蝶形骨洞手術アプローチ

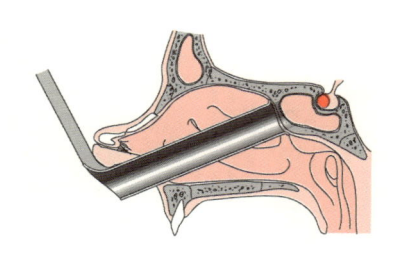

表3　術前検査

頭部単純X線撮影（および断層撮影）
単純および造影MRI
単純および造影CT（通常のaxial像）
骨条件CT（冠状断あるいは手術経路に平行な面で）
内分泌基礎値と負荷または抑制試験
高血圧、糖尿病等の内分泌学的合併症の検索と治療
耳鼻科および歯口科の診察（副鼻腔炎等で必要な処置があれば依頼する）
視力・視野等眼科的検査
鼻・咽頭細菌培養検査

表4　術前の処置とケア

鼻栓の訓練
口洗とうがい（イソジン）
大腿（筋膜採取時）および腰部（腰椎ドレナージ時）の衛生
内分泌や眼症状についての教育・治療
ホルモンの補充（甲状腺ホルモンも低値で術前から補充の必要な場合）

表5　術後のケア

バイタルおよびホルモン症状の観察
尿崩症のケア
鼻栓および鼻腔のケア
口腔のケア
抜糸（術後5～7日目）
食事と安静度の指導

併症のある場合は、術前に十分管理しておくことが望ましい。
●汎下垂体機能低下があり甲状腺ホルモン値も著しく低下しているような場合では、まず副腎皮質ホルモンの補充を行い、続いて甲状腺ホルモンも術前より補充する。
●術前に急激な頭痛、嘔吐、急速な視力低下の認められた場合、CTに変化が出ていなくとも下垂体卒中を念頭に緊急手術を行う。

3. 術後のケア

●術後にまず留意すべきは体液バランスとホルモン投与である。
●尿崩症をきたすことがあり、尿の回数・量・比重・口渇の有無・水分出納・体重のチェックを行う。
●多くの場合、尿崩症は術翌日か翌々日より始まり一過性であることが多い。2時間尿量が500mlまたは時間尿量が300mlを超え尿比重が1.005以下であれば、血清ナトリウム値を測定し、必要に応じバゾプレッシンの皮下注またはデスモプレッシンの点鼻を行う。
●ステロイドは、通常ハイドロコーチゾンを手術当日の朝より開始し、1日200ないし300mgを使用し、数日で漸減し維持量とする。また、術後7日目くらいに内分泌基礎値を測定しておく。
●術後しばらくのあいだは鼻栓より出血があるのでガーゼをあて、適宜交換する。術後3日目に鼻腔タンポンの半分を、残りを7日目に耳鼻科にて抜去してもらう。時に鼻内処置が引き続き必要な場合がある。
●タンポン抜去後は髄液鼻漏の有無

表6　退院指導
鼻腔および口腔のケア 内分泌症状とホルモン補充療法の教育 内服および点鼻方法の指導 眼科等他科受診の案内と指導 その他 術後ホルモン負荷試験入院時の案内と注意 外科手術等緊急時の対応と当科への連絡

に注意し、術後3か月は鼻かみ・鼻すすりを禁止する。鼻汁は軽く拭うにとどめる。

●術後は口呼吸となるので、術当日の酸素投与は十分に加湿して行い、適宜深呼吸や排痰を促すようにする。

●摂食は術翌日より可能（粥食・きざみ食で開始）であり、毎食後イソジンで口洗を行う。

●上口唇の傷は5から7日頃に抜糸する。

●通常翌日より歩行可能だが初期には起立・歩行で血圧の下がる場合があり注意を要する。

4. 退院指導

●退院にあたっては、ホルモン補充療法の理解が最も重要である。内服および点鼻の時間・量・薬品名等については十分に指導しておく。

●鼻かみは鼻栓が抜けても術後3か月程度は禁止する。口腔内は抜糸が済めば通常の衛生を守ればよい。

●その他、術後3週以降に術後のホルモン負荷試験で短期入院する際には3日程度の内服の中断を指示する場合がある。

●また、熱発や外科手術などのストレス時にはホルモンの補充が維持量では不十分になる可能性があるので当科に速やかに連絡を取るよう指導する。

●万が一ショックになった場合にはステロイドの大量投与が必要である、ということと連絡先とを書いたカードを患者に常時携行させる施設もある。

村井尚之、佐伯直勝

脳室-腹腔シャント

1. 適応

1) 髄液の循環
- 髄液産生：側脳室・第三脳室・第四脳室内の脈絡叢
- 産生量：成人で1日約500cc
- 循環路（図1）：全脳室・クモ膜下腔容積は合わせて約150cc

2) 水頭症の分類
- 髄液循環から見た水頭症の発生機序は、
  ① 髄液の過剰産生：脈絡叢乳頭腫
  ② 髄液の通過障害：閉塞性水頭症
  ③ 髄液の吸収障害：静脈洞血栓症
  と分類される。
- 一般に用いられている水頭症の分類は、
  ① 先天性・後天性
  ② 急性・慢性
  ③ 原因疾患別
  など種々である。

図1　髄液循環路

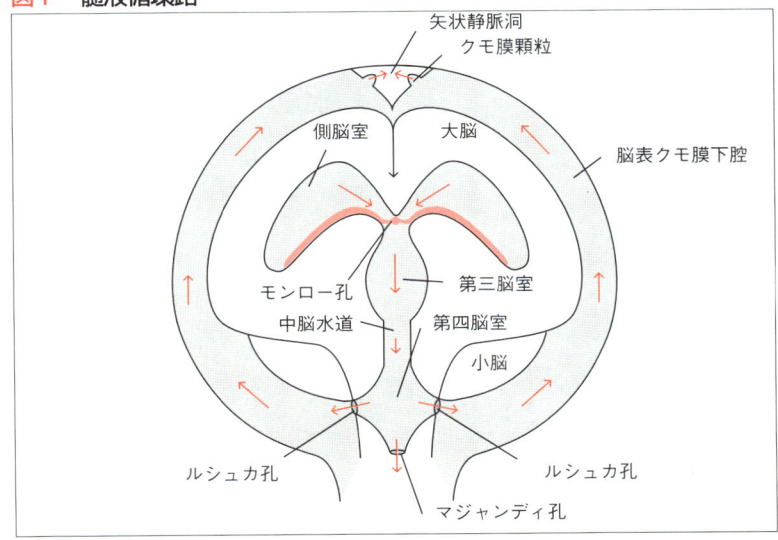

3）脳室-腹腔シャントの適応
①急性水頭症
●腫瘍性・後出血性・後炎症性・後外傷性水頭症・静脈洞血栓症など
●進行性に脳室が拡大、急激に頭蓋内圧が上昇し脳ヘルニアに陥る場合や、神経症状（精神発達遅延や視力障害など）を残す症例もあり、早急なシャント設置が必要である。
②慢性水頭症
●正常圧水頭症・先天性脳形成不全など
●脳室拡大はあるが、頭蓋内圧は正常もしくは時に上昇が認められる場合で、シャント適応の決定が難しい場合がある。

2. 術　式 （図2）

●全身麻酔／仰臥位／通常右側

1）皮膚切開
●脳室カテーテル挿入：C形皮切（約5cm、前角穿刺で前頭部、後角穿刺で後頭頂部）
●腹腔シャントチューブ挿入：横切開（約5cm、臍の横）
●時にパッサー（図3）の中継点としての小切開

2）シャントバルブ
●下記を症例に応じ選択して使用する。
　低圧（5〜70mm水柱圧）
　中圧（70〜130mm水柱圧）
　高圧（130〜200mm水柱圧）
●最近、磁石を用いた経皮的圧可変式シャントバルブ（図4）が普及し、設置後の圧調整が可能となった。

3）腹腔側シャントチューブ
●パッサーを用いて皮下に通されたチューブは、頭側でバルブと接続され、腹側は約20cmほどを腹腔内へ挿入される。

3. 術前のケア

1）臨床症状
●急性水頭症では進行性に、かつ急

図2　脳室-腹腔シャント術式

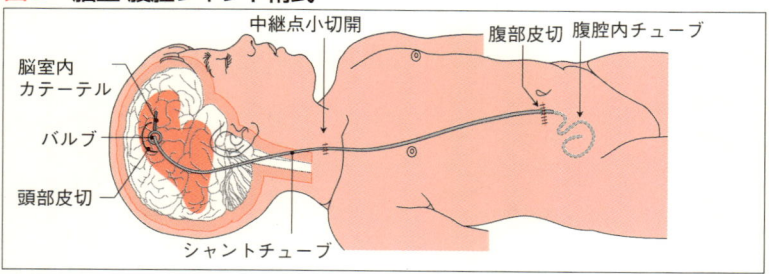

図3　パッサーの使い方

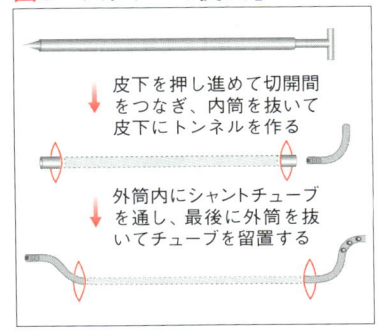

↓ 皮下を押し進めて切開間をつなぎ、内筒を抜いて皮下にトンネルを作る

↓ 外筒内にシャントチューブを通し、最後に外筒を抜いてチューブを留置する

激に脳室が拡大することにより、頭痛、嘔気・嘔吐、意識障害などの頭蓋内圧亢進症状が中心となる。
●新生児・乳児では縫合閉鎖前であるため、頭囲拡大・大泉門膨隆が認められる。
●正常圧水頭症は歩行障害・尿失禁・精神症状を三主徴とする。特に精神症状は記憶・記銘力低下、集中力欠如などのいわゆる老人性痴呆様症状を呈する症例から、無言・無動と歩行障害が相まってパーキンソン病様症状を呈する症例まであり、診断がつきにくいのが現状である。

2）診　断
●髄液循環から水頭症が考えられる症例や、シャント機能不全が疑われる症例は、速やかにCT・MRI等による画像診断がなされるべきである。
●経時的な脳室拡大の所見はもとより、図5のようなCT上の脳実質やクモ膜下腔の変化も重要である。
●先天性脳形成不全に伴う脳室拡大や、脳萎縮の進んだ正常圧水頭症では、画像診断も有用ではあるが、さらに病態把握の手段として、メトリザマイド脳槽造影や持続的頭蓋内圧モニターで実際の髄液循環動態や頭蓋内圧を分析する。

図4　圧可変式シャントバルブ（メドス社製）

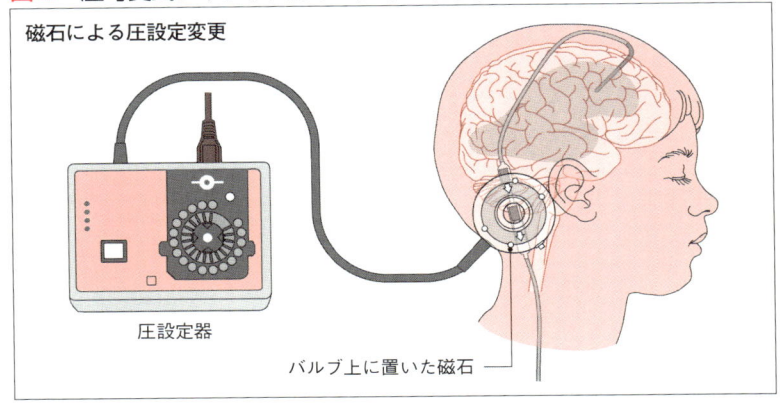

磁石による圧設定変更

圧設定器

バルブ上に置いた磁石

4. 術後のケア

●脳室-腹腔シャント術後の合併症としては、以下のものが挙げられる。

1）急性硬膜下血腫
●シャント設置直後、圧迫されていた脳実質が膨らむ前に脳室を急激に縮小させると、脳表側の硬膜下腔が逆に拡大し、橋静脈を断裂させ血腫を作ることがある。
●術後の体位は、水平位から頭側ベッドを段階的に挙上し、時間をかけて患者を起こしていくようにすべきである。

2）感　染
●シャントシステムは体内に埋め込まれたものの異物であるので、大変感染に弱い。術後は予防的な抗生剤の投与と、長期にわたる十分な観察が必要である。

3）シャント機能不全
●設置したシャントシステムが何らかの理由で閉塞し、再び水頭症の再発・進行をみることがある。
●臨床症状や画像変化に留意し、急

図5　水頭症のCT所見

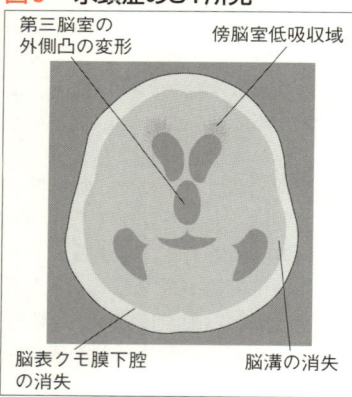

（第三脳室の外側凸の変形／傍脳室低吸収域／脳表クモ膜下腔の消失／脳溝の消失）

図6　バルブによるシャントの疎通性検査

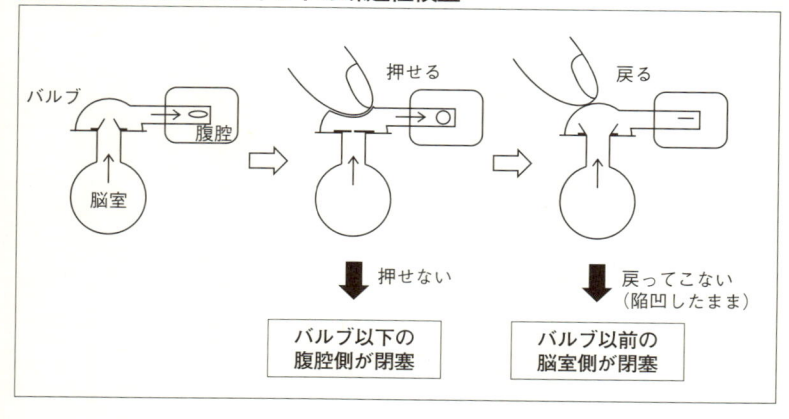

バルブ／腹腔／脳室　⇒　押せる　⇒　戻る

↓押せない　　↓戻ってこない（陥凹したまま）

バルブ以下の腹腔側が閉塞　　バルブ以前の脳室側が閉塞

性水頭症の術前に準じて対処すべきである。

4）低髄圧症候群
● 低圧設定シャントバルブにより、かえって髄液の過剰流出が起こったり、設置直後の脳の膨らみが十分でない時期に大量の髄液流出が続くと、頭蓋内圧が異常に低下し、頭痛、嘔気・嘔吐といった症状が出現する。
● 特徴的なのは、臥床すれば症状は軽快し、座位・立位で増悪する点である。
● 治療としては、臥床期間を延長してゆっくり起こしていくか、バルブの入れ替えである。

5）バルブ圧の設定
● 前述のように、設置したシャントバルブの圧設定を経皮的に変えられるシステムがある。
● 頭痛や歩行障害の程度、画像所見を参考にしながら磁石を用いて、ほどよい圧設定に調節する。

5. 退院指導

1）シャント機能不全
● 退院後も、シャント不全を思わせるような頭痛や嘔吐・気分不快を訴えることは、たびたびあると思われる。
● まず家族にバルブの仕組みを十分理解していただいた上で、図6のような所作でシャントシステムの疎通性が確認できることを指導する。
● 押せなかったり、戻りの悪い場合は直ちに病院へ連絡し、受診するようにも指導する。

2）シャントチューブ長の不足
● 新生児・乳幼児期に設置されたシャントチューブでは、患児の成長とともに腹腔側チューブの長さが足りなくなり、小学生頃に腹腔より抜けてしまう。身長の伸びに応じて、時々腹腔内のチューブの長さをX線写でチェックする必要があることを指導しておく。

3）感　染
● 家族にシャントチューブの感染に対する弱さを理解していただき、チューブに沿う外傷や化膿には、十分注意してもらうよう指導する。
● チューブに沿った皮膚の発赤や腫脹は、まず感染と考えて間違いないことを強調する。

4）可変式バルブの誤変動
● 磁石による圧設定の変動は、MRIや他の日常にある磁石の影響をも受けることを、よく家族に承知していただく必要がある。
● 頭部X線写で現在の圧設定がわかるので、変動した可能性がある場合には、早急に外来受診するように指導する。

田代　弦

神経内視鏡手術

1. 適応と術式

●近年の光学技術の発展により細径で、かつ解像力の優れた内視鏡が開発されてきた。これにより元来管腔臓器にしか適応のなかった内視鏡が、脳室系、脳槽系の脳の細隙に挿入することができ、脳神経外科学領域に於いても臨床応用されつつある。

●神経内視鏡下手術の臨床応用は現在**表1**[1)2)]のように診断・治療と多岐にわたり、その可能性については発展段階にあると言える。

●また神経内視鏡手術はその使用法により、神経内視鏡単独手術なのか開頭術の支援のために使うのかに分けて理解すべきである。今日確立されてきた適応疾患を**表2**に示す。

●現在、一般汎用されている内視鏡はfiberを用いた軟性鏡（図1）とlensを組み合わせた硬性鏡（図2）の2種類がある。前者は外径1.2 mmのものよりあり、先端がsteerableになっており操作性の良さがその特徴である。後者は外径2.7 mmのものよりあり、得られる画像は極めて鮮明である。いずれもCCDカメラを介してモニター画面を見ながら手術を行う。

●実際の手術操作においては内視鏡に併設されているworking channelを介して鉗子、凝固切開用の単極、双極電気メス、あるいはKTP/YAGレーザーなどを用いて行う。またY字管を用いて術野の洗浄を行うこともできる。

●実際の術式として、神経内視鏡手術の代表例である中脳水道狭窄症に

図1　神経内視鏡：軟性鏡

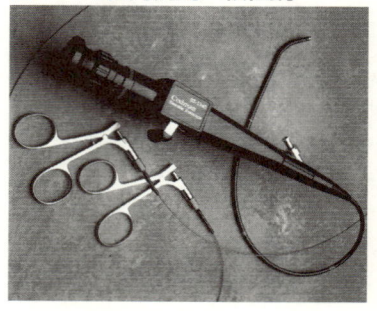

図2　神経内視鏡：硬性鏡

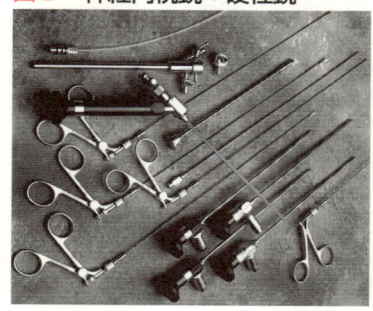

よる閉塞性水頭症に対する神経内視鏡下第3脳室開窓術（neuroendoscopic third ventriculostomy）を概説する（表3、図3）。
●手術器具は内視鏡関連器具以外は脳室ドレナージに準ずる。
●麻酔は原則として全身麻酔で行う。本法の位置づけは内視鏡単独手術で、軟性鏡でも硬性鏡でも可能である。
●その他の内視鏡手術においても使用する器具は、術者によって個々にセッティング・内容が異なるので術前にシミュレーションを行うことが望まれる。

2. 術前の検査・処置

●ここでは、閉塞性水頭症に対する神経内視鏡下第3脳室開窓術（neuroendoscopic third ventriculo-

表1 神経内視鏡の臨床応用

診断学的応用	1）脳室、脳槽、血管内における構造変化の形態評価 2）脳室内、脳槽、血管内病変の形態評価と生検（組織採取と組織学的診断） 3）病態生理学的評価（頭蓋内圧、血管内圧、組織内圧測定等） 4）その他
治療法としての応用	1）非交通性水頭症における脳室開放術（third ventriculostomy等） 2）脳室、脳槽内隔壁穿破、isolated compartmentの交通性の確立 3）嚢胞性病変の開放、嚢胞内tubeの設置、嚢胞内薬物の投与等 4）脳実質内病変の吸引、ドレナージ等 5）shunt tube manipulation（脳室内短絡管設置、浮遊・癒着短絡管抜去） 6）血管内外科 7）脳深部電気刺激電極留置 8）その他
Open surgery（開頭術）の支援	1）blind sideの確認および補助操作（clippingの確認、トルコ鞍内、内耳孔内の残存腫瘍の摘出など） 2）その他

表2 神経内視鏡の標準的適応疾患

1. 閉塞性水頭症：神経内視鏡単独
2. 脳室系腫瘍：神経内視鏡単独あるいは開頭摘出術における支援
3. 聴神経腫瘍：開頭摘出術に対する支援
4. 脳動脈瘤：開頭クリッピング術に対する支援
5. 経鼻的トルコ鞍部腫瘍：神経内視鏡単独あるいはハーディー法における支援

表3 神経内視鏡下第3脳室開窓術
(neuroendoscopic third ventriculostomy)

1. 通常の全身麻酔下に右前頭部に約4cmの皮膚切開を置きburr holeを穿つ。
2. 専用のpeel-away introducer catheterを用いて前角穿刺を行う。
3. 軟性鏡を挿入し、側脳室前角内の解剖学的land markとなる脈絡叢、モンロー孔、脳弓、視床線条体静脈、中隔静脈を確認する（図3-A）。
4. 続いてモンロー孔より第3脳室に内視鏡を進める。中央に乳頭体とその前方に菲薄化した灰白隆起が容易に観察される（図3-B）。
5. 内視鏡を前方に振れば視交叉、後方に振れば中脳水道が確認される。
6. 内視鏡のworking channelより単極の凝固端子を挿入し（図3-C）、菲薄化した灰白隆起の中央に小穿孔を開ける（図3-D）。
7. 次にFogarty 3Fr. catheterを同部に挿入し、balloonを膨らまし同穿孔の拡大を行う（図3-E）。十分な穿孔が得られれば髄液の流出が確認できる（図3-F）。また直下には脳底動脈先端部が観察される。
8. 操作中に出血が見られれば洗浄にてほとんど止血される。
9. 通常脳室ドレーンは留置せず一期的に閉創する。

stomy）における術前検査・処置を解説する。

1）閉塞性水頭症の診断のための検査
● CT、MRI（矢状断を含む）にて水頭症の原因（一次性か二次性か）、水頭症の程度、解剖学的異常所見、CTあるいはRI脳槽造影にて髄液の循環動態（閉塞部位・クリアランス）を検索しておく。

2）通常の全身麻酔の準備のための検査
● 心電図、胸部X線写真などである。通常は輸血の必要性はない。

3）剃毛と消毒
● 右前角穿刺に対応した右前頭部部分剃毛を行う。
● 小児の場合は感染を考慮し頭部全剃毛とする。髄液腔の感染は小児例では重症となるので、創部のブラッシングと消毒は十分行う。

4）神経内視鏡の準備
● 機種による特性、附属機器の取り扱いに十分慣れておく必要がある。

5）洗浄液
● 神経内視鏡手術術中の出血に対する止血法の原則は洗浄である。
● 通常、体温程度の加温人工髄液か乳酸加リンゲル液を用いるので準備をしておく。

3. 術後のケア

● 術後は一般に早期より頭蓋内圧亢進症状は軽快する。
● 手術時間も短く、手術創もわずかな

図3 神経内視鏡下第3脳室開窓術
(neuroendoscopic third ventriculostomy)

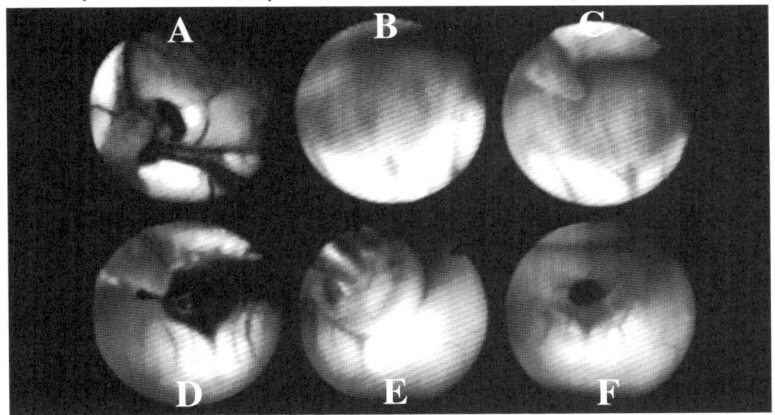

ので早期に離床・退院が可能である。
- しかし、術後数日間の開窓術の効果の確認のため、意識状態の変化とCTによる脳室の大きさの変化をチェックする必要がある。
- 開窓部の開存の確認はMRI（T_2強調画像矢状断）の髄液のflow void patternで行える。
- 生検術や術野の出血の多かった症例では脳室ドレーンを留置してくる場合がある。この場合は一般脳室ドレーン管理に準ずる。
- 術後数日間38〜39℃の一過性の発熱をみる場合がある。これは無菌性のもので血液検査上炎症の所見はなくステロイドの投与にて経過する。

4. 退院指導

- 開窓部の閉塞は通常の適応下の適正な手術の場合まず起こりにくいとされているが、短絡管依存状態の水頭症症例でシャント機能不全が生じた場合と同様に、頭蓋内圧亢進症状（頭痛、嘔吐、意識障害など）の再燃を見た場合には直ちに来院するよう指導する。
- 経過観察期間としては成人例で2年、小児例では少なくとも思春期までは精神運動発達状況を含めたフォローが必要である。

三木　保

文献

1) 大井静雄、佐藤修、松本悟：Neuro-enoscopic surgery；最近の進歩、脳神経外科 23；477-484、1995
2) 瀧本洋司、早川徹：神経内視鏡（軟性鏡）による脳神経外科手術、脳神経外科 23；111-116、1995

微小血管減圧術

1. 適 応

●微小血管減圧術（microvascular decompression：MVD）は、脳神経あるいはその神経根が血管によって圧迫されることにより、該当神経の機能低下や過敏症状が発生している症例に対し、顕微鏡下にその圧迫を除去する手術法の総称である。
●圧迫血管は加齢（硬化性変化）により蛇行した動脈であることが多いが、静脈や腫瘍のこともある。MVDの対象は、
①三叉神経痛
②顔面痙攣
③内頸動脈による視神経圧迫（視力視野障害）
④前下小脳動脈による前庭神経圧迫（disabling positional vertigo）
⑤後下小脳動脈による舌咽神経圧迫（舌咽神経痛）
⑥後下小脳動脈による副神経圧迫（痙性斜頸）である。
●本項では最も頻度の高い①、②について詳述する。

1）三叉神経痛
●MVDの効果の期待できる典型的三叉神経痛は、①一側の三叉神経分枝、あるいは全領域（第2、3枝領域が多い）に起こる、②突発性の電撃痛（持続は数秒）で、③痛みを誘発する明らかなトリガーゾーンを持っている（この領域に刺激を与える会話、洗顔、食事、歯磨などが制限される）ものである。
●MVDの効果が期待できない鑑別すべき疾患は、①帯状疱疹後の三叉神経痛、②副鼻腔疾患による症候性三叉神経痛、③偏頭痛、④Reader syndrome、⑤Tolosa-Hunt syndrome、などである。
●典型的三叉神経痛は、カルバマゼピンが著効することが多いが、長期の連用は副作用も多く避けるべきである。全身麻酔ができない症例を除いて、疼痛発作が繰り返す症例は、積極的にMVDを考慮する。

2）顔面痙攣
●MVDの適応となる典型的顔面痙攣は、①一側性、②眼輪筋の小さい単収縮から始まり、③経過（月～年）とともに顔全体から頸部に及び、④緊張や表情筋を使うことで増強し、⑤中年以降の女性に多いもの、である。
●MVDの適応とならない鑑別すべ

き疾患は、①blepharospasm、②Meige syndrome、③facial myokymia、④Bell麻痺後のsynkinesisである。
●治療法としては、安定剤、抗痙攣剤で一時的に軽快することがあり、また顔面神経のブロック、経皮的高周波凝固術などもある。
●しかし、日常生活の上で強いストレスとなっている場合は、積極的にMVDを考慮する。全身麻酔が可能であれば、手術の禁忌はない。

2. 術　式

●lateral suboccipital approachでMVDを行う。

1）手術体位
①側臥位で、②頭部を10～20度挙上（頭部を軽く前屈、側屈させ、側頭部を水平に：頸部を無理に屈曲すると、頸部での静脈還流障害のため静脈圧が上昇し硬膜内操作の支障となる）、③肩は布テープで下腹側に牽引し、側板で患者を手術台に固定する。

2）皮切、開頭、硬膜切開
●開頭の基準は、三叉神経痛ではasterion、顔面痙攣では乳様突起切根部である（図1）。
●開頭の高さを考慮し、hair line内に5cm程度の皮切をおく。
●頸部の筋層は電気メスで直線的に切開せず、解剖学的走行に沿ってlayer to layerで剥離、翻転して術野を確保する。
●約1.5～2cmの開頭をS字状静脈洞の後端が一部露出するまで行い、硬膜切開も静脈洞直前まで行う（小脳半球の圧排を最小限に）。
●mastoid air cellが開放された場合は、硬膜切開前にイソジン液で洗浄、一時骨蝋でパックし、閉頭時筋肉片を充填する。

3）硬膜内操作
①三叉神経痛
●小脳テント面の最外側と錐体骨面の最上端に沿って軽く小脳を圧排し

図1　開頭部の目安

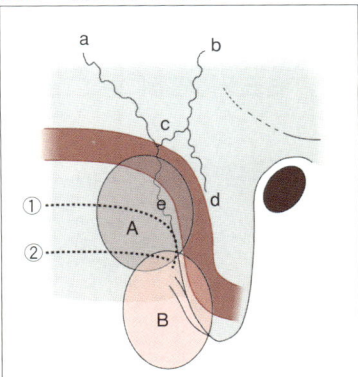

A：三叉神経痛の開頭部、B：顔面痙攣の開頭部
①：上項線、②：下項線
a：ラムダ縫合、b：鱗状縫合、c：頭頂乳突縫合、d：鱗乳突縫合、e：後頭乳突縫合を示した。a、c、eの交点がasterionで、横洞S字状静脈洞移行部の目安となる。

ながら小脳橋角部にいたり、クモ膜を切開し髄液を排出する。
● 麻酔条件や体位により、小脳のtensionが高い場合は、硬膜切開前にマンニトールを使用してもよいが、頭部の挙上などで十分対処でき、一旦髄液を排出できれば問題はない。
● 聴神経を確認したらその上方から上錐体静脈を越え、小脳上面外側端までクモ膜を切開し、小脳を軽くretractすると、術野で上錐体静脈の奥に三叉神経が確認できる。
● 三叉神経は、Meckel腔侵入部から橋外側の神経根部（root entry zone）まで、広く露出する。
● 上小脳動脈が三叉神経根部を圧迫していることが多いが、この部では脳幹に穿通枝を分岐することは稀なので、動脈を広く剥離すると血管そのものを転位できるようになることが多い。
● 転位させた上小脳動脈をテントや錐体骨の硬膜にオキシセルとビオボンドを用い接着、固定させ、prosthesisを用いず減圧する（図2-a、b）。
● 圧迫血管を転位できない場合は、従来の方法で神経根部からできるだけ離れた部位で血管と脳幹の間にprosthesis（テフロン綿、アイバロンスポンジ）を挿入し、減圧する。この際、できるだけ三叉神経が生理的な直線的走行になるように留意する。

②顔面痙攣
● 硬膜切開後、小脳下外側面を上方にretractする意識で、直線的にla-

図2　右三叉神経痛に対するMVDの術野

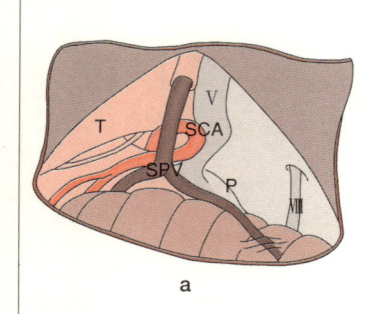

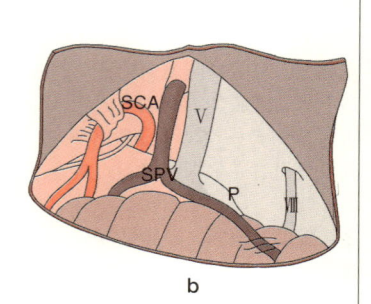

T：小脳テント、SCA：上小脳動脈、SPV：上錐体静脈、V：三叉神経、Ⅷ：聴神経、P：橋
a：三叉神経根部を強く圧迫しているSCAを確認できる。
b：SCAを剥離、転位させ、小脳テントにオキシセル綿とビオボンドで固定する。神経根部の圧迫要因を完全に除去すると、変形していた三叉神経の走行軸が正常位に復することを確認する。

teral medullary cisternにいたり、クモ膜を切開して髄液を排出する。

● 副神経、迷走神経、舌咽神経に沿って小脳前外側下端のクモ膜を上方に切開していくと、第4脳室外側孔の脈絡叢、小脳小葉が確認できる。術野で小脳小葉の奥に聴神経のentry zone、さらにその奥に顔面神経のentry zoneが確認できる。

● 小脳小葉を尾側から上内側方向に牽引して術野をとるが、その際retracterが深すぎると聴神経のentryを障害するので注意する。

● この術野で顔面神経のentry zoneは観察できるので、より頭側に術野をとり、聴神経、顔面神経を確認することは敢えて行わない。むしろ、顔面神経のentry zoneを尾側すなわち橋延髄移行部（術野で舌咽、迷走神経の奥）まで十分に確認することが重要である。

● この術野で、顔面神経のentry zoneを圧迫する血管を確認し、神経根部から剥離、減圧する（図3-a）。

● 原因血管となることが多い前下小脳動脈、後下小脳動脈ともにこの部では多くの穿通枝を分岐するので、三叉神経痛のMVDの場合のように血管を転位させられないことが多い。できるかぎりprosthesisが直接entry zoneに触れないように挿入し、減圧する（図3-b）。

3. 術前の検査・処置

● 術前検査としては、病歴聴取、神

図3　右顔面痙攣に対するMVDの術野

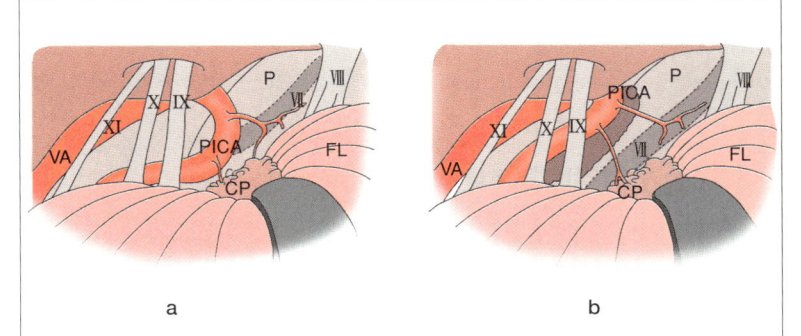

VA：椎骨動脈、PICA：後下小脳動脈、Ⅸ：舌咽神経、Ⅹ：迷走神経、Ⅺ：副神経、
Ⅷ：聴神経、Ⅶ：顔面神経entry zone、CP：脈絡叢、FL：小脳小葉
a：顔面神経のroot entry zoneを圧迫しているPICAを確認できる。
b：橋延髄移行部まで確認し、十分な減圧を行えるようprosthesisを挿入する。

経学的検査が重要である。
- すでに神経ブロックなどの既往がある場合には、顔面痙攣では軽い顔面神経麻痺が顕性化したり、三叉神経痛では顔面の異常感覚が出現することがあるので、患者によく説明しておく。
- 術前除痛のためカルバマゼピンを服用させている症例は、術後経過を見ながら減量、休薬させる。
- 手術の際に乳突洞が開放されることが多いので、術側の乳突洞の発達状態、炎症所見の有無を確認し、必要があれば耳鼻科的処置を行う。
- また、側臥位で頸部を屈曲する体位を取るので、高齢者では変形性頸椎症の程度に注意し、術前に体位のシミュレーションを行って苦痛の有無を確認する。
- 術前の神経放射線学的検査はMRI検査を基本とし、SPGR法で腫瘍性あるいは血管性病変を鑑別し、reversed heavy T2 weighted imageで神経圧迫部位の推測を行う。

4. 術後のケア、退院時指導

- 顔面痙攣は、術直後から消失するものが多い。しかし、1週間程度で徐々に消失し、その間一時的に再増強する症例もある。
- 三叉神経痛でも同様で、完全に痛みが消失するまで1〜2週かかることがあるので、患者に無用な心配をかけないよう十分に説明する。
- 顔面痙攣のMVDでは術後数週間して突然顔面神経麻痺が出現したり、三叉神経痛のMVDでは口角部にヘルペスの皮疹が出現することがあるが、予後は極めて良好である。
- 合併症として教科書的な、術直後からの顔面神経麻痺、聴覚障害や、髄液瘻などは、手術法を習熟し、確実に防止しなくてはならない。
- 術中乳突洞が大きく開放された場合は、術後数週間、聴覚異常（音がこもったような感じ）がみられることが多い。術後乳突洞の状態に注意する必要があるが、患者には自然に軽快することを説明しておく。
- 手術時、頸筋群をlayer to layerで剥離すると、術後の創痛、頸部痛は少ない。
- 術後低脳圧による嘔気、めまい感が消失したら翌日から積極的に離床させる。頸部痛が強い場合は、鎮痛剤、鎮痙剤を使用する。術後2週間程度で退院できる場合が多いが、顔面痙攣、三叉神経痛ともに再発することがあるので、よく説明しておく。

上出　廷治

血行再建術

1. 脳血流の維持機構と脳虚血

①脳血流の維持
●脳循環の自己調節能や種々の副血行路の存在(ウィリス動脈輪、脳皮質動脈間もしくは頭蓋内外の動脈間の吻合など)により、狭窄や閉塞が発生した動脈の灌流域でも脳血流を維持しようとする機構がある。

②脳虚血
●脳の血流が低下すれば、その領域の脳機能が維持できなくなり、脳虚血の症状が出現する。虚血の程度が強く、虚血時間が長ければ脳の不可逆的障害(脳梗塞)をきたす。

③脳虚血の原因
●動脈硬化に伴う場合が最も多い(もやもや病は後述)。
●脳動脈もしくは頭蓋外の動脈(頸部の頸動脈、椎骨動脈や大動脈)の血栓形成による狭窄や閉塞(脳血栓の原因)に加え、それらの動脈内腔壁や心臓内の血栓が塞栓となり、血流にのってさらに末梢の脳動脈を閉塞させる(脳塞栓の原因)。

2. 血行再建の目的

●目的は、①血行動態を改善することによって脳虚血症状を改善したり脳梗塞を予防する、②塞栓源になる病的動脈の内膜を修復して脳塞栓を予防する、ことである。
●血行再建は脳虚血による脳の不可逆的変化が発生する前に行う。
●その理由は、①脳虚血によりすでに不可逆的な状態に陥った領域に血流を改善しても脳の機能は改善されないこと、②血行再建によって大量の血流が不可逆的変化に陥った脳の領域に急激に再開されると、血管から血漿成分が漏出して虚血性脳浮腫や血管が破綻して脳出血をきたす(出血性脳梗塞)ことである。すなわち血行再建により逆に脳の障害を増悪させる。

3. 血行再建の適応の原則

●脳機能を維持できないほど脳の局所の血流が低下すれば、直ちにその領域に見合う神経症状が出現し、その領域は不可逆的状態へと進行する。
●すでに不可逆的変化をきたしていればこの領域への積極的な血行再建の適応はない。保存的治療(血圧の安定化、血流改善剤や抗血小板凝集抑制剤などの投与)を行う。

- 脳内の穿通枝など細い動脈では有効な血行再建の方法がなく、血行再建の適応外。
- 重篤な脳障害を持つ例や高齢者は適応外。

4. 時間経過から見た血行再建の適応

1) 超急性期（発症から6時間以内）
- 超急性期であれば脳の不可逆的変化はきたしにくいため、次の①、②、③の項目がそろえば血管内手術法による血行再建の適応となる例が多い。

①神経徴候からの判定
- 片麻痺のみならず、失語症、失認など大脳葉症状や失見当識、軽度の意識障害を伴う例など大脳の広範囲な血流低下が考えられる場合。責任血管は脳内穿通枝など細い動脈ではなく、脳の主要動脈と推測できる。

②CTなどの画像上の判定
- 神経症状に合致する脳の領域に脳虚血による変化を認めないことが血行再建の適応。
- 虚血性脳浮腫や脳梗塞を示唆する低吸収域や、出血性脳梗塞を示唆する高吸収域を認めれば、すでに不可逆的変化をきたしたと考え、超急性期の血行再建の適応はない。

③脳血管撮影による判定
- 発症後できるだけ早期に両側の頸動脈と椎骨動脈撮影（4 vessel study）と大動脈撮影を行い、責任病変（動脈の狭窄、閉塞、塞栓など）が治療可能な部位かを判断し、副血行路の状態を診断する。
- 頸部内頸動脈や椎骨動脈など頭蓋外の脳灌流動脈、もしくは頭蓋内の脳の主要動脈では血行再建の方法があるが、脳内穿通枝など細い脳動脈は適応外となる。

④その他
- 脳血流シンチグラフィー（SPECT）、拡散強調MRIの結果も考慮する。

2) 急性期（発症後6時間以降数日以内）
- 発症後に脳虚血の症状が固定してから6時間以上経過した例でも超急性期の①、②、③にあてはまる場合、もしくは発症後に脳虚血の症状が進行性に増悪している例では急性期の血行再建の適応を考慮する。
- 大脳と異なり、脳幹、小脳は副血行路が発達しているので、多くの例は発症後24時間以内でも急性期の血行再建の適応がある。

3) 慢性期（発症後数日以降）

①脳塞栓の予防を目的とした血行再建（責任血管が塞栓源である場合）
- 頸部の頸動脈狭窄に対する内膜切除術を行い狭窄部の動脈内膜を修復すれば、脳塞栓による脳梗塞の予防効果は薬物治療より勝る例がある。
- 適応は、a. 過去3か月以内に一過性脳虚血発作あるいは脳梗塞をきたした症候性の症例で、内頸動脈に70％以上の狭窄を有する例、b. 過去

に脳虚血や脳梗塞の症状のない症例で、内頸動脈に60％以上の狭窄を有する男性例である[1]。

②貧困灌流の改善を目的とした血行再建

● 貧困灌流：脳梗塞には陥っていないが、脳局所の血流低下により脳機能が低下している状態をいう。脳血流の予備能は低下している。
● 貧困灌流の領域を持つ症例や進行する脳虚血症状を呈する例では、血行再建により症状の進行の停止や改善が期待できる。
● 慢性期の貧困灌流の的確な診断は症状、CT、MRI、血管撮影では困難。
● SPECT（シングルフォトン断層法）で脳血流の予備能の低下や、PET（ポジトロン断層法）で脳の酸素摂取率の増加があれば慢性期血行再建の適応がある。
● 最近に脳梗塞の発生があれば、出血性梗塞を避けるため血行再建は1か月以上待つ。
● 慢性期で安定した神経症状と脳血管撮影で十分な副血行路があれば血行再建は適応外である。

5. もやもや病（ウィリス動脈輪閉塞症）

● もやもや病は、ウィリス動脈輪、特に内頸動脈から前大脳動脈、中大脳動脈分岐部の狭窄、閉塞が両側性にみられ、脳底部を中心に多数の小血管が異常血管網（もやもや血管）を形成する原因不明の特殊な脳血管障害である。
● 小児例では、動脈硬化による脳虚血と異なり、過呼吸で脳虚血発作が出現しやすい（過呼吸→血中炭酸ガス濃度の低下→脳動脈の収縮→脳虚血症状が誘発）。
● 小児では繰り返し片麻痺などの脳虚血発作を伴い、進行して多発性脳梗塞となる（片麻痺、失語症、視野障害、知能障害などを残す）。
● 成人期では出血で発症する。
● 血行再建術（頭蓋内外の血管吻合術）により脳虚血症状の進行停止や改善が見られる。
● 小児例では涕泣する、熱い麺類を食べる、ハーモニカを吹くなどによる過呼吸で、脳虚血発作や脳梗塞を誘発するので、採血や検査の際、涕泣による過呼吸や精神的緊張を避け、必要に応じて鎮静を行う。

6. 血行再建の方法

● 2種類に大別される（**表1**）。
● 時間経過と病変部位とで適切な方法を選択する（**表2**）。

1）血管内手術による治療

● 脳血管撮影に続いて治療に移れるため、発症後超早期の血行再建に適する。治療可能な動脈は頭蓋外の動脈から頭蓋内の脳皮質動脈までと適用範囲が広く、今後さらに発展する治療法である。

表1 主な血行再建術

血管内手術による治療*と観血的な外科治療の2つに大きく分かれる

1. 頸部や脳の主要動脈の閉塞や狭窄に対して、閉塞、狭窄部位を直接的に改善させる方法	A. *塞栓に対する局所血栓溶解術（図1）：頭蓋内の狭窄や閉塞した動脈までマイクロカテーテルを挿入し、線維素溶解剤（ウロキナーゼなど）を注入して血流を再開。 B. *経皮的血管形成術（PTA）：バルーンカテーテルを用いて狭窄血管を拡張。 C. *ステント留置術：狭窄動脈を拡張するため血管内腔にステントを挿入。 D. 頸部内頸動脈内膜切除術（図2）：動脈硬化により肥厚した内膜を切除して狭窄の解除、塞栓の原因を除去。
2. 頭蓋内外動脈間のバイパス：責任病変に対する直接的な治療は行わず、外頸動脈系より頭蓋内の脳動脈へ新たな血流経路を作成して血行を改善	**1）直接血管吻合** 　血行再建を行う領域の脳動脈に直接動脈を吻合する。吻合直後より血行が改善する。吻合する動脈が脳皮質動脈であれば血管径は細いので、吻合直後の血流は多くはないが、徐々に吻合血管の血管径が増大して血流が増加する。 ①主に大脳皮質の血流改善を目的 　E. 浅側頭動脈-中大脳動脈吻合術（superficial temporal aretry-middle cerebral artery anastomosis, STA-MCA吻合）（図3）など ②後頭蓋窩に存在する脳幹や小脳の血流改善を目的 　F. 浅側頭動脈-上小脳動脈吻合術 　G. 後頭動脈-後下小脳動脈吻合術など **2）間接血管吻合** 　脳表面に吻合させたい動脈を接触させ、脳表動脈との間に血管吻合が形成されるのを待つ。血行の改善までに少なくとも1、2か月は必要である。もやもや病の血行再建以外には用いられない。 　H. encephalo-duro-arterio-synangiosis（EDAS）（浅側頭動脈と脳表動脈との吻合）（図4） 　I. encephalo-myo-synangiosis（EMS）（側頭筋の動脈と脳表動脈との吻合）など
3. 他の血管を仲介に用いた血行再建	他の部位の動脈、静脈あるいは代用血管（大伏在静脈、橈骨動脈、人工血管など）を仲介に用い、新たな血流路を作成。吻合血管が大きければ大量の血流を吻合部より供給できる。
4. 血管移行術	頭蓋外の椎骨動脈などの狭窄部に対し、血管を移行させて血流を改善。

●問題点は治療中に塞栓を発生させ脳塞栓を合併する危険性があり、長期にわたる治療成績がまだない。

2）観血的な外科治療
●ほぼ確立された手術手技が多く長期結果が検討されているが、血行再建に時間がかかり超急性期には適さない。

7.術前のケア（表3）

1）発症時間の推定
●血行再建の適応を決定するために、

図1　血管内手術法による塞栓に対する局所血栓溶解術

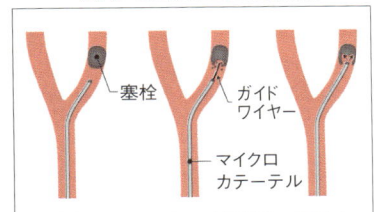

閉塞部にカテーテルを誘導し（図左）、ガイドワイヤーで血栓を部分的に粉砕し（図中央）、カテーテルを血栓内に誘導し注入を行う（図右）

図2　頸部内頸動脈内膜切除術

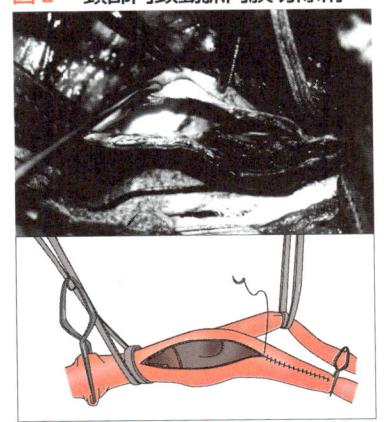

上：肥厚した内膜を剥離切除
下：内膜を切除した後、動脈壁を縫合

図3　浅側頭動脈-中大脳動脈吻合術

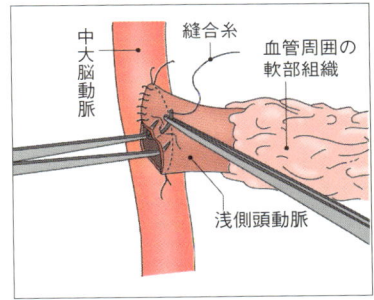

（文献1より引用一部改変）

図4　もやもや病に対するence-phalo-duro-arterio-syn-angiosis（EDAS）

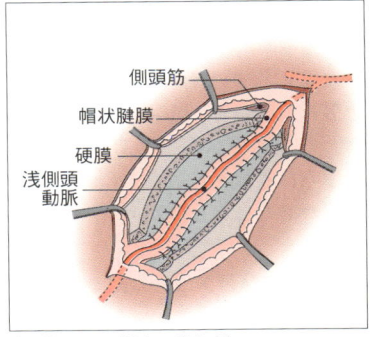

（文献1より引用一部改変）

表2 血行再建術の選択

1. 超急性期（発症後6時間まで）*
- 塞栓に対する局所血栓溶解術（**表1のA**）

2. 急性期（発症後6時間から数日まで）
- 塞栓に対する局所血栓溶解術（**表1のA**）
- 経皮的血管形成術（PTA）（**表1のB**）
- ステント留置術（**表1のC**）
- 頸部頸動脈内膜切除術（**表1のD**）

3. 慢性期（発症より数日以降）
- 頸部頸動脈内膜切除術（**表1のD**）
- 頭蓋内外の血管吻合（**表1のE、F、G、H、I**）：間接血管吻合（**表1のH、I**）はもやもや病に用いる。
- 他の血管を仲介とした血行再建（**表1の3**）
- 経皮的血管形成術（**表1のB**）：頭蓋外の内頸動脈、椎骨動脈、鎖骨下動脈、そして頭蓋内主幹動脈（椎骨動脈底動脈、内頸動脈サイフォン部、中大脳動脈水平部）の狭窄に対し、カテーテルにより拡張可能な部位に狭窄のみられる例に施行。
- ステント留置（**表1のC**）：最近、頸部頸動脈狭窄などに対して行われている。
- 血管移行術（**表1の4**）

4. 主要な脳動脈を犠牲にする必要がある術式に併用：腫瘍の切除や動脈瘤の処理などに伴い、内頸動脈、中大脳動脈など主幹動脈の切除、閉塞が必要となる例に使用。
- 他の血管を仲介とした血行再建（**表1の3**）

＊血行再建の範疇には入らないが、発症3時間以内の超早期の虚血性脳血管障害例に対する組織型プラスミノーゲンアクチベーター（tPA）の静脈内大量投与は有効（現在のところ日本では健康保険の適応はない）

発症からの経過時間が極めて重要。

2）短期間に神経症状が悪化する場合

●麻痺の程度や範囲（顔面、上肢、下肢）、失語症、見当識、意識状態などの神経症状が増悪してくれば、緊急の血管撮影や、それに続く血行再建が必要となる例がある。

8. 術後のケア（表4）

●神経症状：緊急処置を行う必要のある病態が多いため、神経症状の変化を早期に捕らえることは重要である。
●血行再建後の再閉塞などによる脳虚血、血行再建後に発生する脳浮腫や出血性脳梗塞に伴い、頭蓋内圧が上昇すれば血腫除去など緊急減圧手術が必要になる。頭蓋内圧が上昇して管理が不可能となり死亡する例もある。

表3　血行再建の術前の検査および術前のケア

1. 神経症状
①発症時間の推定：超急性期や急性期では血行再建の適応を決定するために、発症からの経過時間（脳虚血の持続時間）が極めて重要。
②神経症状の変化：麻痺の程度や範囲（顔面、上肢、下肢）、失語症、見当識、意識状態などの神経症状の増悪や新たな出現、頻回の脳虚血発作を認めれば、脳虚血の発生や進行を考え、緊急の血管撮影を行う。その結果で血行再建が必要となる例がある。

2. 全身状態の把握と管理
①血圧の変動に注意：血圧上昇や急激な血圧降下は避ける。
②動脈硬化のリスクファクター（糖尿病、高コレステロール血症、高尿酸血症など）の管理（主に慢性期）：食事管理、禁煙などを施行。

3. 薬物治療
①抗血小板療法：アスピリン、チクロピジンなどの薬物の投与を行い、手術に際しても継続して投与。出血傾向があれば投与量を調節。
②抗凝固療法：ワーファリンの投与は抗血小板療法に追加し、手術1週間前には投与を中止。抗凝固作用が残存していれば新鮮凍結血漿を投与して中和し出血傾向を避ける。

4. 術前諸検査（超急性期、急性期では必要最小限にとどめ、早期の治療を優先）
①術前の心臓精査：冠動脈や全身の閉塞性血管病変を合併しやすい。特に虚血性心疾患の評価は重要。心電図、心エコー検査、狭心症の既往があれば冠動脈撮影も考慮。
②呼吸機能検査：慢性呼吸器疾患例、高齢者では必須。
③腎機能検査：動脈硬化による腎障害。
④凝固系の異常をきたす病態の検索：血液疾患、肝硬変、薬物など。

5. 術前評価（超急性期でも①、②、③は必須）
①神経症状、日常生活レベルの詳細な把握→1. 神経症状。
②CT：虚血による脳の不可逆的変化（虚血性浮腫、脳梗塞、出血性脳梗塞など）の診断。
③脳血管撮影：4 vessel studyと大動脈撮影を行う。閉塞、狭窄病変の部位、動脈の狭窄度、狭窄動脈部の血管内膜の潰瘍（塞栓源）の有無、側副血行の状態、他の動脈病変の検索。
④MRI：脳梗塞の有無やその範囲の診断。
⑤MR angiography：脳動脈の狭窄、閉塞のスクリーニング検査。
⑥頸部動脈エコー、頸動脈3D-CT：動脈狭窄の診断、動脈内腔の性状の検索。
⑦経頭蓋ドップラー血流検査：頭蓋内主要動脈の血流速度や塞栓形成の検索。
⑧脳血流シンチ（SPECTなど）：脳血流、脳血流予備能の評価。
⑨PET：脳の局所の血流や代謝を測定し、脳酸素摂取率を評価。

表4 血行再建術後のケア

1. 合併症の早期発見
①神経症状の増悪(頭痛、嘔吐の出現、片麻痺、失語症、見当識障害、意識障害、けいれんなどの出現、増悪):出血性脳梗塞、塞栓による脳梗塞、再狭窄や吻合部の閉塞による脳虚血を考える。頭蓋内外の血管吻合であれば術後の頭蓋内血腫も考慮。
②頸部の頸動脈の手術操作による迷走神経、舌下神経、顔面神経の障害:低血圧、徐脈、嗄声、嚥下障害、嚥下性肺炎、口唇の下垂など。
③頭蓋内外の血管吻合:吻合動脈(浅側頭動脈など)の拍動の消失、創部の腫脹、血腫による吻合血管の圧迫、創部の治癒遅延、髄膜炎など。
④創部感染。
⑤血管内手術後の動脈穿刺部のケア。

2. 術後のケア
①安静度:術後数日間はベッド上安静とし、徐々に解除。
②血圧の厳重な管理:血圧上昇は出血性梗塞を誘発するので避ける。
③運動制限が解除された際の血圧の変動や神経症状の出現に注意。
④頸部の内頸動脈、椎骨動脈などの手術操作を行った例では頸部の過激な運動を避ける。
⑤食事:嚥下障害に注意して半固形物からはじめ、症状をみながらもとの食事にもどす。減塩食など治療食の考慮。
⑥薬物治療:抗血小板療法(アスピリン、チクロピジンなどの投与)、抗凝固療法(ワーファリンの投与)の再開。
⑦リハビリテーションの開始、再開。

3. 退院指導:次の項目の重要性を説明し指導する。
①動脈硬化の危険因子の管理:血圧、食事(コレステロール値、尿酸値、血糖値など)の管理、禁煙、合併疾患の管理。
②抗血小板凝集抑制剤あるいは抗凝固剤の投与の必要性と副作用。
③治療した病変の再狭窄による脳虚血症状の再発の危険性。
④他の血管病変の発生の危険性(脳動脈の多発病変では新たな脳梗塞の発生、頸部内頸動脈病変では冠動脈疾患を高率に合併)。
⑤リハビリテーションの必要性。
⑥退院後の家庭環境の整備(患者の自立と家族による介助、心理的支援など)。

文献

1) 田村晃、大滝雅文、遠藤俊郎、他:虚血性病変の診断と治療、図説脳神経外科、New Approach 8、脳血管障害:メディカルビュー社、pp86-175、1999

西川 節、坂本博昭

脳血管内治療

1.適応と術式 (表1)

●脳血管内治療は、種々の脳神経疾患の治療および詳細な診断を行うために原則として経皮的にX線透視下に施行する手技の総称で、脳血管内手術やinterventional neuroradiologyとも呼ばれる。

●主な治療法（術式）とその内容、適応を示す。

1）塞栓術

●脳動脈瘤・血管奇形や腫瘍栄養血管に種々の塞栓物質を注入し閉塞させる。

●ほとんどは経動脈的にアプローチ

表1　脳管内手術の対象疾患と適応術式

対象疾患	適応術式
脳動脈瘤 — 動脈瘤	塞栓術 / バルーン閉塞試験
└ クモ膜下出血後血管攣縮	血管拡張術：PTA / 薬剤（パパベリン、ファスジル）動注
脳動静脈奇形	塞栓術 / 誘発試験
脊髄動静脈奇形・顔面血管奇形	塞栓術 / 誘発試験
硬膜動静脈瘻	塞栓術
頸動脈海綿静脈洞瘻	塞栓術
ガレン大静脈瘤	塞栓術
脳主幹動脈狭窄症	PTA・ステント留置術
急性脳血管閉塞	急性期局所線溶療法 / PTA・ステント留置術
脳・脊髄・頭頸部腫瘍	塞栓術 / 薬剤（抗癌剤など）動注 / バルーン閉塞試験 / 超選択的試料採取
てんかん	血管内脳波 / 誘発試験（ワダテスト）

図1　脳動脈瘤塞栓術（治療前とGDC塞栓術後）

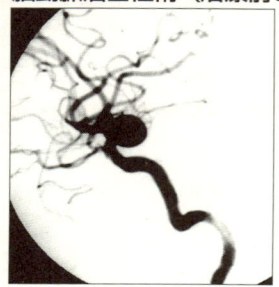

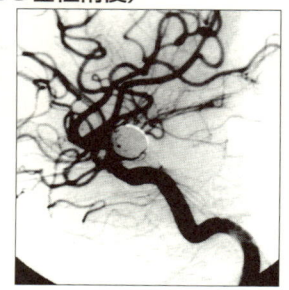

図2　頸動脈ステント留置術（治療前とWallstent留置後）

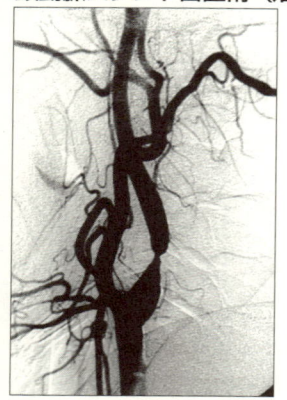

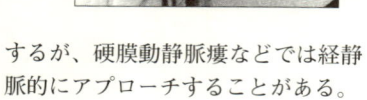

するが、硬膜動静脈瘻などでは経静脈的にアプローチすることがある。

2）血管形成術（PTA）、ステント留置術
- バルーンカテーテルを狭窄血管に誘導し血管を拡張させる術式。
- 頭蓋内血管への応用も始まり、クモ膜下出血後の脳血管攣縮にも試みられている。さらにステント留置術も脳血管領域で本格的に試みられるようになった。

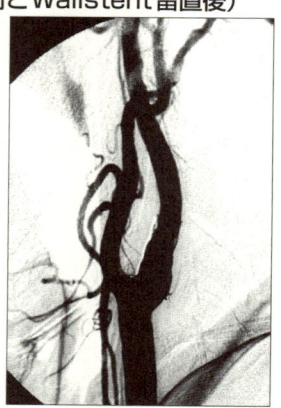

3）急性期局所線溶療法
- 閉塞部位にカテーテルを誘導し、血栓溶解剤（組織プラスミノーゲンアクチベータ；t-PAやウロキナーゼなど）を局所に動注して血栓を溶解し再開通を得ようとする術式。

4）超選択的薬剤動注
- 悪性腫瘍に対する抗癌剤の局所動

注が主。
●クモ膜下出血後の脳血管攣縮に対する塩酸パパベリン（血管拡張薬）の動注も含まれる。

5）バルーン閉塞試験
●塞栓術や直達手術において脳主幹動脈を一時的または永久に遮断する可能性がある場合に、前もって遮断の可否を判定する試験。
●遮断する部位にバルーンカテーテルを誘導し閉塞試験を行う。
●虚血症状の出現の有無を確認するだけでなく、側副血行・脳波・遠位端圧・脳血流なども同時に評価し正確に判定できるようになってきている。

6）誘発試験
●塞栓術に先立ち、塞栓しようとする血管から正常組織が栄養されていて塞栓後に神経脱落症状が出現する危険を予知するために、麻酔薬（イソミタール、ラボナール、キシロカインなど）を注入する。

7）選択的試料採取
●主に下垂体ACTH産生腫瘍の診断確定のために腫瘍近傍の下錐体静脈洞から静脈血を採取する。

2. 術前のケア

1）情報収集
●治療日、開始時刻、治療内容や手順をまず確認する。
●問題点の予測や実際の準備、患者家族への対応の基本となる。

2）問題点の予測と看護計画
●術前および術後に生じうる問題点をリストアップし、看護診断と看護計画を立てる。
●患者の血管内治療の準備やケアに必要だが、それに加えて事後の反省や教育にも大いに役立つ。

3）不安除去と指導
●治療の内容や手順、安静の必要性を患者の表情、態度、言動から察して説明し、不安を除去する。
●家族と協力することが必要なこともある（特に小児や軽度意識障害で）。

4）治療準備
●絶食水。
●剃毛（穿刺部位を確認）。
●穿刺予定血管の血行を事前に確認（閉塞性疾患などで治療前から確認困難な場合がある）。
●ルート確保（治療時の穿刺予定部位を避けて行うことが必要。脳血管内治療では通常左上肢に末梢静脈路を確保する）。
●排尿カテーテルの留置（血管撮影検査より時間が長くなることが多く、通常は必要）。
●急性期重症患者などでは気管内挿管と人工呼吸管理が加わる。
●前投薬（指示の確認と確実な施行）。

表2 カテーテル前訪問用紙

カテーテル前訪問用紙				平成　年　月　日　Room
受け持ちNs	訪問Ns	主治医		病棟
HB	Wa	HCV	その他	氏名
臨床診断				年齢

目的

医学診断リスト	看護計画
□アレルギー　　　　□狭心発作 □腎機能低下　　　　□急性冠閉塞 □出血・血腫　　　　□心タンポナーデ □ワゴトニー　　　　□気胸 □血栓・塞栓　　　　□末梢循環障害 □不整脈　　　　　　□脳虚血 □動脈解離　　　　　□スパズム □ショック　　　　　□AVMからの出血 □心不全　　　　　　□人工栓の脱落 □瘤破裂	
看護データベース	看護計画
健康認識・健康管理 　アレルギー 　精神発達 　カテーテル・疾患に対する認識・知識	□損傷のハイリスク
栄養代謝 　身長　　　cm、体重　　　kg 　スキントラブル	□損傷のハイリスク □無効な体温調節 □皮膚統合性の障害
排泄 　排尿パターン 　排便パターン	□
活動・運動 　体温　　℃、脈拍　　　回/分 　リズム不整 　ペースメーカー 　呼吸困難 　人工呼吸 　チアノーゼ 　血圧　　/　　　（目標　/　　）	□身体運動性の障害 □呼吸機能変調 □ガス交換の障害 □組織循環の変調

看護データベース	看護計画
活動・運動（つづき） 　麻痺 　末梢冷感 　安静度 　心不全サイン 　心エコー	
認知・知覚 　腰痛 　上肢・肩痛 　上肢可動域制限 　意識障害 　視覚障害 　聴覚障害 　言語障害 　（失語・運動・感覚・構語障害） 　コミュニケーション手段 　めまい 　嘔吐・嘔気 　しびれ（部位）	□安楽の変調 □知識不足 □コミュニケーション障害
睡眠・休息 　睡眠障害	
自己知覚・自己概念 　面会時の様子 　カテーテルへの不安言動 　自分自身の性格	□不安 □悲嘆
関係・役割 　家族の患者の検査受け入れ状態	□親の役割葛藤
性生殖 　月経	
ストレス耐性 　検査への拒否・医療者への不信	
価値信念 　宗教の影響	

5）カテーテル室看護チームへの情報伝達の準備

●神経症状、全身状態（バイタルサインを含む）、感染症、アレルギー、心理状態などを把握し所定の用紙に記録する。
●表2にカテーテル看護チームの検査前訪問用紙を資料として提示する。

6）術後治療の確認と準備

●輸液や抗凝固療法など術後の治療方針を確認し、薬剤の準備やシリンジポンプの確保などを行っておく。

3.術中のケア

1）情報収集と準備

●治療予定に基づき術前訪問（表2）を行い、患者の情報や治療内容の把握に努める。
●血管内治療は特殊なものが多く、場合によっては予定されている治療内容や術中起こりうる変化とその対処法を直接医師から取材することが必要である。
●それに基づきカテーテル室や機器・器材の準備を行う。検査（治療）台の準備・麻酔器・吸引器・患者の固定具・救急薬剤・輸液・モニター・止血器具などを用意する。
●脳血管内手術は、急性期（クモ膜下出血急性期の塞栓術や急性脳主幹動脈閉塞に対する再開通療法など）にもしばしば行われるが、術前の情報収集を怠っては的確な準備はできない。感染症の有無を確認することは器材を扱う血管内治療では手術室同様必須である。

2）治療中の患者看護

●患者の観察（バイタルサイン・神経症状）は最も重要な業務である。
●脳血管内治療はしばしば局所麻酔で行われ患者の変化はよく観察できるが、患者の表情や様子から異常を疑えば速やかに医師に報告し指示を仰ぐことが重要である。
●また術中に生じたことを的確に記録することも重要な仕事である。

3）治療支援

●血管内治療では特殊な器材を数多く使用するため、看護チームもそれらによく精通し、必要な器材を遅滞なく準備するように努める。
●また術中の輸液管理や薬剤の投与を治療の流れに沿って行えるよう準備することも必要。

4）術後確認と情報伝達

●治療終了時の患者の状態、投与薬剤や輸液などを確認する。治療結果や術後の注意点を医師に確認することも重要。
●穿刺部を確認し、術後の安静、経口摂取開始時期などの指示とともに術後看護チームに伝達する。

4. 術後のケア

1）情報収集
- 治療内容と経過をカテーテル室看護チームから報告を受け、必要に応じて医師にも確認する。
- 特に穿刺部位、造影剤、使用薬剤（鎮静鎮痛薬、降圧薬など）、治療内容と経過・結果を確実に把握することが術後ケアの第一歩である。

2）術後治療
- 輸液や投与薬剤、酸素投与や人工呼吸などの指示を確認し確実に実行する。

3）穿刺部の観察と穿刺血管の血行確認
- カテーテル検査・治療では必須。特に血管内治療では抗凝固療法を行っていることが多く穿刺部から遅発性に出血することがしばしばある。
- また治療時間が長く比較的太い器材を用いるため、血行不全（末梢の脈拍の確認だけではなく痛みや皮膚温・皮膚の色）にも注意する。

4）神経症状や全身状態の変化への備え
- 治療内容と部位から予測される変化、その対処法や治療方針を把握しておく（術前に予想していた問題点に加えて術中に生じた問題が加わる）。
- 急性期破裂脳動脈瘤塞栓術なら再破裂の危険、動脈瘤塞栓術における塞栓症の生じる可能性とその部位、頸動脈ステント留置術後の徐脈や低血圧、塞栓症、頭痛や血圧上昇出現時の対応など、個々の疾患や治療方法と結果により予想される変化が異なる。

5）不安除去と指導
- 治療結果や術後治療、安静の必要などを患者の状態を見ながら適切に指導する。

6）術前術後に立案した問題点と看護計画の見直しと反省
- 個々の患者のケアに加えて今後の患者ケアにも役立つ。

5. 退院指導

1）退院後の治療支援
- 再受診（または他院への紹介）、再検査、再治療の必要な患者には、その方針やめどを医師から確認しておき簡単に説明、必要な内服薬の準備と服薬指導、穿刺部のケアなど。

2）不安除去と指導
- 疾患と治療内容や結果に関する不安があれば担当医と歩調を合わせて説明したり不安除去に努める。
- 日常生活（多くは禁煙が望ましく、食事や安静などに注意を払う必要があることも少なくない）の指導も重要。

坂井信幸

穿頭術・洗浄術・硬膜下－腹腔シャント

I 穿頭術

1. 適 応

● 手技が簡単で、時間がかからないことから緊急の場合に用いられる。
● 非緊急時でも、頭蓋内疾患が液状ないしそれに近い場合に用いられる。しかし、同一疾患でも、その程度、病態により、他の方法をとる場合もある。
● 適応疾患は以下の2つに分けられる。
● 1つの治療法として行われる場合：急性水頭症、脳室内出血、硬膜下液貯留（慢性硬膜下血腫、硬膜下水腫、硬膜下膿瘍など）、硬膜上血腫、脳内血腫、脳膿瘍など。
● 治療法の工程の1つとして行われる場合：定位脳手術、神経内視鏡下手術、脳腫瘍生検、頭蓋内圧センサー挿入、シャント術など。

2. 脳室系への進入を目的とした穿頭術

● 急性水頭症、脳室内出血、神経内視鏡下第3脳室開窓術、シャント術などは脳室系への進入を目的として穿頭術が行われる。

1）手 技

● 一般的に大きい脳室側の前頭角ないしは後頭角からアプローチできるように穿頭され（図1）、同時にドレーンを入れる場合が多い。
● 前頭角アプローチでは一般に冠状縫合部位正中より2横指外側、後頭角では耳孔上3～4横指上、3～4横指後方とする。脳室の形状が異なる場合があるので、穿頭部位は最終的にCTで決定する。
● 頭皮を1～2cm切開し、穿頭、硬膜を止血し、硬膜を切開、脳表を止血した後、脳室穿刺針で脳室へ刺入する。
● 小児の場合：年齢が小さいほどカテーテル内にスタイレットを入れないとカテーテルが脳内に迷入することがある。

2）術前ケア

● 術前症状、臨床所見、現病歴から迅速な対処とするか、ゆっくりでよいか判断する。
● 急ぐ場合はベッドサイドでも穿頭

する。
●術前に頭蓋単純写真、CT、MRIを施行し、その所見から原因および穿頭部位、穿頭数、カテーテルの方向、長さなどを確認する。

3）術後ケア
① ドレーンを持続留置する場合
●感染、体液の喪失、電解質異常に注意する（輸液、尿量などの出納バランス、血液・尿中電解質、CRPのチェック）。
② ドレナージの圧設定
●モンロー孔（耳孔で代替する）をゼロ点として圧を設定する。一般的には、10～20cmH2Oで頭蓋内圧を管理するが、病態、年齢、治療目的により圧設定は異なる。
③ ドレナージの排液
●急速に大量に流出した時、ないしは排液がみられない時注意する。
●急速な流出はショック、硬膜下血腫などを生じることがある。ショックを生じた場合は直ちに脳室内に体温近くに温めた生食ないしはラクテックを逆注入する。急速な流出は操作の誤りの場合が多い。
●持続排液を目的とする場合、排液は1時間あたり最低5～10mlを目標とし、排液のみられない場合はドレナージチューブをミルキング（しごく）を試みる。それでも流出がみられない場合はCTで原因を確認する。

3. 脳内系への進入を目的とした穿頭術

●脳内血腫、脳膿瘍は穿頭し、腔内にカテーテルを留置する。

1）脳内血腫
① 手　技
●意識障害、麻痺などの症状があり、CT上、血腫量が10cc以上あり、時間を経ても症状の改善しない症例に行う[1]。

図1　脳室内出血、水頭症

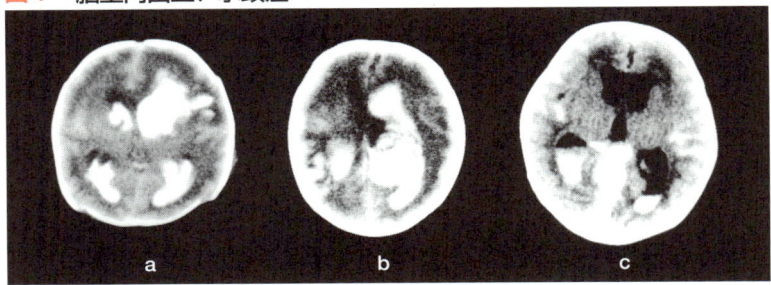

aは一側前角より脳室ドレナージおよび血腫除去、洗浄
bは一側前角および後角より脳室ドレナージ、血腫腔ドレナージを入れて血腫除去、洗浄
cは一側前角部より脳室ドレナージのみ

- また急速に悪化し、開頭術まで間に合わない場合も緊急処置として行う。
- 穿頭部位は被殻出血、視床出血では基本的に脳室前頭角穿刺部よりも1cm外側[1]、血腫量が脳表に近い場合は血腫の多いところに穿頭する。小脳出血では外耳孔より5～6cm後方、1cm上方[1]。
- 血腫に当たると抵抗感がなくなる。流動性の血腫の場合はカテーテルの内筒を抜くと血腫が流出してくる。流出してこないときは軽く吸引して確認する。
- 無理な陰圧をかけずに血腫を吸引する。吸引ができなくなったらカテーテル先端を2～3mm移動し、吸引する。それでも吸引できないときは中止する。
- 出血性疾患の基本は無理をしないということで、全部除去できなくとも問題はない。残存が多ければ再度行う。1回で全部除去しようと考えない。

②術前ケア
- 血圧、呼吸状態、血糖、肝腎機能、出血傾向など全身状態の評価が重要である。場合によっては、手術を延期し、全身状態の改善を待つ。

③術後ケア
- CTで血腫量がどの程度残存しているか確認する。多ければ再穿刺、再穿頭ないしは血腫腔の洗浄を行う。
- 術後は、血圧、血糖、胃出血、出血傾向などを評価し、再出血、全身状態の悪化に注意する。

2）脳膿瘍
- 脳膿瘍は被膜形成がまったくできていないものから完成したものまで病期により異なる。少しでも被膜形成があれば穿頭術で治療可能である。

①手　技
- 穿頭部位は、膿瘍に最も近い部位、脳室周囲では被殻、視床出血に準じた穿頭部位となる（図2）。
- 手技上の注意点は、脳膿瘍では他の脳に感染させないことである。脳膿瘍への穿刺は金属製のものないしはカテーテルにスタイレットを通したものを用いる。穿刺に金属製を用いる大きな理由は、非金属製であると被膜を貫通しにくいことがあるからである。
- 刺入していくと抵抗の強いところがあり、ブスっと破った感じのあと膿瘍内に入る。一方、被膜の形成が不十分な場合は抵抗をあまり感じず

図2　多房性脳膿瘍

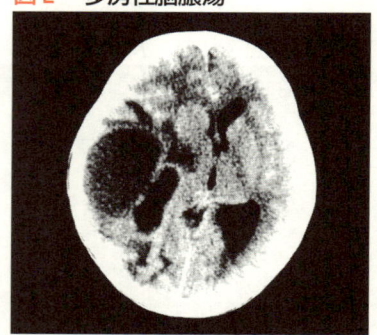

耳介上ないしは耳介前方側頭部より穿頭ドレナージ
残存膿瘍が再増大したら再度穿頭ドレナージ

に膿瘍内に入る。
● 膿瘍内に穿刺針ないしカテーテルが入ったら軽い陰圧をかけて膿を排除する。
● ある程度除去したらドレナージとする。
● ついで、感受性のある抗生物質100mg＋生食3cc、ないしは感受性がわからなければ髄液移行のよい抗生物質で腔内の洗浄を3～4回行う。
● 腔内内容を除去しすぎてからのカテーテル交換は腔内再挿入が困難である。
● ドレナージとするカテーテルは細菌が付着しづらい、抗生物質の吸着のよいハイドロゲル加工チューブ（Bioglide®）などを用いる。
② 術前ケア
● 脳膿瘍が急性期か、亜急性期か、慢性期か、CT、MRIで確認する。脳浮腫の程度は判断所見にはならない。
● 急性期で、被膜形成が全く認められなければ、まず抗生物質の投与で様子をみ、被膜形成を認めたら穿頭ドレナージにする。
● 脳膿瘍になった原因の検索は、再発を防ぐ上で重要である。
③ 術後ケア
● 膿瘍の抗生剤洗浄は2～3日行い、膿瘍腔が消失したらドレナージは抜去する。
● 被膜はきわめて長期間（5～6か月）かけて消失する。残存していても徐々に減少する。縮小傾向にあれば問題ない。
● 抗生剤の全身投与期間は、膿瘍残存の有無に関係なく約2週間は継続する。CRPが上昇している場合のみ、その後の抗生剤の継続を考える。経口抗生剤の効果は疑わしい。

4. 硬膜下系への進入を目的とした穿頭術

1）手　技
● 一般的に穿頭部位はどこでもよく、血腫ないしは液貯留の最も厚いところに穿頭する。
● しかし、手術創の問題、ドレナージ部位の問題などがあれば穿頭部位はその状況により異なる（図3）。

2）術前ケア
● 硬膜下液貯留が主体なのか、水頭症様病態の経過か、既存の脳損傷がありそれに続発したものなのか分ける[2]（図4）。
● 硬膜下液貯留のようにCT上見え

図3　外傷性硬膜下水腫

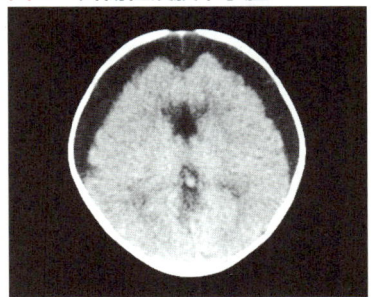

基本的には両側前頭部穿頭ドレナージないしは一側前頭部ドレナージ

図4 硬膜下液貯留

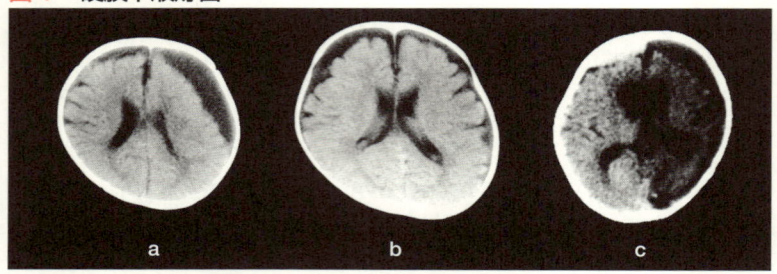

aは液貯留主体型——穿頭ドレナージないしはSPS
bは水頭症様病態併発型——保存的ないしはVPSを考慮
cは脳萎縮併発型——保存的ないしは被膜除去＋SPSを考慮

図5 低吸収域外傷性急性硬膜下血腫（虚血巣併発）

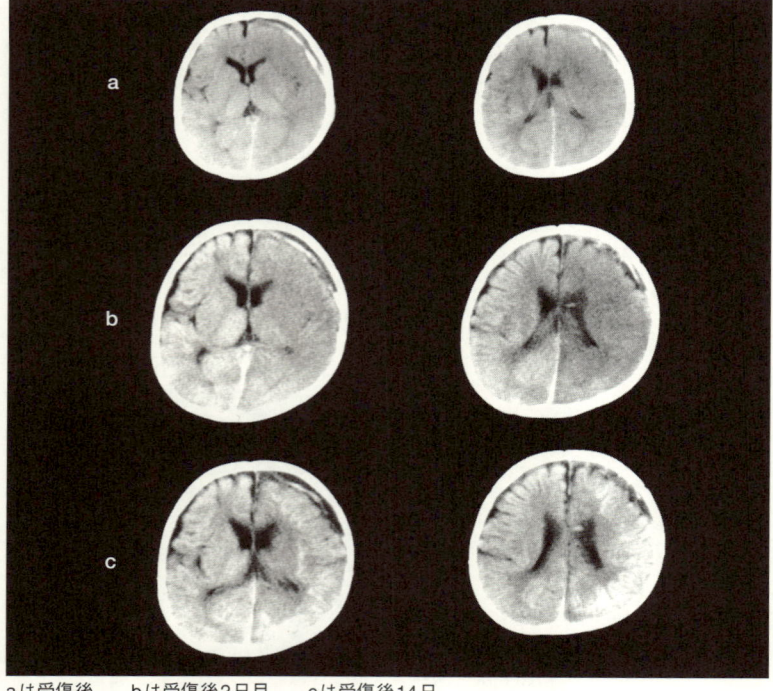

aは受傷後　　bは受傷後2日目　　cは受傷後14日
知的障害、片麻痺など重度の後遺症を残すので入院時に早急の対処が必要

ても低吸収域急性硬膜下血腫の場合がある。その場合は直ちに穿頭血腫除去を行うとともに、脳保護（大量バルビタール療法、低体温療法）を行う[3]（図5）。

3）術後ケア

●多くの場合、穿頭ドレナージをしても再貯留するので、硬膜下-腹腔シャント（SPS）に切り替える。ないしは初回よりSPSとする。
●水頭症様病態併発型などSPSで効果不十分の場合は脳室-腹腔シャント（VPS）を考慮する。

II 洗浄術

1. 適 応

●脳室内出血、多量クモ膜下出血、脳内血腫の残存、脳室炎、脳膿瘍の残存、慢性硬膜下血腫など。

2. 手 技

①洗浄液は35±2℃に温めた人工髄液（表1）を使用する。人工髄液がない場合は、ラクトリンゲル液ないしは生食で代用する。
②病態により、洗浄液の内容や使用量、他の薬剤の付加を考慮する。
●以下に、各病態での手技を解説する。

1）脳室炎、硬膜下膿瘍、脳膿瘍、難治性髄膜炎
●一般的に洗浄液500ccにゲンタマイシン40mgを入れ、10ccくらいずつで洗浄、2～3回繰り返し、終了時10ccにゲンタシン10mgを入れて1時間閉鎖後、開放する。
●感受性のある抗生剤がある場合には、それによる洗浄が望ましい。100ccに髄液移行がよく、感受性のある抗生物質を100mg溶かし、10ccぐらいに分割し、3～4回洗浄する。
●MRSA髄膜炎の場合は、バンコマイシン5～10mgを100ccに溶かし10ccぐらいで2～3回洗浄する。

2）クモ膜下出血、脳内血腫
●洗浄液500ccにウロキナーゼ6000～1200単位を加え、5～10mlに分割し、2～3回洗浄する。最後に感染予防のため、ゲンタマイシン10mgを5ccに溶かして注入する[1]。
●組織プラスミノーゲンアクチベーターの注入も有効である。

3）慢性硬膜下血腫
●10ccくらいで洗浄し、血液成分がなくなり、淡い赤色になってきたら中止する。
●洗浄には一般的に300ccくらい必要とする。

表1　人工髄液の内容と作成方法
1. 処方

組成（g/l）		K^+	Na^+	Mg^{2+}	Ca^{2+}	Cl^-	$H_2PO_4^-$	lact.$^-$
NaCl	7.592		129.91			129.1		
KCl	0.146	1.96				1.96		
$MgCl_2 \cdot 6H_2O$	0.24			2.36		2.36		
$MgCl_2 \cdot 2H_2O$	0.174				2.37	2.37		
KH_2PO_4	0.154	1.13					1.13	
1M乳酸ナトリウム	1.69ml		1.68					1.68
ブドウ糖	0.719							
電解質量 mEq/l		3.09	131.59	2.36	2.37	136.60	1.13	1.68

2. 上記処方を市販輸液で調製するには⇒人工髄液500ml のつくり方

　市販されている輸液で調製する場合、KH_2PO_4、$MgCl_2$ 製剤が市販されていないため全く同じ処方にすることはできない。そこで、KH_2PO_4 の代わりに K_2HPO_4、$MgCl_2$ の代わりに $MgSO_4$ を使用する。

①生理食塩液	422.1 ml
②注射用蒸留水	71.2 ml
③コンクライトK	1.05ml
④コンクライトMg	1.2 ml
⑤コンクライトCa	1.2 ml
⑥コンクライトL	0.85ml
⑦コンクライトP	0.6 ml
⑧20％ブドウ糖液	2.8 ml

1）調製法
　a）①500mlより77.9mlを抜く。
　b）①に注射用蒸留水②、③、④、
　　⑤、⑧、⑦、⑥の順に注入する。
　c）⑦と④、⑤は反応して沈殿を生ずるので⑧段階で振っておく。

2）使用時
　7％炭酸水素ナトリウム注13.5mlを添加する。

3. 術前・術中・術後ケア

● 洗浄液の注入量と排出量を測定する。急速な注入はせず、排出は自然流出とする。

● 痙攣、ショックが生じることがあるので、出現したら直ちに中止し、原因を検索する。

III　硬膜下-腹腔シャント（Subdural peritoneal shunt：SPS）

1. 適　応

● 感染性、凝血性を除いた硬膜下液貯留に対し、穿頭、液排除だけでは再び液貯留が生ずる場合に行う。

2. 手技

①VPSに準ずる。
②穿頭部の骨を斜めに削り、SPSの頭側先端が硬膜下に滑らかに入るようにする。
③SPSは詰まりやすく、そのため硬膜下の頭側チューブは斜めに切り、切断面が硬膜側に向くように設置する（図6）。
④また、硬膜下液貯留は高圧とは限らないため、基本的にフラッシングバルブは必要である。私たちは閉塞しづらく、バルブ周囲の髄液漏予防を目的として、OTマック、T型SPSシステムを用いている（図6）。

3. 術前・術中・術後ケア

●穿頭だけでよいのか、SPSなのか、VPSをすべきなのか病態を評価する。
●術中、SPSの頭側チューブが脳内に迷入しないよう先端に注意する。
●SPSの有効期間は2～3か月であり、硬膜下液貯留が減少してきたら早めに抜去する。そのことにより、皮膚の引きつりなどの美容的な問題が防げる。
●SPSはほとんどの場合、抜去、回収可能である。ごくまれにSP依存性の髄液の流れになることがあるので、シャント抜去後も注意深く観察する。

図6 種々のSPシャントシステム

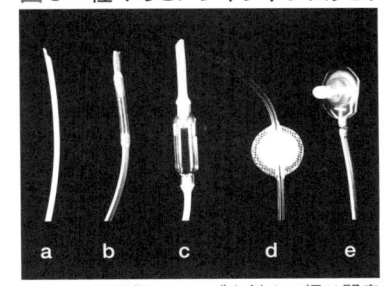

a、b、cは頭側チューブを斜めに切り閉塞をより防ぐ（a、bはユニシャント、cはデンバー高流量）
dはT型SPシステム
eはOTマックSPシステム

文献

1）高谷了：定位的血腫吸引法、〈端和夫監修：脳神経外科臨床マニュアル、pp712-716、シュプリンガーフェアラーク東京、1993〉
2）高橋義男、堤博、端和夫：外傷の明らかでない乳幼児硬膜下液貯留の治療方針－3種の発生病態と治療方針－、小児脳神経、16:179-186、1991
3）高橋義男、帯刀光史：小児急性硬膜下血腫の問題点は虚血巣の併発である－その脳虚血巣の併発予防、抑制が治療転帰を改善させる－、神経外傷、19:150-155、1996

高橋義男

ガンマナイフによる定位放射線治療

●脳神経外科は、手術顕微鏡の出現、画像診断器機のX線CT、MRIといった出現により急速に進歩したが、まだ、脳深部等の手術が不可能な病巣は存在している。今後、脳深部病巣も治療可能なガンマナイフが脳神経外科の1つの治療方法として世界的に確立されるだろう。

●現在、ガンマナイフは全世界で138台設置され、国内では、1990年に初めて導入され、以後29台が設置されている。

1. 原理と構造

●ガンマナイフは、頭蓋内病変に対する定位脳放射線治療装置の1つである。

●直線加速器を用いた定位放射線治療が1つの線源、および治療台の回転により病巣に高線量を集中させるのに対して、ガンマナイフは201個の放射性コバルト線源が半球状の装置内に装填されており、線源からの収束された細いガンマ線が半球中心に焦点を結ぶ構造となっている（図1）。

●その結果、焦点には高線量を照射でき、その周辺にはごく低線量しか照射されない急峻な線量分布となる。

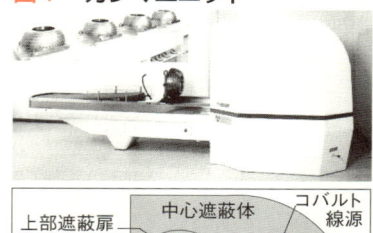

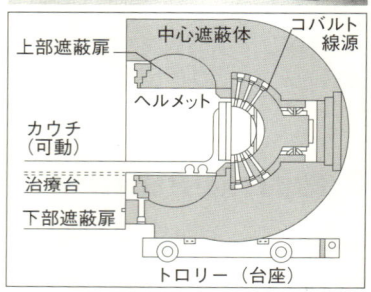

図1　ガンマユニット

ガンマユニットの断面図

●半球中心の焦点に正確に病巣を固定することにより、従来の放射線分割外照射法とは異なり、高線量を短期間で照射して病巣を破壊し、病巣周囲の正常神経組織に与える障害は最小限にするという放射線治療装置である。

2. 治療の適応

●脳動静脈奇形などの血管障害、聴神経鞘腫、下垂体腺腫、髄膜腫、頭蓋咽頭腫等の良性腫瘍、転移性脳腫瘍

等の悪性腫瘍が適応となる（表1）。
●限局性の病変で小病巣が治療に最も適しているが、その他の浸潤性の脳原発悪性腫瘍でも手術不能な脳深部にあって、比較的限局した病巣に対しても治療適応がある。
●すべての疾患において摘出術、従来の放射線療法、化学療法と比較して治療法の選択、組み合わせが必要である。

3.治療の効果

●代表的な治療例をあげる。
●脳動静脈奇形、1〜4年で徐々に閉塞し、2年後の完全閉塞率は約70％である（図2）。完全閉塞するまでは出血の危険は年間約3％で持続する。
●転移性脳腫瘍1〜3か月で徐々に縮小し痕跡、あるいは消滅する（図3）。

表1　ガンマナイフ治療症例　　1999.12.31現在

分類		疾患	症例数
血管性病変		脳動静脈奇形	306
		海綿状血管腫	53
		硬膜動静脈奇形	9
		脳動脈瘤	1
腫瘍性病変	良性腫瘍	聴神経腫瘍	236
		髄膜腫	182
		下垂体腫瘍	81
		頭蓋咽頭腫	39
		三叉神経鞘腫	17
		脊索腫	14
		軟骨肉腫	1
		血管芽細胞腫	17
		頸静脈孔神経鞘腫	9
		過誤腫	2
		その他の良性腫瘍	12
	悪性腫瘍	転移性脳腫瘍	453
		神経膠腫	77
		神経膠芽腫	27
		髄芽腫	2
		松果体腫瘍	15
		悪性リンパ腫	12
		胚芽腫	6
		鼻咽頭癌	13
		血管外皮腫	4
		耳下腺腫瘍	1
		腺様嚢胞癌	5
		悪性髄膜腫	3
		その他の悪性腫瘍	5
機能的疾患		視床痛	1
		三叉神経痛	0
計			1604例

図2 脳動静脈奇形（AVM）

ガンマナイフ前

ガンマナイフ前

ガンマナイフ後

ガンマナイフ後

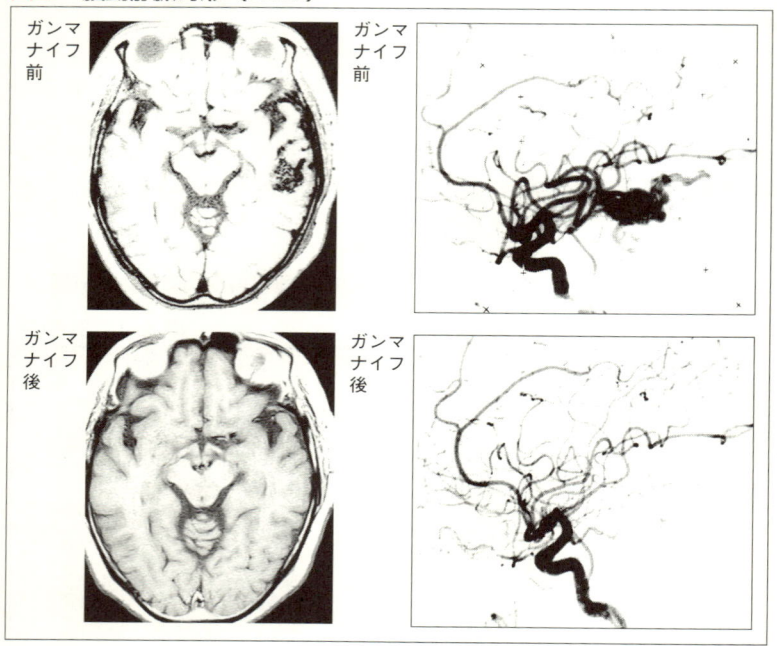

図3 転移性脳腫瘍

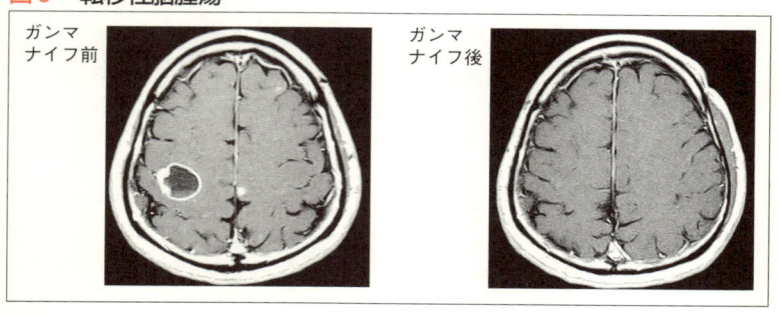

ガンマナイフ前

ガンマナイフ後

●治療奏効率は約90％、放射線障害の危険性約10％である。

4. 治療手技

●ガンマナイフでは開頭術は必要なく術後感染、術後出血の危険がない。
●本法による照射は原則として1日のみで、時間は十数分から数時間を要する。
●また、治療原理は放射線外照射療法であるため、治療効果を現すには一定時間を要し、放射線障害も治療後1年以上経過後に出現する危険性もある。
●正確な照射野の設定のため、まず、頭部にレクセル脳定位フレームを4本のスクリューを用いて装着する。
●剃髪は不要である。
●通常、局所麻酔で行うが、一時的ではあるが痛みを伴うため小児、意識障害患者、痴呆症状を有する患者など、協力が得られない患者の場合は全身麻酔が必要である。
●その後、フレームに座標決定のためインジケーターを装着し、腫瘍の場合はCT、MRI、脳動静脈奇形の場合は、MRIおよび脳血管撮影を行う。
●これらの画像をもとに複数のショットを組み合わせ、病巣表面に基準とする等線量曲線（通常50％）に一致するよう計算を行う。
●可能な限り正確に等線量を設定することにより病巣全体への照射、病巣周囲組織の被曝の軽減が可能である。病巣への照射線量は、病巣の容積、局在部位で決定され、特に腫瘍の場合は、組織診断も考慮し決定される。
●少数ながら照射による副作用や後遺症の出現も報告されているが、下垂体近傍腫瘍の治療では視神経、海綿静脈洞内の神経などを画像上の計算で避けることも可能である。

5. 術前のケア

●治療日朝食のみ絶食。
●前投薬としてジアゼパム5mg内服。
●スクリュー穿刺のため頭皮を清潔にする（穿刺直前には頭皮全体をアルコール洗髪）。
●局所麻酔下の穿刺であるため痛みを伴うことを患者に理解してもらう。

6. 術後のケア

●スクリュー穿刺創に対して圧迫包帯。
●治療直後から飲食可能。

7. 退院指導

●スクリュー穿刺創の清潔および消毒（約3日間）。
●治療効果の出現には長期間を要すること、放射線障害が治療直後に出現しなくても長期にわたり出現する危険性があることを説明する。

浜崎昌丈、長井　忍

脳低温療法

はじめに

●重症脳損傷の治療は、脳内に発生する脳虚血、脳浮腫、頭蓋内圧亢進と、病態を悪化させるフリーラジカル、細胞内Ca^{++}の増加、脳血液関門傷害などに加えて、カテコールアミンの過剰放出から発生する脳内熱貯留や代謝性高血糖に伴う脳内嫌気性代謝、脳血液関門の傷害、赤血球酵素機能障害による脳低酸素症、それに、バゾプレシン放出に関連して発生する脳内サイトカイン誘導や全身循環中の脳内サイトカイン移行など、全身性の病態に対しても正確な対策を立てる必要がある。

●これらの新たな病態解析をもとに生まれた脳低温療法[1][2][3][4]について要点的に紹介する。

1. 脳低温療法の治療目標

●脳低温療法の治療目標は、直接脳内に発生する病態と全身循環代謝異常やサイトカイン炎症反応に伴う二次的脳病態の悪化をいかに管理するかである。

●治療の手順は、脳浮腫や頭蓋内圧管理よりも先に、死にかけている神経細胞の回復を図る十分な酸素と適正な代謝基質の供給であり、次いで神経内分泌過剰放出に伴う脳血液関門傷害や視床下部ドーパミン神経群の選択的ラジカル傷害をくい止めることである[5][6]。

●具体的な管理目標を図1に示す。

●慢性期には高次機能脳機能の復活を図る補充療法を行う。

2. 脳低温療法の適応

●低温療法は、脳の回復に有効でも生体にとって侵襲となる逆の面もあり、適応、比較的適応、非適応をある程度決めて利用する必要がある。

1）よい適応条件
①意識障害（GCS≦8）、血糖値≧$180\,mg/dl$。
②発症から3時間以内。
③疾患：重症頭部外傷、心停止後の全脳虚血、脳炎症症、低酸素性脳症、不完全脳梗塞、それに、高血圧性脳内出血の一部。

2）比較的適応
①意識障害（GCS≦8）、血糖値＜$180\,mg/dl$。

②発症から3〜6時間経過
③疾患：血糖値管理可能なクモ膜下出血、高血圧性脳内出血。

3）非適応条件
●ショック状態、昇圧薬で血圧維持例、クモ膜下出血で血糖値が200mg/dl以上を示す例、臨床的脳死例（ただし、3時間以内での瞳孔散大、呼吸停止例は必ずしも非適応とならない）。
●発症から6時間経過例には脳低温療法のメリットがきわめて少ない。

3.治療方針の決め方

●管理内容は脳温が1℃違っても大きく異なるので、意識障害の程度、血糖値、疾患内容をみて、34℃までの軽度脳低温管理と32〜33℃の中等度脳低温管理に分ける。

1）軽度脳低温管理
●血糖値＜180mg/dlを示すGCS≦8の意識障害、全身循環が不安定となりやすい乳幼児は34〜35℃の軽度脳低温療法を行う。
●期間は成長ホルモン放出、サイトカイン脳炎が続く3〜4日を越えることを最低の目安とする。

2）中等度脳低温管理
●血糖値≧180mg/dlを示すGCS≦8の重症の意識障害例が適応となる。

図1 急性期脳低温療法の治療目標

A. 脳の酸素化
1. 脳微小循環代謝改善
   * 頭蓋内圧＜20mmHg
   * PaO_2/FiO_2＞350
   * AT-III＞100％
   * 血糖：120〜140mg/dl
2. 脳温上昇の防止
   * 脳温≦34℃
   * 収縮期血圧＞100mmHg
3. ヘモグロビン機能改善
   * DPG：10〜14μmol/ml/Hb
   * pH＞7.3
4. 脳灌流圧の確保
   * 腹部大動脈バルーン挿入
   * fluid resuscitation
5. 酸素運搬量の確保
   * 酸素運搬量＞800ml/分
   * 酸素摂取率：23〜25％

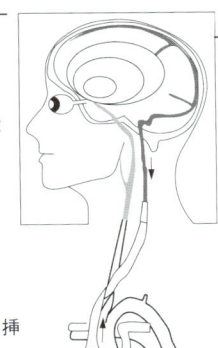

B. 神経内分泌ホルモン過剰放出障害の対策
1. 成長ホルモン過剰放出抑制
   * 脳温32〜33℃の管理
2. サイトカイン脳内移行防止
   * 髄液／血清アルブミン＞0.02
3. 脳内グルコース＆乳酸蓄積防止
   * Insulin、L-アルギニン投与
   * Anti-vasopressin

C. 選択的ドーパミン神経群の保護
1. 脳内ドーパミン放出抑制
   * 脳温32〜33℃の管理
2. ラジカル障害対策
   * ヘモグロビン＞12g/dl
   * ビタミンC投与

4. 脳低温療法の集中管理法

1）術前管理
●全身麻酔（ミダゾラム；麻酔薬、パンクロニウム；筋弛緩薬、ブプレノルフィン；鎮痛薬）下のもとに早期からfluid resuscitationによる全身循環の安定と血糖値＜180 mg/dlの代謝管理を行う。
●その間、四肢は弾性包帯で絞め上げ血圧の保持を容易にすると同時に、時間的余裕があれば大動脈バルーンカテーテルを大腿動脈から挿入し、脳への循環をできるだけ保つ。脱水療法はすぐに開始してはならない[5)6)]。

2）術中管理
●全身冷却の必要はないが冷却生理食塩水を用いて損傷脳の冷却を図る。
●術中体位は非常に重要で硬膜切開時の脳脱は深部脳の断裂を誘発するため、ジャックナイフ体位とし、硬膜切開時には頭位を35～40度挙上して脳虚血状態にする方法をとっている。
●急性期硬膜下血腫例では、復温時の管理失敗で発生する急性脳腫脹に対して万一のことを考え広範囲減圧開頭術を原則として行っている。

3）術後管理
●術後、CTの検索を行い脳の状態を確認した後ICUに入室する。
●バイタルサインの安定後、胃洗浄を行い、さらに、スワン・ガンツカテーテルを挿入し、全身循環代謝の安定を図り、収縮期血圧＞100 mmHg、酸素運搬量＞800 ml/分、Hb＞11g/dl、血清K^+＞3 mEq/dlに管理する。
●スワン・ガンツカテーテルが挿入できない場合は、$ETCO_2$；32～38 mmHg、Hb＞11g/dl、$PaCO_2$；34～38 mmHgの管理を行い、酸素運搬量が脳の回復に必要量維持されているかを間接的に評価する[5)6)]。

①導　入
●内頸静脈にH-カテーテルを挿入し、脳温測定（内頸静脈血温度で代用）、内頸静脈血酸素飽和度をモニターしながら脳温をまず34℃まで下げる。
●その後、バイタルサインの安定、不整脈や心電図上QT間隔が450 mm/secを超えていないことを確認したら、重症例はさらに5～6時間かけてゆっくりと33～32℃の脳温管理に持ち込む二段階導入を図る。
●この間グルコース消費量の減少から血糖値の上昇が記録されたら直ちにインスリンを投与して血糖値を正確に120～140 mg/dlに管理する。
●血糖値の管理ができない場合は、脳内のピルビン酸から乳酸への移行と赤血球酵素の減少から脳の酸素化が増悪するため、その症例はそれ以上脳温を下げないことが選択肢となる。

（1）人工呼吸管理
●1回換気量は8～12ml/kg：約400～550mlと少なめにし、吸気時間の

- 延長、呼気時間の延長にて呼吸回数を10～13回／分とする。
- I/E比は0.7～0.8とし、auto-peepによる気道内圧上昇、胸腔内圧の上昇を防止する。その際、無気肺を防止するため深呼吸を3～4／時間組み入れる。
- バルビタール療法の併用は脳の酸素代謝を著しく低下させ損傷組織の修復に必要なATPが欠乏するため禁忌。

（2）脳温管理技術
- 冷却乾燥タオルで全身をくるんだ後、水冷式ブランケットを上下にサンドイッチ状にはさみ、さらにその上から厚手のタオルでブランケットごと身体を包み、温度が室内の方に逃げないようにして水温を下げる。
- 体重が80kgを超える患者では2台の冷却装置を用い、背部と腹側に分けて冷やす。
- ブランケットの水温は導入時13～18℃と低めに設定し、脳温をモニターしながらゆっくりと22～24℃まで戻す方法で脳温を早く34℃までもっていく。
- 逆に復温時にはブランケットの水温を28℃以上に上げないことが原則で、冷却面積を少なくする方法で脳温をゆっくりと段階的に戻す[2)5)]。

②冷却期
- 34℃を境にグルコース代謝が脳温低下とともに脂質代謝に変換し、32℃では成長ホルモンの減少によって免疫機能が低下する。
- 冷却期の最も大きな落し穴は、重症例では冷却中病態の改善が得られないまま復温期まで先送りされることである。
- この場合、復温とともに脳の病態悪化が進み治療が失敗する。特にGCS＜5の重症脳損傷患者では48時間の脳低温管理では脳の病態が改善し得ないので、どうしてもさらに長期の脳低温管理が必要となる。
- 脳の病態が改善しないまま復温を図るスケジュールを組んではならない。
- ICPは決して20mmHg以上高めてはならない。20mmHg以上のICP上昇は脳への酸素化が不十分であり脳低温療法の失敗を意味している。

③復温前期
- 復温時の感染防止策として、血糖値＜150mg/dl、ビタミンA＞50mg/dl、リンパ球数＞1500/mm^3、血清アルブミン＞3.5g/dl、Hb＞12g/dl、DPG＞10 μmol/gHb、AT-Ⅲ＞100％、血小板；50,000～80,000、腹圧＜10mmHg、DO$_2$＞800ml/分、O$_2$ER；23～25％を確保し、できればgastric pHi＞7.3と、消化器系の虚血病態がないことを確認してから復温をゆっくりと開始する。
- このうち、AT-Ⅲ＜80％、アルブミン＜2.5g/dlの条件では腸粘膜浮腫による早期経腸栄養の失敗、膵管から膵液排出障害による血糖値の異常、free bacteriaの増加、抗生物質の早期排泄、サイトカインの活性をまね

き復温時の感染を誘導するので補正する。

④復温期

●復温前期のpreconditioning管理で復温時の感染症はほとんど免れる。復温はゆっくりと0.1℃/時のスピードで復温を開始する。

●注意点として、核温が37℃に戻るまで麻酔療法をしっかりと行い、アルブミン値＞3.0g/dlと栄養管理に特に注意する。

5. 脳低温管理後の補充療法

●脳底温療法後も知能障害や植物症の状態では、アマンタジン、エストロジェンの投与と電気刺激による脳内ドーパミンの補充療法を2～4週間行う。

●アマンタジン（塩酸アマンタジン／シンメトレル）10％1g細粒およびパーロデルを脳低温療法終了後より開始、シンメトレル300mg/3×を投与する。効果は2週間以後から現れることが多い。正中神経刺激条件は、強さ10～20mA、30パルス/秒、持続時間300μ秒の電流を20秒間on、50秒間offで末梢神経を刺激する方法で行っている[4]。

林　成之

参考文献

1) Hayashi N, Hirayama T, Ohata M. The computed cerebral hypothermia management technique to the critical head injury patients. Advances in Neurotrauma Research 5:61-64,1993

2) 林　成之：脳低温療法、林成之編、総合医学社、1995、pp 1－105

3) Hayashi N, Kinoshita K, Shibuya T, et al.：The prevention of cerebral thermo-pooling, damage of A10 nervous system, and free radical reactions by control of brain tissue temperature in severely brain injured patients. Neurochemistry. eds by Teelken and Kopf, (1997) Plenum Press, New York, pp 97-103, 1997.

4) Hayashi N. Prevention of vegetation after severe head trauma and stroke by combination therapy of cerebral hypothermia and activation of im-mune-dopaminergic nervous system. Poceedings of the 6th Annual Meeting of Society for Treatment of Coma 6：133-145, 1997

5) 林　成之：脳低温療法の成否を決定する技術的な問題点と対策（1998）、脳低温療法の基礎と臨床（片岡喜由、林成之編）、pp95-108、総合医学社

6) 林　成之：脳低温療法のICU管理技術、救急医学23:623-636、1999

放射線治療

1. 適応

●放射線治療とは、正常組織と腫瘍の放射線に対する感受性の差を利用した治療法である。

●放射線は多かれ少なかれ生体のすべての細胞に何らかの影響を与えるので、いくら悪性腫瘍といえども正常脳組織に比べてより感受性の高い腫瘍でなければ治療適応は生じてこない。

●当然のことながら正常組織の障害を耐用限度内に抑えつつ、より高い局所制御率が必要とされる。

●最近の治療成績をみれば、明らかに感受性が高いと判断されるのは、小児に好発する腫瘍のうち胚細胞腫（germinoma）ついで髄芽腫（medulloblastoma）である。これらの腫瘍患者では治療後の5年生存率が60％前後に向上しており、他の治療法に比べて良好なQOLが得られている。

●また頭蓋咽頭腫（craniopharyngioma）や下垂体腺腫（pituitary adenoma）、視神経膠腫（optic glioma）などに対しては局所照射が有効との報告が散見され、比較的良好な生命予後が得られている。

●一方、悪性腫瘍の代表である神経膠芽腫（glioblastoma）や星細胞腫（astrocytoma）などは一部感受性が認められるものの、前述の腫瘍に比べると治療効果が悪く、放射線の副作用と患児のQOLを考えれば、現時点では放射線単独による治療適応はむしろ少ないと考えられるようになってきている。

●大学をはじめとする一部の研究施設やグループにおいて化学療法や免疫療法と放射線治療を組み合わせた新たな治療研究が進んでいるが、いまだこれといった良好な結果は得られていないのが現状である。

●一般的に放射線とは、電磁波（ガンマ線とX線）と荷電粒子線（α線、β線など）、非荷電粒子線（中性子線）に分けることができる。通常、放射線治療に用いられている放射線はガンマ線あるいはX線である（図1）。

●これらの装置を用いて以下のような照射が行われている。

2. 方法（ガンマ線あるいはX線による治療）

1）照射方法

●脳腫瘍に対しては通常対向あるい

は直向2門照射あるいは多門照射が行われている。さらに回転照射、原体照射など照射法の工夫とともに、さまざまな分割照射が行われている。

2）分割照射
● 照射回数に関しては以下のような分割照射が行われている。
①通常分割照射法
● 1日1.8〜2.0Gy、1日1回、週5回の割で照射し、総線量60〜65Gyを6〜7週間かけて照射する方法。
②多分割照射法
● 1日に2〜3回、低線量（1.1〜1.2Gy）を照射し、総線量を20％程度増加させる方法である（hyperfractionation）。
● その他、1回線量を2Gy程度とし、総線量を増加させないで、照射期間を短縮する方法（accelated fractination）、両者の中間的な方法（accelated hyperfractination）等が行われている。
③定位放射線治療
● 定位的、すなわち一定の部位に放射線を集中させる方法として開発されたのがガンマナイフ（gamma knife）であり、201個のコバルト線源を用いる方法で、ヘルメットの頭部への装着を必要とする。
● その後開発されたのがライナックを利用したもので、照射台の固定回転で照射する方法と、照射台と機械を同時に回転させる方法がある。照射の分割方法により、1回照射であるstereotactic radiosurgery（SRS：定位手術照射）と、分割照射であるstereotactic radiotherapy（SRT：定位放射線治療）に大別される。
● 小児領域ではcraniopgaryingiomaやpituitary adenoma、AVM、medulloblastoma等の5cm未満の、輪郭のはっきりした病変への適応が報告されている。
● さらに手術やSRSが適切でない位置にある脳幹部や視交差部の腫瘍を対象にSRTが行われ良好な成績が報告されている。

図1　放射線治療に用いられている放射線

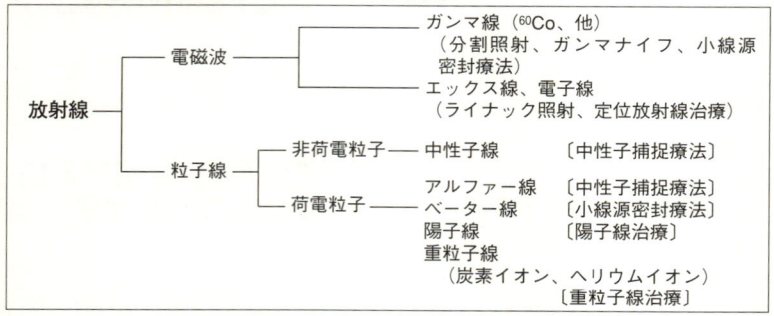

```
                    ┌─ 電磁波 ──┬─ ガンマ線（⁶⁰Co、他）
                    │           │   （分割照射、ガンマナイフ、小線源
                    │           │    密封療法）
                    │           └─ エックス線、電子線
放射線 ─────────────┤               （ライナック照射、定位放射線治療）
                    │
                    │           ┌─ 非荷電粒子 ── 中性子線　〔中性子捕捉療法〕
                    └─ 粒子線 ──┤
                                │              アルファー線　〔中性子捕捉療法〕
                                └─ 荷電粒子 ── ベーター線　〔小線源密封療法〕
                                               陽子線　　　　〔陽子線治療〕
                                               重粒子線
                                               （炭素イオン、ヘリウムイオン）
                                                〔重粒子線治療〕
```

3.治療前のケア

●手術、放射線治療、化学療法を組み合わせた集学的治療により治療成績の向上が図られたが、その反面、患者の精神神経機能障害や内分泌障害等の有無とQOLが問題となってきている。

●患児ならびに家族に放射線治療の目的、治療効果、副作用、照射方法等について説明し、十分な理解（インフォームドコンセント）を得ることが最も重要である。

●この際、QOLに関して特に問題となる点は以下の3つに分類される。

1）中枢神経系の機能

●主として放射線壊死により引き起こされる中枢神経系の障害である。片麻痺、言語障害といった運動麻痺ならびに知覚異常、視力障害といった知覚麻痺に分けて考えることができる。

●てんかん発作が発現することがある。

2）精神機能

●乳幼小児例においては知能低下や発達遅延といった形で現れやすい。

●それ以降の思春期から成人、老齢者においては身体活動の低下や記銘力、計算力の低下として現れることが多い。さらに著しい場合には痴呆にまで進行することがある。

3）内分泌機能

●下垂体・視床下部領域に対して照射を行った場合に問題となることが多い。

●小児例では成長ホルモン（GH）の分泌低下に基づく発育遅延が問題となりやすい。

●成人例も含め晩発期には汎下垂体機能低下症を合併することが少なくない。

表1　小児脳腫瘍に対する至適線量

1. **全脳照射の上限**
    ① 3歳以下：40Gy/6週～45Gy/7週
       平均1.3Gy/日とし5回/週照射する
    ② 3歳以上：50～60Gy/6～7週
2. **全脊椎腔（予防的照射）**
    ① 3歳以下：15～20Gy/3～4週
    ② 3歳以上：25～30Gy/4～5週までとする
3. **小照射野照射（5×5cm以下）**
    例：頭蓋咽頭腫
    ① 3歳以下：40～45Gy/6～7週
    ② 3歳以上：50Gy/6～7週とする

4. 治療後のケア

1) 急性期

● 全脳照射の場合には治療開始後わずか数日で頭痛、嘔気、嘔吐などが現れることがある。

● また数週間から数か月の間に生じる症状は感覚障害（自覚的なしびれ感）が主体となる。

① 脳浮腫ならびに脳浮腫に基づく脳圧亢進症状（頭痛、嘔吐、意識障害等）の出現。

② 消化器症状：放射線宿酔による嘔気、嘔吐の出現。

③ 骨髄抑制に基づく造血機能の低下、免疫力の低下さらには感染症の併発。

④ 脱毛、皮膚発赤、びらん、手術創部感染。

⑤ 尿崩症。

● 急性期の脳圧亢進症状に対してはステロイド剤が有効である。さらにプリンペラン、ザンタック等の抗潰瘍剤なども効果を有することが多い。

● 脱毛、皮膚の炎症等が始まると、皮膚を清潔に保つことが大切であり、精神面に対する援助が必要となってくる。骨髄抑制に基づく造血機能の低下が現れた時には感染、出血等に対する注意が必要であり、症状に応じた対症療法が必要となってくる。

表2　障害に関係する因子

患者側の因子	照射側の因子
① 年齢	① 治療装置の選択
② 疾患の種類	② 総治療線量とその分割方法
③ 疾患の程度	③ 照射野の大きさ
④ 疾患の部位	④ 正常組織の防御の可能性
	⑤ 治療あるいは予防的照射

表3　放射線治療の効果

	5年生存率（％）		放射線治療の意義
	放射線治療	全　般	
神経膠芽腫	0〜13	7.2	C
星細胞腫	30〜54	16〜60	B
上衣腫	35〜56	50〜60	B
髄芽腫	50〜70	30.6	A
頭蓋咽頭腫	69〜72	50〜88	B
下垂体線腫	83〜87	96.4	B
胚細胞腫	50〜83	78.7	A

A：放射線治療が治癒率向上に有用。
B：再発防止、機能予後改善に有用。
C：延命効果程度。あまり有用性は認められない。

●内分泌異常が発生したときにはホルモン剤による長期補償療法が必要となることがある。

2）慢性期
●照射後6か月から2年頃の慢性期に生じる。進行性のことが多い。
●初期の病変は大脳白質に生じるが、進行すると灰白質や血管にも病変が広がる。また、下垂体およびその近傍領域に照射した場合には視力低下、動眼神経麻痺、外転神経麻痺等が出現することがある。
①脳萎縮に基づく精神運動発達遅延あるいは知能低下、痴呆。
②下垂体機能低下症に基づくホルモン異常。
③放射線壊死による神経脱落症状。
④視力視野障害、動眼神経麻痺、外転神経麻痺。
●慢性期の放射線壊死、あるいは神経障害に対しては今のところ有効な治療法はないが、アスピリン等を用いた抗血小板療法や抗凝固療法が有効との説もある。

5. 退院指導

●基本的には治療後のケアが継続する。そのため患者は一定の間隔を定めて定期的な外来受診とCTあるいはMRIによるfollow upが必要である。
●下記の3つの時期に分けることができる。

1）治療終了から2～6か月間
●この期間は、腫瘍に対する一時効果判定が行われる。また周辺正常組織の急性期の反応に対する処置などが行われる。
●この期間は最低1週間に1回の診察が望ましい。CTあるいはMRIによる経過観察は、初期は1か月に1回の割で行うのが望ましい。

2）治療終了から6か月～3年
●一時効果が良好で周辺の正常組織に対する急性期反応も回復した後の期間で、照射領域内の腫瘍の再発、遠隔転移、晩期障害の発生の有無などを観察する。
●治療後最低3年間は継続される。最初の1年までは1か月に1回の診察、その後は3～6か月に1回程度の外来受診を行う。
●CTあるいはMRIによる経過観察は3か月に1回の割で行うのが望ましい。

3）放射線治療後3年以降
●このころになれば腫瘍の再発、晩期放射線障害、放射線誘発癌の発生などに注意しながら半年から1年間に1回の割合で検診を行う。CTあるいはMRIは6～12か月に1回の割で行うのが望ましい。

中川義信、夫　敬憲、西山逸子

薬物療法①：
脳圧下降薬

1. 主要な脳圧下降薬4種のポイント

①グリセオールは脳圧下降薬のスタンダードで、特に脳血管障害における常用薬剤である。
②マンニトールは脳ヘルニア緊急回避時に急速点滴静注で用いる。
③デカドロンは神経膠芽腫や転移性脳腫瘍など、根治不可の悪性脳腫瘍に伴う脳浮腫を軽減し、精神神経機能を1～2か月間改善する効果がある。
④ラシックスは利尿薬であるが、間接的に脳浮腫を軽減する。

2. グリセオール

● 剤型：注200・300・500ml/V（濃グリセリン10％、果糖5％、NaCl 0.9％）。
● 高浸透圧物質であるグリセリン（グリセロール）は、静脈内に投与されると血清浸透圧を上昇させ、脳組織から血管内へ浮腫液を引き込むことで抗脳浮腫効果を発揮する。
● 速やかな頭蓋内圧下降、脳浮腫軽減、脳血流改善作用を有する。
● グリセオールはグリセリンに果糖と塩化ナトリウムを適切な割合で混合することにより、グリセリン単剤で投与した場合に起こる溶血などの副作用を軽減することに成功したジャパン・オリジナルな薬剤である。

1）適 応
①頭蓋内圧亢進、頭蓋内浮腫の治療。
②頭蓋内圧亢進、頭蓋内浮腫の改善による以下の疾患に伴う意識障害、神経障害、自覚症状の改善：脳梗塞（脳血栓、脳塞栓）、脳内出血、くも膜下出血、頭部外傷、脳腫瘍、脳髄膜炎。
③脳外科手術後の後療法。
④脳外科手術時の脳容積縮小。

2）使用法
● 急性期脳卒中では1回200～500mlを、100～200ml／時間かけて点滴静注する。1日の合計使用量は400～1200mlが目安である。
● 急性期脳卒中における脳浮腫は一般に発作後数日でピークとなり約2週間持続する。したがって投与期間も約2週間が目安となるが、臨床症状、CTにおける脳浮腫の経過を参考にして、投与期間を調節する。

3）副作用

〈重大〉
- アシドーシス（乳酸アシドーシス）→炭酸水素ナトリウム注射液等を投与するなどの処置。

〈その他〉
- 泌尿器：尿潜血反応、血色素尿、血尿。
- その他：高Na血症、低K血症、頭痛、悪心、口渇、倦怠感。

4）使用中の注意点
- 急性の硬膜下・硬膜外血腫が疑われる患者には、出血源を処理し、再出血のおそれのないことを確認後投与（血腫の存在の確認をせずに投与すると、頭蓋内圧の下降により一時止血していたものが再出血することあり）。
- NaClが含まれているので、食塩摂取制限の必要な患者に投与する場合には注意。
- 循環血液量を増やすことから心臓に負担をかけ、心不全を惹起または悪化させる可能性あり→状態に応じてラシックスなどを併用。

3. マンニトール

- 剤型：注15・20％、200・300・500ml。
- 生体内ではほとんど代謝されず、糸球体で容易に濾過され、尿細管で再吸収されないため、浸透圧性利尿作用を示す。
- 投与開始後速やかに脳圧が降下し始め、脳容積を縮小して、脳圧亢進ならびに随伴症状を改善する。

1）適　応
- 緊急な脳圧降下・脳容積の縮小を必要とする場合。

2）使用法
- 1回1〜3g/kg、点滴静注（速度：100ml／3〜10分）、1日量200gまで。

3）副作用

〈重大〉
① 大量投与で急性腎不全→中止し処置。
② 電解質異常（代謝性アシドーシス、高K血症、低Na血症）→中止し処置。

4）禁　忌
- 急性頭蓋内血腫の存在する患者（急性頭蓋内血腫を疑われる患者に頭蓋内血腫の存在を確認することなく本剤を投与した場合、脳圧により一時止血していたものが頭蓋内圧の減少とともに再び出血し始めることもあるので、出血源を処理し、再出血のおそれのないことを確認しない限り、本剤を投与しないこと）。

5）使用上の注意点
- 強い利尿作用があるので術中バルーンカテーテルの挿入等により排尿の処置をする。

● 排泄亢進による急激な脱水症状、急性腎不全を起こしやすいので、緊急時のみの使用とする。

4. デカドロン（デキサメタゾン）

● 剤型：錠0.5mg、注2・4・8・40mg。

1）適　応
● 脳浮腫には水分が主として細胞内に貯留するcytotoxic edemaと、細胞間隙に貯留するvasogenic edemaがある。一般に急性期脳卒中の初期は前者が主体で、次第に後者が加わる。
● グリセリンはいずれの脳浮腫にも有効であるが、同じ抗脳浮腫薬でもステロイド剤はvasogenic edemaのみに有効で、急性期脳卒中では有効性は少ない。vasogenic edemaが主体である脳腫瘍には効果がある。
● しかし、長期連用では重篤な副作用を生じるので、末期脳腫瘍患者が主な適応である。

2）使用法
● 経口投与が原則。経口不可時は筋注。筋注不可または緊急時は静注。1回2〜10mg、1日1〜2回投与。

3）副作用
● ステロイド剤一般の副作用と同じ。
〈重大〉
①誘発感染症、感染症の増悪、②続発性副腎皮質機能不全、糖尿病、③消化性潰瘍、④精神変調、うつ状態、⑤骨粗鬆症、大腿骨および上腕骨の骨頭無菌性壊死、ミオパシー、⑥緑内障。
〈その他〉
● 月経異常、満月様顔貌、浮腫、血圧上昇、白血球増多、痤瘡、多毛、脱毛、色素沈着、線条、皮膚菲弱化・脆弱化など。

5. ラシックス（フロセミド）

● 剤型：錠20・40mg、注20mg／2ml／A、100mg／10ml／A。

1）適　応
● 利尿薬であり、抗脳浮腫薬・脳圧下降剤として用いられることは少ない。

2）使用法
● 1日1回20mgを静注。腎不全時にはさらに大量を用いる。

3）使用中の注意点
● 利尿効果が強すぎて、脱水、電解質異常、血栓塞栓症などを引き起こすことがあり、過度の利尿をきたさないようにする。
● ジギタリス、抗不整脈薬使用時には低K血症に注意する。

五十棲一男、泉義雄

薬物療法②：抗菌薬

- 抗菌薬を薬剤別に解説することは、その種類の多さからして本書の紙面では不可能なばかりでなく、臨床的にあまり意味がない。
- 抗菌薬はどんな疾患（表1）に対してどういう系統の薬剤を使うべきかという基本を押さえ、各系統の代表的な薬剤の使い方に精通していればよい。

1. 細菌性髄膜炎

- 緊急治療を要する疾患であるが、最初の髄液検査の前に抗菌薬を投与すると、起炎微生物の種類（細菌性、結核性、真菌性、ウイルス性など）が推定できなくなるとともに、培養検査でも同定しにくくなる。したがって、髄膜炎を疑ったら直ちに腰椎穿刺を施行し、その結果に基づいて可及的速やかに治療を開始する。

表1　脳神経外科領域の感染性疾患

細菌性髄膜炎
脳膿瘍
硬膜下膿瘍・硬膜外膿瘍
頭皮感染
開放性（穿通性）頭部外傷
術後感染
髄液漏

- 起炎菌が既知の場合、それに対する抗菌力の最も強い薬剤を選択する。未検出または検出できない例では、血液脳関門を通過しやすい広域スペクトル抗菌薬が選択される。
- 髄液移行の最もよい抗菌薬はクロラムフェニコールであるが、副作用のため第一選択とはならない。
- 細菌性髄膜炎にはペニシリン（特にビクシリン）と第3世代セフェム（特にセフォタックス／クラフォラン、ロセフィン）が第一選択である。
- 第1および第2世代セフェムはあまり髄液に移行せず、アミノグリコシドはほとんど移行しない。
- 薬剤の血中濃度が高いほど、また高濃度の持続時間が長いほど、より高い髄液内濃度が期待されるので、どの薬剤を用いるにせよ、許容最大量を1回投与量とし、30〜60分かけて点滴静注する。これを6時間ごとに繰り返す。
- 髄腔内投与は通常行わない。髄液細胞数が50／mm^{3}未満になるまで点滴静注を続ける。

2. 脳膿瘍

- 髄膜炎の場合に比べて髄液検査の

重要性は低く、膿瘍の脳室内穿破や脳ヘルニアの危険性もあるので、腰椎穿刺は相対的禁忌となる。
●外科的治療が必要と判断される場合、膿瘍摘出術、穿刺吸引術などが行われる。
●全身投与された抗菌薬が膿瘍内に移行して十分な治療効果が確認されたのは、エポセリン、ヤマテタン、シオマリン、バンコマイシン、メトロニダゾールのみであるが、起炎菌が不明な場合は細菌性髄膜炎に準じた薬剤を選択する。
●投与期間は画像所見や髄液所見などから総合的に判断されるが、6〜8週は継続し、その後も1か月間は慎重に観察する。

3. 硬膜下膿瘍・硬膜外膿瘍

●穿頭排膿術を行い、ドレーンも留置する。
●脳膿瘍に準じた抗菌薬療法を行う。

4. 頭皮感染

●切開排膿、アテローム嚢の郭清、ドレーン留置を行う。
●抗菌薬は、ビクシリンや第1世代セフェムを用いる。

5. 開放性（穿通性）頭部外傷

1）脳硬膜に損傷がない場合
●外科的処置とともに、ビクシリンや第1世代セフェムを用いる。

2）脳硬膜に損傷がある場合
●外科的処置とともに、髄膜炎や脳膿瘍に準じた抗菌薬療法を行う。

6. 髄液漏

●髄液耳漏、髄液鼻漏があるが、多くは自然に止まるので、頭位を20〜30°挙上した状態で安静を保つ。
●髄膜炎に準じた抗菌薬療法を行う。
●髄液漏が遷延する例や、髄膜炎を反復するような例では、手術による硬膜形成術を行う。

7. 術後感染

●脳神経外科領域では、術創に関連する術後感染は極めて少なく、通常は2〜3％程度で、最近では1％以下との報告も珍しくない。
●術後感染率は、その施設におけるソフト・ハード両面を含む総合力の水準を示す良い指標となる。しかし一度起こると患者の転帰に大きな影響を与えるので、細心の注意をもって予防されなければならない。
●糖尿病、高血圧など内科的慢性疾患を有する例、幼児・老人、免疫不

全例やステロイドなど免疫機能低下をまねく薬剤使用者に術後感染合併例が多い。
●全く無菌的に行われる開頭術などの"clean"な手術での感染率は低く、"clean and contaminated"（鼻腔や口腔を経由する手術など）、"contaminated"（開放性外傷など）の順で感染率は高くなる。
●術式では脳室腹腔短絡術や骨形成術など、異物を入れる手術での合併例が多く、再手術、長時間手術、緊急手術なども危険因子としてあげられている。
●手術または術後管理では、髄液の漏出のある例では感染を起こしやすい。また髄液ドレナージの留置は髄膜炎合併の危険が極めて高い（約20％）。
●長期間髄液ドレナージを留置せざるをえない例では、できる限り無菌室を利用し、ドレーンを清潔に保ち、挿入部の無菌処置に心がける。ドレーン挿入部にはイソジンゲルの塗布を励行する。
●抗菌薬の術前・術中予防投与に関しては保険制度の制約からも一定の見解はない。術後感染が起こってしまった場合は、起炎菌に応じた薬剤を選択する。

五十棲一男、泉義雄

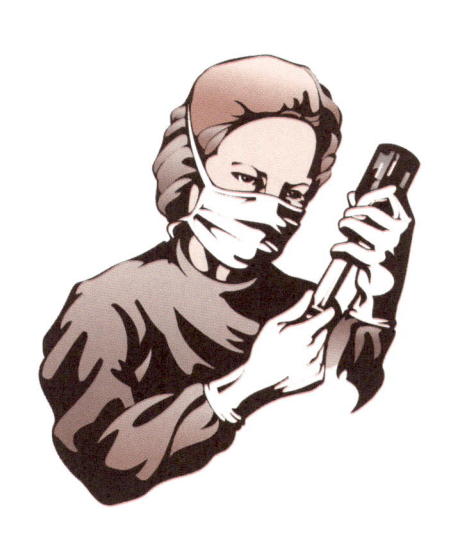

薬物療法③
抗痙攣薬

- 抗痙攣薬の種類は多いが、基本的に表1に示した主要な5剤でほとんどあらゆる痙攣の場面に対処できる。
- 抗痙攣薬は、1剤単独投与が基本であり、複合アレビアチンやヒダントールD・E・Fのような複合剤は薬物血中濃度の調節が難しく、あまり適切な選択とはいえない。
- 痙攣重積発作の緊急対応にはセルシンの静注に続いてアレビアチンの急速飽和を行う。

1. バルプロ酸ナトリウム

- 商品名：セレニカ、デパケン、バレリン。
- 剤型：錠、シロップ、徐放顆粒。

1）適　応
- バルプロ酸（VPA）は、てんかん発作に対する有効スペクトラムが広いことが特徴で、種々の発作型の予防に有効である。特に特発性強直間代発作、欠神発作、ミオクロニー発作に対しては第一選択薬となる。
- 注射薬がないので、緊急時には不適。

2）使用法
- 通常成人では400mg/日（分2）より始め、漸増して600〜1,200mg/日を維持量とする。
- 半減期が比較的短いので投与回数は1日3〜4回が必要であるが、徐放性製剤では1日1〜2回でよい。維持量は血中濃度をモニターして決定する。
- 消化管からの吸収が極めて悪い症例があり、3,000mg/日近く投与しないと有効血中濃度（50〜100μg/ml）に達しない場合がある。

3）副作用
- 最も問題となる副作用は肝障害である。投与開始後3か月以内に軽度のGOT、GPT上昇が見られることがあるが、これは一過性のことが多い。
- きわめて稀に投与量とは関係なく致命的な肝障害が起こることが知られているので、投与中の肝機能には十分な注意が必要である。また肝機能障害のある患者には投与すべきではない。

表1　主要な抗痙攣剤

バルプロ酸
フェノバルビタール
フェニトイン
ゾニサミド
ジアゼパム

4）妊婦への投与
●催奇形性あり、原則禁忌。

2. フェノバルビタール

●商品名：フェノバール
●剤型：錠、散、注

1）適　応
●フェノバルビタール（PB）は全身性強直間代発作、部分発作の予防に有効である。
●しかし、眠気、精神鎮静の副作用が強く、第1選択とはならない。

2）使用法
●通常成人には1日の維持量として60〜120 mgを投与する（有効血中濃度：$15〜25\,\mu g/ml$）。半減期が長いので1日1回投与で十分であり、就寝前投与が便利である。
●経口投与ができない場合には、注射用製剤を筋注または皮下注で投与する。
●水に極めて溶けにくいので注射用製剤は有機溶媒を用いて注射可能とした製剤である。
●注射局所に壊死を起こすことがあるので、内服不可能な患者の場合、または緊急に必要とする場合以外は使用しない。

3）使用上の注意
●PBは抗てんかん薬の中でも特に薬物依存を生じやすいので、長期連用中の患者における急激な投与中止は禁断症状（発作の誘発、不安、不眠、興奮、幻覚など）を起こす可能性があり、注意を要する。
●PBは強力な薬物代謝酵素の誘導剤であり、ワルファリン、コルチゾール、他の抗てんかん薬などの代謝を促進し、併用によりこれらの薬剤の効果を減弱させる。
●またバルプロ酸はPBの血中濃度を上昇させることがあるので、バルプロ酸とPBの併用時には十分な注意が必要である。

4）妊婦への投与
●奇形児出産多い。新生児に出血傾向、呼吸抑制あり。

5）配　合
●水によって主剤を析出するので、静注および他の注射薬との混合不可。

3. フェニトイン

●商品名：アレビアチン、ヒダントール
●剤型：錠、散、細粒、注

1）適　応
●フェニトイン（PHT）は、てんかん発作の中でも全身性強直間代発作（大発作）、部分発作の予防に有効で、標準的な抗てんかん薬である。痙攣重積発作の抑制には急速点滴静注で用いる。

- 欠神発作（小発作）、ミオクロニー発作には効果がない。

2）使用法
①経口投与
- 通常成人には1日の維持量として200〜300 mg（4〜5 mg/kg）2〜3回に分割投与する。

②静脈投与
- 発作の重積状態または経口的に服用できない場合は静脈投与を行う。
- 重積状態では血中濃度をただちに治療域（10〜20 μg/mL）にまで上昇させるため、初回10〜15 mg/kgを約30分かけて生食に混合して点滴静注する（これ以上の急速静注では心停止の恐れあり）。
- 糖液と混合すると結晶を析出するので、点滴ルート内は注射前後生食でフラッシュするか、できれば生食キープの別ラインから投与する。

3）副作用
- PHTの中毒症状と血中濃度の間にはよい相関があり、15 μg/mL以上で注視方向性眼振、30 μg/mL以上で小脳失調、40 μg/mL以上で意識障害が出現する。
- 眼振のみでは過量とはいえないが、小脳失調、意識障害は明らかな中毒症状であり、ただちに減量する。
- PHTは投与量とは関係なく長期連用により歯肉腫脹、顔貌の変化、多毛症などのコスメティックな問題を生じるため、原則として若年女性には長期投与は行わない。

4）禁 忌
- 洞性徐脈、高度の刺激伝導障害（心停止を起こすことあり）。

5）妊婦への投与
- 他の抗痙攣剤に比べて比較的安全。

4. ゾニサミド

- 商品名：エクセグラン
- 剤型：錠、散
- 適応：第1選択薬剤ではないが、部分発作、全般発作および混合発作の抑制にすぐれた効果を示し、他の抗てんかん薬で発作が抑制されない難治症例を含む部分てんかん、および全般てんかん治療薬として高い有用性が認められている。

5. ジアゼパム

- 商品名：セルシン、ホリゾン
- 剤型：注
- 適応：痙攣発作重積状態時に、5〜20 mgをワンショット静注して、とりあえず発作を止める際のスタンダード。必ず呼吸抑制がくるので、アンビューバッグや気管内挿管の用意をした上で使用する。維持療法には用いない。

五十棲一男、泉義雄

薬物療法④：抗癌剤

1. 化学療法のポイント

- 悪性脳腫瘍に対する化学療法では、表1のポイントや腫瘍の病態を考慮し、合理的な治療計画を立てる必要がある。
- 症例ごとに、①最も有効な薬剤を選択し、②これを十分な濃度で到達させ、③副作用は回復可能な程度にコントロールすることが重要である。

2. 主な抗癌剤と使用法

- 主として単剤での用法をあげる（表2）。

3. 化学療法の実際

- 悪性グリオーマ：ACNU（MCNU）単剤と、これを含めた多剤併用療法が一般的である。再発例を中心に単剤大量療法（MTX、ACNU、CPA）、動注（ACNU、CDDP）、髄腔内（MTX、Ara-C、ACNU）や腫瘍内投与（BLM、ACNU）も試みられている。
- 胚細胞腫：予後良好、中間および不良群に分類し、白金製剤とVP-16の併用（PE療法）や、これにIFOSを加えたICE療法が行われる[2]。
- 髄芽腫：PCV療法のほか、予後良好と不良群に分け、PE、ICE療法を行うことが提唱されている[2]。
- 悪性リンパ腫：CHOP療法（＋MTX髄腔内投与）、ACNU単剤や併用療法およびMTX大量療法などが一般的である。
- 転移性脳腫瘍：原発巣の感受性に応じた治療を原則とするが、ACNUを中心とした多剤併用療法やPE療法

表1　悪性脳腫瘍に対する化学療法のポイント

薬剤の特性	血液脳関門の移行性（脂溶性・水溶性） 細胞周期への作用（特異的・非特異的）
投与経路	全身投与（経口/静注） 局所投与（動注/髄腔内/組織内）
投与目的	導入/維持療法 再発療法
併用の有無	単剤/多剤併用 放射線併用

表2　悪性腫瘍に対する主な抗癌剤[1]

抗癌剤	投与量	投与法	C/C*	BBB**
《アルキル化剤》				
ニムスチン（ACNU、ニドラン）	80～100mg/m²	6～8週ごとに静注	CCNS	(+)
ラニムスチン（MCNU、サイメリン）	50～90mg/m²	6～8週ごとに静注	CCNS	(+)
シクロホスファミド（CPA、エンドキサン）	300mg/m² 50～80mg/kg	2週ごとに経口投与 4週ごとに2日間静注（大量投与）	CCNS	(-)
イホスファミド（IFOS、イホマイド）	900mg/m²	4～5週ごとに5日間連日静注（ICE療法）	CCNS	
《植物アルカロイド》				
ビンクリスチン（VCR、オンコビン）	1～2mg/m²	1～2週ごとに静注	CCS	(+)
エトポシド（VP-16、ベプシド）	60～100mg/m²	4～5週ごとに5日間連日静注（PE、ICE療法）	CCS	(-)
《代謝拮抗剤》				
テガフール（FT、フトラフール）	10～20mg/kg	連日経口投与	CCS	(+)
メソトレキセート（MTX）	100～300mg/kg 6～7mg/m²	1～3週ごとに静注（大量投与、ロイコボリン併用） 週2回1～2週ごとに髄腔内投与	CCS	(-)
シタラビン（Ara-C、キロサイド）	25～30mg/m²	週に1、2回髄腔内投与	CCS	(-)
《白金製剤》				
シスプラチン（CDDP、ランダ）	20mg/m²	4～5週ごとに5日間連日静注（PE、ICE療法）	CCNS	(-)
カルボプラチン（CBDCA、パラプラチン）	300～400mg/m²	4～5週ごとに第1日に静注（PE療法）	CCNS	
《その他》				
ブレオマイシン（BLM、ブレオ）	10mg/m²	週2回静注	CCS	(-)
プロカルバジン（PCZ、ナツラン）	100～150mg/m²	2か月ごとに2～4週間連日経口投与	CCNS	(+)
インターフェロンβ（INFβ）	100～600万単位	静注、髄腔内、腫瘍内投与		

C/C*：細胞周期（CCS：特異的、CCNS：非特異的）
BBB**：血液脳関門（(+)：移行性良好、(-)：移行性不良）
1）生塩之敬:化学療法〈最新脳神経外科、朝倉書店、1996、p.493-498〉を改変

表3 代表的な併用療法と適応

療　法	併用薬	適　応
2剤併用	ACNU＋FT,PCZ,VP－16,CDDP	悪性グリオーマ、転移性脳腫瘍
IAR療法	ACNU（MCNU）＋INFβ＋照射	悪性グリオーマ
同調化療法	ACNU＋VCR（＋照射）	悪性グリオーマ
PCV療法	PCZ＋CCNU（ACNU）＋VCR	悪性グリオーマ、髄芽腫
PE療法	CDDP（CBDCA）＋VP－16	胚細胞腫、髄芽腫、悪性グリオーマ
ICE療法	CDDP＋VP－16＋IFOS	胚細胞腫、髄芽腫
CHOP療法	CPA＋ADM*＋VCR＋PDN**	悪性リンパ腫

ADM*：アドリアシン、PDN**：プレドニゾロン

表4 主な副作用と対策

副作用	薬剤など	対　策
骨髄抑制	ほぼ全ての抗癌剤（顆粒球と血小板）	顆粒球コロニー刺激因子投与（血小板）輸血、骨髄移植
嘔気・嘔吐	多くの抗癌剤　特にCDDP,PCZ,FT	5-HT₃受容体拮抗薬投与　ステロイド剤投与
口内炎	MTX,FT,VCR	アロプリノール、フオイパン含嗽
腎毒性	CDDP,IFOS,MTX	大量輸液と利尿、尿の中和
出血性膀胱炎	CPA,IFOS	利尿、メスナ投与
神経毒性	VCR,CDDP,MTX,INFβ	減薬、休薬
脱毛	VP-16,IFOS,CPA	頭皮冷却で予防
漏出性皮膚炎	VCR,BLM,CPA,VP-16	氷冷、ステロイド剤局注
発熱	IFNβ	解熱鎮痛剤を前投
肺障害	BLM,MTX,ACNU	休薬、ステロイド剤投与

も行われている。
●比較的よく報告されている多剤併用療法を列記する（**表3**）。

●比較的多いのは、投与初期の消化器症状と、ある投与量以上になると発現する骨髄抑制である。

4.副作用と対策

金澤　泰久

●副作用のない抗癌剤はない。抗癌剤の有効性を高めるためにも、副作用のコントロールは重要である（**表4**）。

文献
1）生塩之敬：化学療法〈最新脳神経外科、朝倉書店、1996、p.493-498〉
2）厚生省小児悪性脳腫瘍治療研究班

薬物療法⑤：
その他の薬物

1. 血栓溶解薬[1)]

①ウロキナーゼ
②ストレプトキナーゼ
③プロウロキナーゼ
④組織プラスミノーゲンアクティベーター（tPA）*
- 対象：心原性脳梗塞、アテローム血栓性脳梗塞。
- 目的：頭蓋内主幹脳動脈内に生じた塞栓（または血栓）を発症後、3〜6時間の間に溶解し再開通させる。
- 方法：点滴静注、あるいは経皮的にマイクロカテーテルを用いて閉塞血管末梢より動注。
- 合併症：出血性梗塞、開通不全等。

注）＊印は保険適応外

2. 抗凝固（凝血）薬[1)]

①ヘパリン
②ワーファリン
③アルガトロバン
- 対象：心原性脳塞栓、アテローム血栓性脳梗塞。
- 目的：トロンビンを中心とする凝固活性化、血小板活性化を抑制し、脳梗塞の進展を予防する。
- 投与方法：発症後48時間以内に点滴静注を開始。ヘパリンは急性期を

表1　抗血小板薬

	作　用	用　法	備　考
アスピリン	血小板のサイクロオキシゲナーゼを阻害し、トロンボキサンA_2の合成を抑制する。血管内皮のサイクロオキシゲナーゼを阻害し、プロスタサイクリンの合成を阻害する	1回75〜325mg 1日1回	消化管出血、アスピリン喘息などの副作用
チクロピジン	血小板のアデニルサイクラーゼを活性化しcyclic-AMPを増加させる。血小板膜糖蛋白GPb/aとフィブリノゲンの結合を阻害	1回100mg 1日1〜3回	顆粒球減少症、肝機能障害などの副作用
オザグレルナトリウム	トロンボキサンA_2の合成を阻害	1日2回 1回80mgを2週間点滴静注	血栓溶解療法に比較し出血性合併症の頻度が極めて少ない

表2 鎮痛薬

	作　用	用　法	備　考
ジクロフェナク ナトリウム	鎮痛、解熱、消炎	1回12.5〜50mg　経口、経腸 1日75〜100mg	副作用：ショック、消化性潰瘍など
インドメタシン	同上	1回25（〜50）mg　経口（経腸） 1日1〜2回	副作用：消化性潰瘍など
アセトアミノフェン	同上	1回50〜200mg　経腸	1〜12歳の小児に用いる 副作用：血小板減少
イブプロフェン	同上	1回3〜6mg/kg　経腸 1日2回まで	5歳以上の小児に用いる
アスピリン	同上	1回0.5〜1g　経口 1日1〜4.5g	他に血小板凝集阻害作用あり
ロキソプロフェン ナトリウム	鎮痛、消炎	1回60mg（〜120mg）経口 1日3回（頓服）	副作用：消化性潰瘍など
ペンタゾシン	鎮痛	1回15mg　筋注、皮下注 持続時間　3〜4時間	呼吸抑制、依存性あり

すぎればワーファリンの内服へ移行。
●合併症：消化性潰瘍、肝機能障害、併用薬での作用増強、抑制等。

3. 抗血小板薬[1]（表1）

①アスピリン
②チクロピジン
●対象：アテローム血栓性脳梗塞、TIA。
●目的：血小板または血管内皮に作用し、主に血小板の凝集を抑制する。
●投与方法：主に慢性期の再発予防として経口投与。
●合併症：出血傾向、消化器症状等。
③オザグレルナトリウム

●対象：ラクナ梗塞、アテローム血栓性脳梗塞急性期。
●目的：血小板または血管内皮に作用し、血小板の凝集や血管収縮を抑制する。
●投与方法：急性期に点滴静注。
●合併症：出血性梗塞等。

4. 鎮痛薬[2]（表2）

①ジクロフェナクナトリウム
②インドメタシン
③アセトアミノフェン
④イブプロフェン
⑤アスピリン
⑥ロキソプロフェンナトリウム

表3　脳循環代謝改善薬

※アニラセタムは有効性の再評価がなされず、平成13年3月末日をもって薬価削除となった。

	症　状	用　法	備　考
ニセルゴリン	意欲低下	1回5mg 1日3回　経口投与	
塩酸アマンタジン	意欲、自発性低下	1回50〜100mg 1日2〜3回　経口投与	他にパーキンソン症候群、A型インフルエンザにも適応あり
※アニラセタム	情緒障害（不安、焦燥、抑うつ気分）	1回200mg 1日3回　経口投与	
塩酸チアプリド	攻撃的行為、精神興奮、徘徊、せん妄	1回25〜50mg 1日3回　経口投与	他に特発性ジスキネジアにも適応あり
酒石酸イフェンプロジル	めまい	1回20mg 1日3回　経口投与	

●作用：非ステロイド系の薬剤で鎮痛作用のほか、解熱、消炎作用あり。
●副作用：ショック、消化器症状等。

5. 非麻薬性鎮痛薬[2]（表2）

①ペンタゾシン
●作用：強い中枢性鎮痛作用をもつ。
●副作用：呼吸抑制、依存症、精神症状等。

6. 脳循環代謝改善薬[3]
　（表3）

①ニセルゴリン
②塩酸アマンタジン
③アニラセタム
④塩酸チアプリド

⑤酒石酸イフェンプロジル
●作用：脳血管障害慢性期における諸症状の緩和および改善。
●適応：意欲低下、自発性低下、情緒障害、精神興奮、徘徊、めまい等。
＊脳循環代謝改善薬は平成11年に再評価され、同年9月14日に上記のもののみが脳梗塞に伴う諸症状に対し使用することが承認された。

　　　　　　　　　　　　　小松　英樹

文献

1）太田富雄：脳神経外科学；改訂7版、金芳堂、p887〜894、1997
2）日本医薬情報センター：医療薬日本医薬品集；第22版、1998、p.28〜31, 42〜44, 209〜212, 255〜262, 671〜676, 1646〜1648, 1910〜1912
3）中村重信：脳循環代謝改善薬；臨床と研究　76巻（12号）：83〜88、1999

Part 6
急性期リハビリテーションとケア

脳卒中のリハビリテーション …………………322
退院指導 ……………………………………329

植物状態の患者のケア ………………………334
脳死患者のケア ………………………………338

脳卒中のリハビリテーション

●脳卒中は、出血と梗塞に大別され、その多くに片麻痺という運動障害をきたす。このため、片麻痺のリハビリテーション（以下、リハと略す）が中心となる。

1. 脳卒中の急性期治療

●救命のための治療（血圧のコントロール、脳浮腫による二次的脳障害を防ぐ薬物療法、気道の確保等）と肺炎などの合併症の予防治療が中心となるが、この時期にあっても臥床に伴う二次的障害（廃用症候群）を防ぐことが重要であり、ここに急性期リハが重要な意味を持つ。
●したがって、急性期リハはベッド上からベッドサイドでの早期リハを指す。

2. 早期リハビリテーション

●二次的障害の予防として、下記のことを行う。
①体位変換（2時間ごと）：肺炎、褥瘡防止。
②関節変形・拘縮防止：早期にリハを開始し、関節変形・拘縮を防止する。このため、ベッド上での関節可動域運動（ROM）、正しい姿勢保持。
③肺合併症の防止。
④尿路感染症の防止。
⑤清拭、排便処置。
⑥消化管出血に留意。

3. 脳卒中の急性期ケア

●バイタルサインおよび意識レベルをチェックし、全身および脳機能の変化を見逃さないこと。
●気道の確保：口腔内分泌物の吸引により、酸素の取り入れを確保する。気道内での分泌物が多く、通常方法では吸引困難な場合は、経鼻挿管、気管内挿管あるいは気管切開を行い、分泌物を吸引する。その際、気管内および気管切開口からの吸引操作は清潔を旨とする。さらに、理学療法士あるいは看護婦による、体位ドレナージ、胸郭の軽打と振動による排痰を促進し、気管内吸引が行われる。
●尿量ouputと点滴量input等の出納バランスのチェック。
●2時間ごとの体位変換（患側上下肢を上とする：**写真1**）。
●定時的な身体の清拭、排便処置、敷布の皺の除去に努める。
●脳室ドレナージ、胃管ドレナージ

写真1　体位変換（左片麻痺）

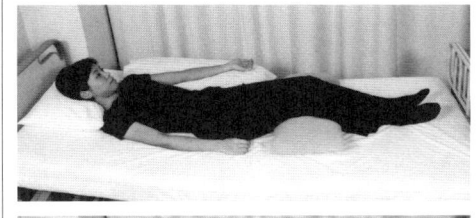

背臥位
左上肢はクッションで高くし、リラックスさせる。両膝下にクッションを入れ、軽く膝を曲げる。

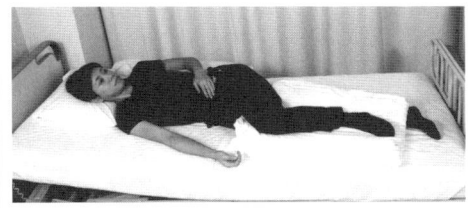

半側臥位
背部左をクッションにもたれかけさせ、左上肢はそのクッションと体幹の上にのせ、さらに両膝の間にクッションをはさみ、患側下肢は膝を曲げさせ、その上にのせる

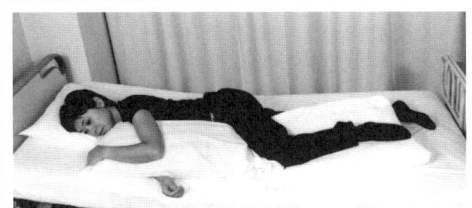

側臥位
クッションを右側に置き、患側上肢を抱きかかえるようにのせる。下肢は半側臥位と同様にクッションをはさんで、患側下肢をのせる

状態等の確認。

4. 急性期リハの開始時期

● 発症後できるだけ早期に開始すること。

● これを規定するものは、全身状態、意識障害の程度、脳室ドレナージ等の処置である。

● 進行性の病変がないと確認されれば、前記体位変換と筋活動を維持すべく四肢のROM（**写真2**）を開始し、1週間程度で坐位にもっていければ理想的である。**写真3**はベッド上での起坐介助を示す。

● 脳卒中の急性期は頭蓋内圧が亢進しており、脳から心臓への血液灌流を助け、また、呼吸を楽にするため上半身を20～30°挙上することが多い。

● 早期にリハを開始した症例では、廃用性症候群の1つである起立性低血圧の頻度、そして、四肢の拘縮の頻度も少なくなる。

● しかし、急性期におけるROMは多くのラインが入っているためおのず

写真2　ベッド上での関節可動域運動（ROM）

上肢の運動

1. 指の曲げ伸ばし運動（親指）

介助者は、患者さんの脇に腰かけ、向かい合う姿勢をとり、一方の手で人指し指〜小指を握り、支え、もう一方の手で親指を曲げたり、反らす運動を繰り返す。

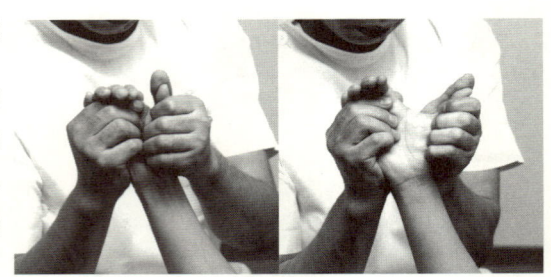

2. 指の曲げ伸ばし運動（親指以外）

同じように患者さんと向かい合い、一方の手で患者さんの親指をはさみ、その手首を固定し、もう一方の手で患者さんの人指し指〜小指を握り、その全体を一緒に曲げたり、反らす運動を繰り返す。

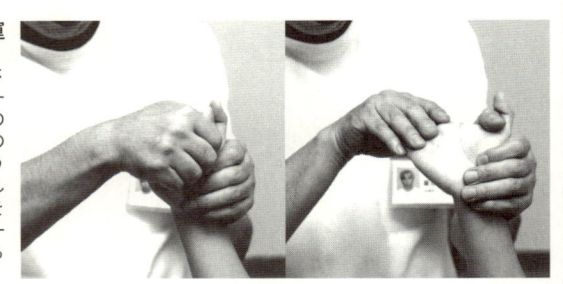

3. 肘の曲げ伸ばし運動

介助者は、患者さんの脇に腰かけ、向かい合う姿勢をとり、肘の下にクッションを入れ、一方の手で肘を下から支え、もう一方の手で手首を持ち、屈伸運動を繰り返す。

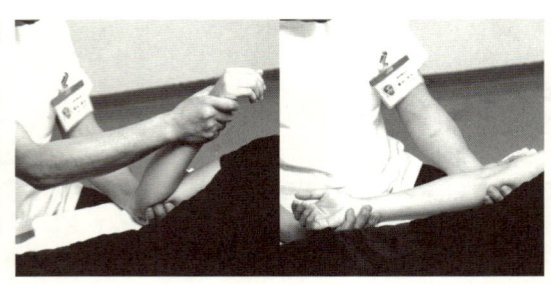

4. 前腕の回旋運動

介助者は、3.の姿勢をとり、一方の手で患者さんの肘の上（上腕遠位屈曲部）を押さえ、もう一方の手で患者さんの手首を持ち、前腕部を内外に回す運動を繰り返す。

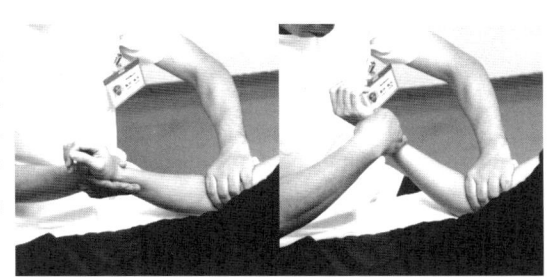

5. 肩の運動

介助者は、患者さんの脇に腰かけ、向かい合う姿勢をとり、一方の手で患者さんの肘を下から支え、もう一方の手で手首を持ち、肘を伸ばしたまま肩幅の範囲内で体幹の脇から頭上まで行き来する。

次に、介助者は、同じ姿勢で患者さんの肘を屈曲させて、肩を中心として弧を描くように脇を開く。これらの運動に際し、患者さんの手のひらは身体の方に向けた位置に保ち、痛みの表情を表さない範囲内でゆっくりと行う。

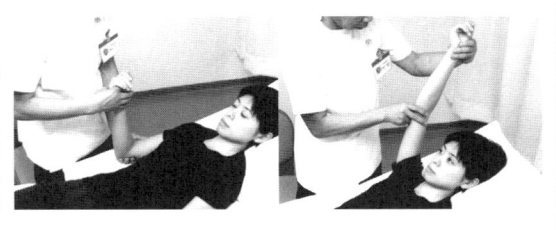

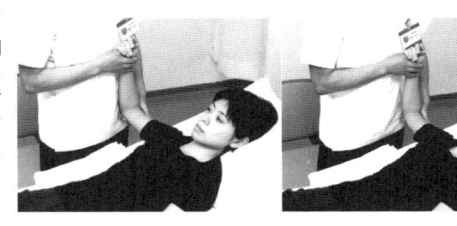

写真2のつづき

下肢の運動

1. 足関節の運動

介助者は、患者さんの足関節の脇で患者さんに向かうように立ち、膝下に小さなクッションを入れ、膝を軽く曲げた状態にする。

ここで、一方の手で患者さんの足首を軽く押さえ、もう一方の手でかかとの下から支え、その前腕で患者さんの足の裏全体を押さえるようにして介助者は身体を移動させるようにして足関節を屈伸させ、アキレス腱を伸び縮みさせる。

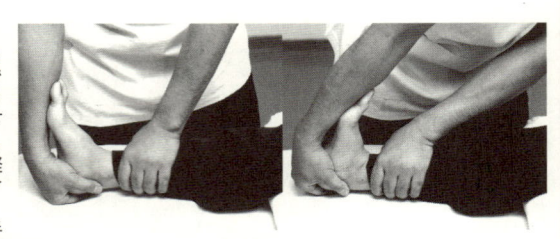

2. 足指の運動

介助者は、患者さんの足元に坐り、患者さんと向かい合う。一方の手で患者さんの土踏まずを支え、もう一方の手で足指全体を握り、かつ屈伸運動を繰り返す。

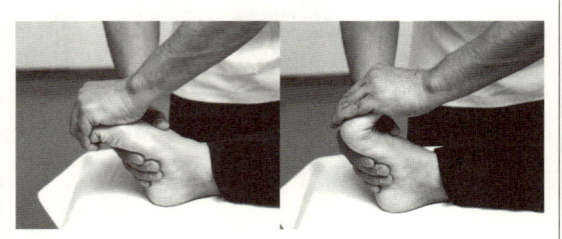

と制限があり、また、患者の状態とモニター所見に注意を払いながらゆっくりと（3～5を数えるくらいの速さ）各関節の他動運動を行うことが重要である。このため、主治医との意見交換も大切である。

5. 外傷性脳損傷のリハビリテーション

3. 膝・股関節の屈伸運動

　介助者は、患者さんの下腿のかたわらで患者さんに向かって立ち、一方の手を膝下に入れ、もう一方の手を足首の下に入れ、下肢を支え膝を胸につける感じで膝と股関節を屈伸させる。この際、膝は外側にあまり倒さず、肩の線を外れない範囲とする。

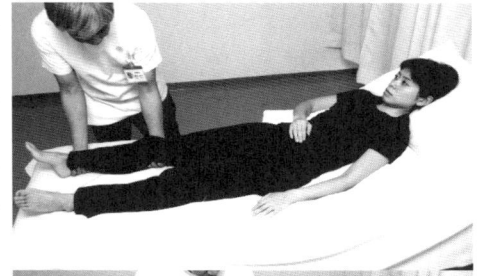

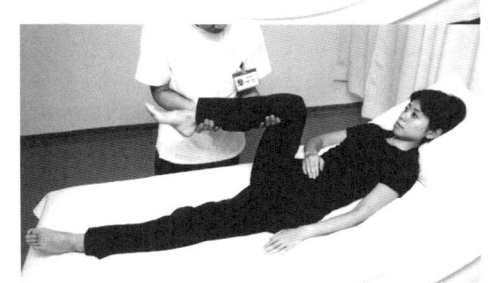

4. 股関節の外・内転運動（股を開いたり、閉じたりする）

　介助者は、3.と同じ位置に立ち、下肢をわずかに持ち上げ、伸展させたまま股を開いたり、閉じたりする運動を繰り返す。痛みを伴わない範囲で行う。

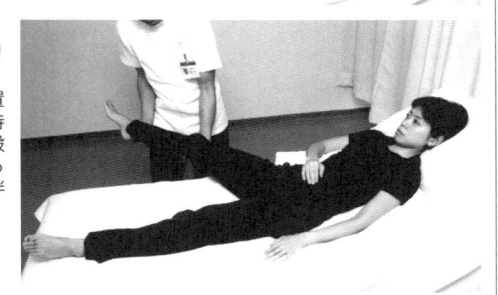

●基本的には脳卒中のリハで述べてきたところと変わりはないが、外傷性脳損傷の場合には、運動機能障害に加え、意識障害、種々の高次脳機能障害、異常行動、けいれん発作などが問題となり、早期リハを阻むことがあり、個々の症例で検討していかねばならない。

千葉　康洋

328 Part 6 急性期リハビリテーションとケア

写真3 ベッド上での起坐介助（右片麻痺症例）

1．介助者が健側（左側）のベッドサイドに立ち、患者さんの患側下肢（右側）を健側下肢（左側）上に乗せた後、両肩を抱える。

2．介助者が患者さんの上半身を起こす。

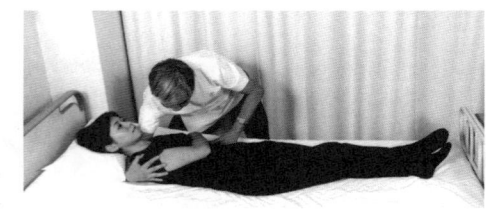

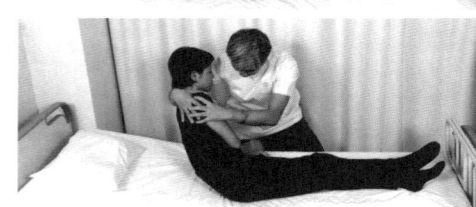

3．上半身を引き起こしたまま、両膝をベッドサイドに引き寄せる。

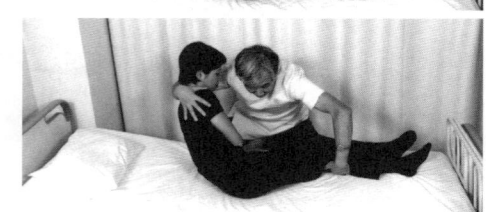

4．さらに身体の向きを変えながら両膝をベッドサイドに乗せる。

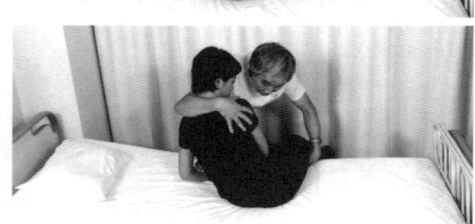

5．上半身を支え、両下肢をベッドの脇に下垂させる。

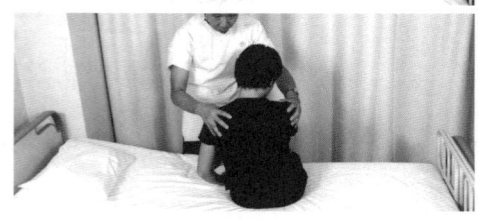

（写真撮影に際し、ご協力いただいた本院理学療法科の冨田昌夫氏、河野亜希子氏、研修・情報サービス部の細谷晃宏氏に感謝いたします）

退院指導

- 高齢者と慢性疾患の増加に伴い、病院内での医療により完治しない患者も増加している。
- 入院医療が必要でなくなった患者の退院先を決定し、適切な長期ケアサービスへのスムーズな移行を実現するために退院指導を行う。このためには、機能的状態の予後予測が必要であり、急性期から退院の計画は始まっているといえる。

1. 退院時期について

- 入院中の神経学的兆候の変化が安定し、医学的管理の必要性が消失し機能的にプラトーに達した時期が適切な退院時期といえよう。
- 機能回復がプラトーに達した時期になってから退院準備を始めたのでは、非効率的である。したがって、機能的状態改善の消失する時期あるいは、外来でリハビリテーションが可能となった時期を予測することが必要である。
- 機能的状態の評価には、身体的機能、知的機能、情緒的機能、社会的機能の4つの側面から検討される。
- 身体機能は、関節可動域検査や徒手筋力検査、ブルンストロームの回復段階、12段階型麻痺グレード総合判定、Johnson等の運動年齢検査などが使われている。
- また、病棟での日常生活レベルの身体機能（主に能力低下）を評価するには標準化された、バーセルインデックス（BI：Barthel index）やFIM（functional independence measure）などが使われている。
- 知的機能や情緒的知能も標準化された多くの検査があり、それぞれの場面で最適なテストや評価方法が選択されて使われている。
- 社会的機能は社会的義務や責任、役割を遂行する活動が含まれる。病前病後で役割が変化せざるを得ないときに家庭を含めた社会生活での家族全体の障害を少なくしていくことが必要であり、家族状況や住居、職業についての情報も大切になる。

2. 退院先の選定について

- 介護・介助にあたる同居家族の介護能力と患者さんの機能的状態により、下記の3つの退院先が選定される。
- ①自宅・在宅：環境整備などの介入が必要な場合もある。

②施設：老人保健施設、特別養護老人ホーム、障害児入所施設など。
③療養型病床群：状態は安定しているが、医学的介入を必要とする場合。
●まず初めに、病室レベルで評価する方法は日常生活動作の改善度を評価し、在宅あるいは施設入所の判定を行う必要がある。
●機能的状態が良好な場合には、復職や修学が可能なレベルであるかの判断も必要になる。病気からの回復がプラトーに達し、疾病管理の方法も定まった後にも在宅における管理が困難な場合には、療養型病床群への移行を考える必要もでてくる。
●日本リハ医学会研修施設で行われた調査では、日常生活活動（ADL）の評価の実態調査を行い、1／4の施設でバーセルインデックスという評価尺度が使われていた。
●われわれの施設でも、バーセルインデックスを使って評価している。この評価法は、比較的容易に日常生活動作の可否を判定できるスケールである。1つの段階が5点から15点で、1項目の動作が遂行できれば得点を与えるもので、0点から100点満点で評価するもの。大まかに0から40点までは、常に介助を要する段階であり、80点以上はほぼ日常生活活動が自立している。一般的には入浴や階段昇降で失点することが多いが、介助を要する場合でも環境を整えるなどの措置をとり介護者の負担を軽減して、介護が可能であれば在宅生活に導入する。
●バーセルインデックスの評価項目については、表1を参照。

3. 脳卒中患者の退院先に関わる家族状況

●脳卒中患者では、退院先の決定要因は、日常生活活動の自立度が低いほど、自宅への退院率は低下すること、さらに配偶者の有無などの家族状況、性別などの要因も関係している。
●砂子田らの研究では、1989〜1991年の55歳以上の脳卒中患者の退院先は、バーセルインデックスの得点に最も規定されていたことを述べている。ADLに代表される機能的状態が、退院先の予測因子として重要であることを指摘している。
●得点からの評価では、BIが80点以上では自宅退院が有意に多く、40点未満ではADLにかなりの介助を要し排尿や排便コントロールが自立する者が少なく、そのために尿路感染などの医学的管理を必要とすることも多くなり、施設入所を余儀なくされている状況であった。

4. 自宅退院の場合

●在宅生活に円滑に導入するためには、患者さんの機能的状態と介護力に見合った生活環境を整えるための支援や、家族指導が必要である。

表1　バーセルインデックス

1）食事	10：自立。自助具などの装着可。標準的時間内に食べ終える。 5：部分介助（例えば、おかずを切って細かくしてもらう）。 0：全介助。
2）車椅子からベッドへの移乗	15：自立。ブレーキ・フットレストの操作も含む（歩行自立も含む）。 10：軽度の部分介助または監視を要す。 5：座ることは可能であるがほぼ全介助。 0：全介助または不可能。
3）整容	5：自立（洗面、整髪、歯みがき、ひげ剃り）。 0：部分介助または全介助。
4）トイレ動作	10：自立。衣服の操作、後始末を含む。ポータブル便器などを使用している場合はその洗浄も含む。 5：部分介助。体を支える、衣服・後始末に介助を要する。 0：全介助または不可能。
5）入浴	5：自立。 0：部分介助または全介助。
6）歩行	15：45m以上の歩行、補装具（車椅子、歩行器は除く）の使用の有無は問わない。 10：45m以上の介助歩行、歩行器の使用を含む。 5：歩行不能の場合、車椅子にて45m以上の操作可能。 0：上記以外。
7）階段昇降	10：自立。手すりなどの使用の有無は問わない。 5：介助または監視を要する。 0：不能。
8）着替え	10：自立。靴、ファスナー、装具の着脱を含む。 5：部分介助。標準的な時間内、半分以上は自分で行える。 0：上記以外。
9）排便コントロール	10：失禁なし。浣腸、坐薬の取り扱いも可能。 5：時に失禁あり。浣腸、座薬の取り扱いに介助を要する者も含む。 0：上記以外。
10）排尿コントロール	10：失禁なし。収尿器の取り扱いも可能。 5：時に失禁あり。収尿器の取り扱いに介助を要する者も含む。 0：上記以外。

（貝塚みどり 他編：QOLを高めるリハビリテーション看護、医歯薬出版、1995）

表2 介護状況別の社会資源の利用

	家族介護の可		家族介護の不可	
小児(＜18歳) 児童福祉法	育成医療 補装具の交付 日常生活用具の給付 特別児童扶養手当 特殊教育 ホームヘルプサービス事業		児童福祉施設	肢体不自由施設 精神薄弱児施設 虚弱児施設 盲ろうあ児施設 重症心身障害児施設 など
成人(18〜64歳) 身体障害者福祉法	身体障害者手帳の交付 更正医療 補装具の交付 身体障害者居宅生活支援事業 日常生活用具の給付	身体障害者更正援護施設	身体障害者更正施設 身体障害者授産施設 重度身体障害者更正援護施設 身体障害者療護施設 重度身体障害者授産施設	
知的障害者福祉法	知的障害者居宅生活支援事業 日常生活用具の給付 職親委託 療育手帳	精神薄弱者援護施設	精神薄弱者更正施設 精神薄弱者授産施設	
老人(＞65歳) 老人福祉法	老人居宅生活支援事業 日常生活用具給付等事業 在宅介護支援センター 社会活動促進事業	療養型病床群 老人福祉施設 老人保健施設	特別養護老人ホーム 養護老人ホーム	
老人保健法	医療 保健事業			

知的障害者援護施設：更正に必要な指導訓練を行い、職業を与える
身体障害者居宅生活支援事業：ホームヘルプサービス、デイサービス、短期入所事業、日常生活用具給付等事業など
身体障害者更正援護施設：生活訓練、職能訓練、介護を受けられない人にリハビリテーションを提供する
老人居宅生活支援事業：ホームヘルプサービス、デイサービス、短期入所事業
社会活動促進事業：老人クラブ、老人福祉センター
保健事業：機能訓練、訪問指導など

1）日常生活に必要な物品
●ベッド用品、エアマットなどの褥創予防用品、車椅子、杖や歩行器などの歩行補助具、ポータブルトイレなどのトイレ用品、シャワーチェアなどの入浴用品、改良スプーンなどの食事用品、介護用リフト、意思伝達用具などがこれにあたる。

2）住宅改造
●歩行機能の低下がある場合など、段差の解消やトイレ・浴室・廊下などの手すりの設置などがこれにあたる。

3）介護技術指導
●食事動作：食事制限の有無、摂取しやすい食物形態、自助具の選択や使い方など
●清潔動作：清拭、洗髪、口腔ケア、陰部ケアの方法など
●更衣動作：更衣動作中の姿勢、更衣時の手順や介助方法など
●トイレ動作：排便コントロール方法、尿器・便器の選択と使用方法や使用時間帯など
●入浴動作：浴槽の出入り、身体を洗う時の姿勢、自助具の利用方法など
●移動動作：車椅子への移乗介助方法、車椅子操作、歩行時の監視の有無など
●医療に係わる処置（経管栄養や自己注射など）が必要なときには、患者あるいは家族の習得状況を確認する必要もある。
●退院前に試験外泊を行い、生活の自立の状態、介護の程度、住居環境の報告を基に介助指導を変更することなどもある。

5.長期予後

●退院後の在宅患者の日常生活活動の変化については、3／4の患者は少なくとも約2年間は退院時の機能レベルを維持するが、2〜3年にかけてその機能レベルの低下する者の割合が増加した。
●この機能レベルの低下に関わる要因は、発症前の社会適応状態の不良な者、配偶者のいる者、女性、退院時の日常生活活動のレベルが低かった者、家族数が多い者、退院後の再発があった者があげられた。

吉田　一成、岩谷　力

植物状態の患者のケア

1. 目　的

　人々の健康や医療に対する認識や権利意識は確実に変化してきている。国民の要求が単に疾病治療にとどまらず、療養生活の質を問われだしている今、それは意識のない植物患者にもいえることである。

　植物患者のケアの最大の目的は、たとえ意識のない患者であれ、通常の人と同様に人格の尊重を保ちながら、合併症を起こさないように愛情をもって行き届いたケアを実施していくことである。

2. 呼びかけ

　植物患者に声をかけても意味がないと思っている医療従事者がたくさんいることはとても残念なことである。客観的にみて、たとえ意識がないと思われていても、患者の家族に対する反応と医療従事者に対する反応は異なることは往々にして経験するところである。

　患者は、こちらの呼びかけに対しては深いところで理解しているものと考え、愛情を持って人格を尊重してあいさつや呼びかけ、話しかけをし、そしてケアに入っていくべきである。

3. 清　潔

　体を清潔に保つ意義は皮膚の清潔の保持と、爽快感による心理効果をもたらすことにある。一人一人の看護婦がその意義をどれだけ理解し、意識して患者に係わっているかということが大切である。

　植物状態の患者の保清を行うとき、褥瘡防止を主な視点として、皮膚の観察を行う。全身清拭は皮膚を清潔に保つと同時に末梢から中枢へ皮膚をマッサージし、血液循環を促す。清拭時は全身の皮膚を観察する良い機会であり、褥瘡の早期発見につとめる。

　皮膚を観察するということは、異常を早期に発見することである。そのために細かなところまで気を配り、その人にあった保清の方法を考えた上で、援助にあたらなければならない。

4. 体位変換

　気道の閉塞、肺合併症、褥瘡、神経麻痺、関節の拘縮などを予防するために良肢位を保持しながら2～3時間ごとに体位変換を行う。その際、体圧のかかる部位の皮膚の観察、マッサージ、タッピング、吸引などを行う。

麻痺側を下にした側臥位にするときは20〜30分ごとに観察し、必要時に唾液を吸引し、タオルを耳元におき、唾液を吸引させる。患者は苦痛を訴えることができないため、体位変換時はできるだけ安楽な肢位を工夫する必要がある。

安楽な肢位とは側臥位で背部に枕を挿入し、下肢はやや屈曲気味にして間に枕をはさむ。このとき股関節に体圧が加わらないように注意する。

5. 他動運動

自発的な運動が少ないため、関節の拘縮をきたしやすい。そのため回数、時間、方法を決めて四肢関節の他動運動を行う必要がある。

麻痺がある場合は無理な他動運動は避け、脱臼に注意する。

6. 吸　引

自力で喀痰喀出が困難な場合や、嚥下障害がある場合は気道を確保し、肺合併症を予防する目的で、定期的に鼻腔、口腔、気管切開部より吸引を行う。吸引後は呼吸音を聴取し、改善したかどうか確認する。

7. タッピング

呼吸音を聴取し、分泌物の貯留による喘鳴が認められる場合、タッピングを行う。手を椀状にして胸背部をたたき、分泌物の喀出を図ることにより、肺の再膨張を促し、肺合併症を予防する。

8. 入浴、洗髪

入浴は皮膚を清潔にし、血液循環を促進させるだけでなく、患者の全身に外的刺激を与える意味で重要である。気管切開中の患者は入浴前に必ず吸引し、入浴中は気管内に湯が入らないように注意する。

入浴が不可能な場合は部分浴（手浴、足浴、陰部洗浄）を行う。洗髪は頭部の清潔と頭皮の血行を促す目的で行う。ベッド上に患者の身体を斜めにして頸部を圧迫しないようにできるだけ安楽な体位で行う。洗髪後はタオルやヘヤードライヤーで毛髪を十分に乾かせる。入浴ができない場合は手足浴を隔日に行い、汗疱を防ぐ。

手足の指間、腋窩、鼠径部などの保清のあとは、乾いたタオルで拭き、乾燥を確認する。耳垢の除去は力の入れ具合を考え、出血を予防する。

9. 口腔ケア

口腔内は嘔吐や嚥下障害がある場合は不潔になりやすい。意識障害患者の口腔ケアは、口腔の保清と上気道感染や肺炎防止の目的以外に、咀嚼運動や味覚の刺激が、感覚情報を運ぶ三叉神経を刺激して、網様体賦

活系に強力な刺激与え、意識の覚醒を促すことがあげられる。

口唇と舌の知覚は感覚器のなかでも特に鋭敏なため、口腔ケアは意識障害患者の覚醒刺激として効果的である。口腔ケアは最低日勤帯、夜勤帯でそれぞれ1回ずつ行う。呼名反応がなくとも口腔ケアをすることを事前に告げる。誤嚥を防ぐため、側臥位で行う。イソジン液を浸した綿球や歯ブラシを用いて行うが、この際、誤嚥予防のために吸引しながら行う必要がある。一人は歯ブラシを使用し、吸呑で水を流しながら、汚れを除去し、一人は吸引を行う。

開口障害のある患者の場合は開口器、バイトブロックなどを用いて歯や粘膜、舌に傷つけないように注意しながら開口する。痰の貯留があれば吸引する。

10.輸液の管理

植物患者は脱水や低蛋白血症を起こしやすい。このため輸液によって成分を補い、場合によって高カロリー輸液を行う。

体位変換時などチューブ屈曲による輸液ルートの閉塞に注意し、カテーテル挿入部は消毒を行い、感染を起こさないようにする。

11.経管栄養

輸液よりも生理的な栄養方法である。胃チューブは週に1回、主治医により交換する。注入前には必ず胃チューブが胃内に入っていることを確認し、流動食の温度、濃度、注入速度に注意する。

注入中、注入後は嘔吐、腹部膨満、下痢などの症状がないか観察する。注入時は誤嚥を予防するために注入速度に注意し(1時間に300ml程度)、患者の体位を半座位からセミファーラー位にする。チューブは鼻尖部、頬部、前頭部で固定する。

注入中は常にチューブが抜けかけていないか、十分に固定されているかに注意する。また鼻孔など固定部の皮膚のびらんなどの変化には特に注意する。

12.体重測定

体重測定を週1回行い、増減の著しいときは主治医に報告する。

13.膀胱洗浄

膀胱バルーンカテーテルが留置されている場合、尿路感染予防のため、膀胱洗浄を週に2〜3回行う必要がある。カテーテルは2週間に1回交換する。カテーテルの号数は必ずカルテに記載する。

一般的には微温湯で温めた生理食塩水で行うが、尿中に細菌が認められた場合は、抗生物質入りの薬液を使用する。

14. 排　便

便秘傾向のことが多いので緩下剤を使用することが多い。浣腸、摘便を適宜行う。便のコントロールを排便のパターンから知り、坐薬などを適宜用いる。

15. 気管切開のケア

気管切開を受けた患者の管理のポイントは、気管切開直後では出血、気胸に注意し、吸引を行って気道分泌物を除去する必要がある。時間が経過したあとでは、感染、創部出血などがある。気管カニューレの交換は切開口が落ち着くまで約1週間は取り替えないのが原則である。

カニューレの交換時は医師と看護婦が協力して手早く行う。カニューレはすぐに交換できるように、カフの空気漏れがないことを確かめて準備しておく。カニューレ抜去後すぐに吸引できるようにしておく。交換時はカニューレが不潔にならないよう注意する。咳嗽により、カニューレが抜けないよう、紐で固定する。カニューレの紐は適度な強さに結ぶ。

痰の吸引時は手指を清潔に保ち、吸引チューブは滅菌されたものを使用し、無菌的に行う。分泌物の吸引は、ネブライザーや体位変換、タッピングなどを併用すると効果がある。

注意すべきことは1回の吸引時間は10～15秒以内に手早く行うべきで、吸引中も患者の状態を十分に観察しながら行い、チアノーゼ・不整脈の出現には十分な注意が必要である。

異常が認められた場合は、直ちに吸引を中止し、純酸素で肺を膨張させる。人工呼吸器を用いている患者では深呼吸をすることができない場合が多いので、吸引後は必ずバッグで肺を加圧し、無気肺の予防に努めることが重要である。

16. 家族への働きかけ

看護婦は家族と会うたびに患者の少しの変化、たとえば視線があった、くびを動かした、口を動かしたなどを伝え、関心をもって患者に接していることを印象づけるようにする。

まとめ

植物状態の患者のケアは基本的な手技の繰り返しである。この基本的なケアを医療者が一連の動作として行い、患者への援助を行う。

今後も高齢社会が加速し、植物患者は増加していくだろう。植物状態であっても少しでも人間としての尊厳をあくまで尊重していくべきである。もし自分だったらこのような時医療者に何を望むか、患者の側にたって丁寧にしかも適切なケアを行うように心がけることが大切である。

山田洋司

脳死患者のケア

1. 脳死と脳死判定

　脳死とは"脳の機能が永久に不可逆的に停止（働きがなくなり元に戻らないこと）し、生命維持装置（人工呼吸器）により人為的に呼吸運動が行われ、心臓は活動している状態"である。わが国や米国では、大脳と脳幹を含む全脳の機能の停止を脳死と定義し、脳死判定基準（表1）が定められている。

　1997年10月16日に施行された"臓器の移植に関する法律"では患者と家族が同意した脳死体からの臓器提供を前提として脳死をヒトの死と認め脳死判定を行うこととしており、臓器提供施設に指定された約400の施設では倫理委員会を設置し脳死判定に関する手順と脳死判定医を定めている。

　ヒトの死を前提とした特殊な移植医療を公正的確に行うためには、最善の医療を尽くすとともに間違いのない脳死判定の実施が必須となる。看護チームもこの点に留意すべきであり、重症脳障害に陥った患者のケア・家族の支援・的確な脳死判定に協力する姿勢が求められる。

2. 臓器提供

　法に基づく脳死判定が臓器提供を前提として行われ、2回目の脳死判定を経てドナー（臓器提供者）となり臓器摘出手術が行われる。

　移植医療を待ち望み、重症臓器不全に苦しむ患者や死後これらの人に役立ちたいという尊い意思を表した患者、それに同意した家族の"命の贈り物"の善意を思うと、ドナーの担当医や看護チームはその崇高な意思を生かすように努める義務がある。

　同意を得た臓器の中で臓器別の適応基準を参考に摘出臓器が決定されるが、ドナー管理チームは臓器をできるだけ良い状態に保ち尊い善意を無駄にしないよう努めねばならない。

3. 脳死患者のケア

　脳死と臓器提供の場面では、医師と看護チームに加えて検査（脳波など）、事務、コーディネーター、他院医師、警察、マスコミなど多くの人が係わる。

　患者のケアはもちろん、患者の尊厳や家族の心情を守るために看護チームの果たすべき役割は大きく、各段階ごとに看護チームの役割と注意点を分けて整理しておくことが重要

表1 脳死判定基準（臓器の移植に関する法律 施行規則 1997年）

必須条件
1. 器質的脳障害：経過・症状・検査（特にCTは必須）から判断
2. 深昏睡・無呼吸
3. 原疾患の確定
4. 回復不能：現行行いうるすべての適切な治療手段をもってしても回復の可能性が全くない

除外例
1. 小児（6歳未満）
2. 脳死と類似した状態になりうる症例（急性薬物中毒、低体温；直腸温32℃以下、代謝内分泌障害）

判定上の留意点
　中枢神経抑制薬・筋弛緩薬などの影響を除外する
　ショック状態を除外する（収縮期血圧90mmHg以上）

判定基準
1. 深昏睡
2. 瞳孔の固定
3. 脳幹反射（対光反射・角膜反射・毛様脊髄反射・眼球頭反射・前庭反射・咽頭反射・咳反射）の消失
　自発運動・除脳硬直・除皮質硬直・痙攣は脳死ではない
4. 平坦脳波（最低4導出、30分間）
5. 自発呼吸の消失（無呼吸テスト）
　聴性脳幹反応の消失についても確認するよう努める
6. 時間（二次性障害・小児は6時間以上）経過をみても変化がないことを確認

判定者と記録
1. 脳死判定に十分な経験をもつ専門医あるいは学会認定医が少なくとも2人以上で行う
2. 確実な検査結果の記録を残す

と思われる。

1）臨床的脳死

担当医と看護チームは最善の医療を尽くすため努力する。これが大前提であり、この時期に患者家族との信頼関係が築かれる。

脳死患者の多くは脳卒中や事故な

ど突然重度の脳障害に陥るため、家族はまず衝撃を受け、認めたくないという気持ちに陥り、これを認めてから適切に対応しようとする段階を踏む。看護チームはこれを十分理解し、家族ひとりひとりの状況を理解して対応することが特に重要である。

2）承　諾

現行の法律では脳死からの臓器提供に関する意思を書面で表し、家族が同意した場合に限って法に基づく脳死判定と臓器提供が行われる。

臨床的に脳死状態にあると判断した場合は、脳死判定と臓器提供に関する説明を聞く意思を確認しすみや

図1　臓器移植ネットワーク

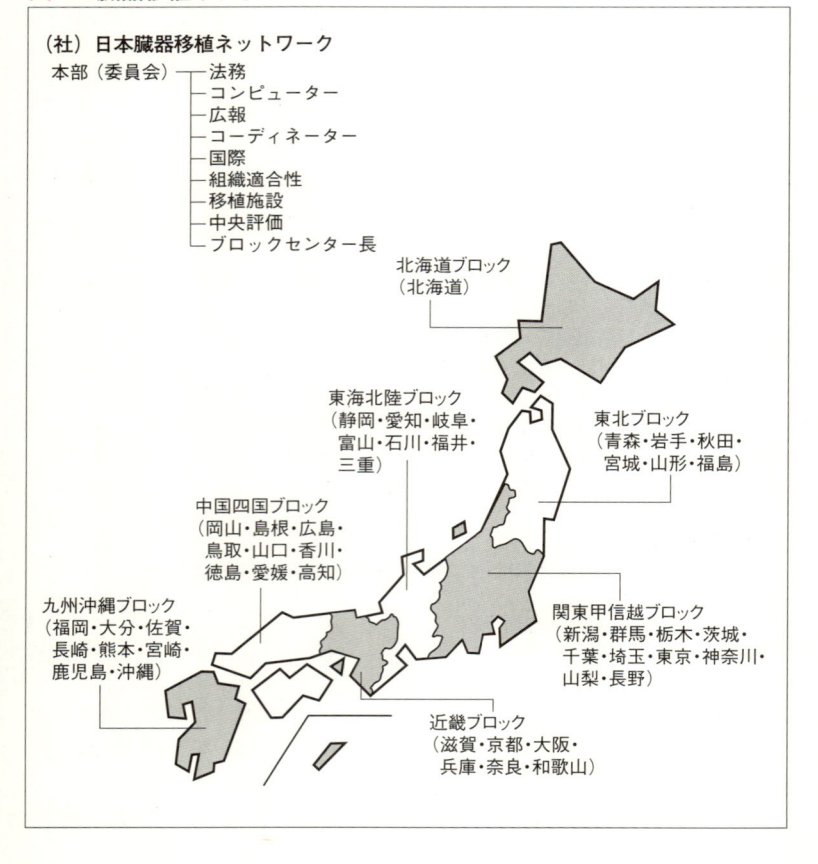

(社) 日本臓器移植ネットワーク
本部（委員会）
- 法務
- コンピューター
- 広報
- コーディネーター
- 国際
- 組織適合性
- 移植施設
- 中央評価
- ブロックセンター長

北海道ブロック（北海道）

東海北陸ブロック（静岡・愛知・岐阜・富山・石川・福井・三重）

東北ブロック（青森・岩手・秋田・宮城・山形・福島）

中国四国ブロック（岡山・島根・広島・鳥取・山口・香川・徳島・愛媛・高知）

九州沖縄ブロック（福岡・大分・佐賀・長崎・熊本・宮崎・鹿児島・沖縄）

関東甲信越ブロック（新潟・群馬・栃木・茨城・千葉・埼玉・東京・神奈川・山梨・長野）

近畿ブロック（滋賀・京都・大阪・兵庫・奈良・和歌山）

かに臓器移植コーディネーターに連絡することになっている。

家族から相談を受けたり悩みをうち明けられることが多い看護チームの役割は非常に大きい。家族の心情をくみ取りつつ自由な意思決定と患者と向き合う時間の確保に協力する。周囲に煩わされない待機室を事務と相談し提供することが望ましい。

何人（なにびと）も脳死や臓器提供に対する自分の信条を賛成不賛成に係わらず押しつけてはならない。脳死判定や臓器提供に関して説明するのはコーディネーターの役割である。

3）脳死判定

法に基づく脳死判定は6時間の間隔をあけて2回行われる。2回目の脳死判定が済むまではドナー候補者であり、患者の主治医が治療と管理を行う。

看護チームは治療に最善を尽くすという原則を守りつつ、脳死を受け入れ臓器を提供するという患者家族の善意を無駄にせぬよう努める。こ

表2　脳死判定および臓器摘出に関する書類

書類	作成者	署名者	
臓器提供意思表示カード	本人	本人	書面による生前の意思表示であれば何でもよい
臨床的脳死判定承諾書	主治医	家族	必ずしも必須ではない
臨床的脳死判定記録書	主治医	主治医	意思表示カード（書面）・脳死判定承諾書・臓器摘出承諾書とともに脳死判定を依頼するときに提出
移植コーディネーターからの説明承諾書	主治医	家族	
脳死判定承諾書*	コーディネーター	家族	法に基づく脳死判定を行うために必須
臓器摘出承諾書*	コーディネーター	家族	法に基づく脳死判定を行うために必須
脳死判定依頼書	主治医	主治医	院長に法に基づく脳死判定を依頼する
脳死判定実施指示書	院長	院長	脳死判定委員会に対して指示する
脳死判定記録書*	脳死判定医	脳死判定医	
脳死判定的確実施証明書*	脳死判定医	脳死判定医	脳死判定委員会の代表でも可
死亡診断書*	主治医	主治医	
臓器摘出記録書*	摘出医	摘出医	

*は臓器移植法、同法施行規則と運用に関する指針で規定、その他は施設により自由に定める

図2　脳死からの臓器提供フローチャート

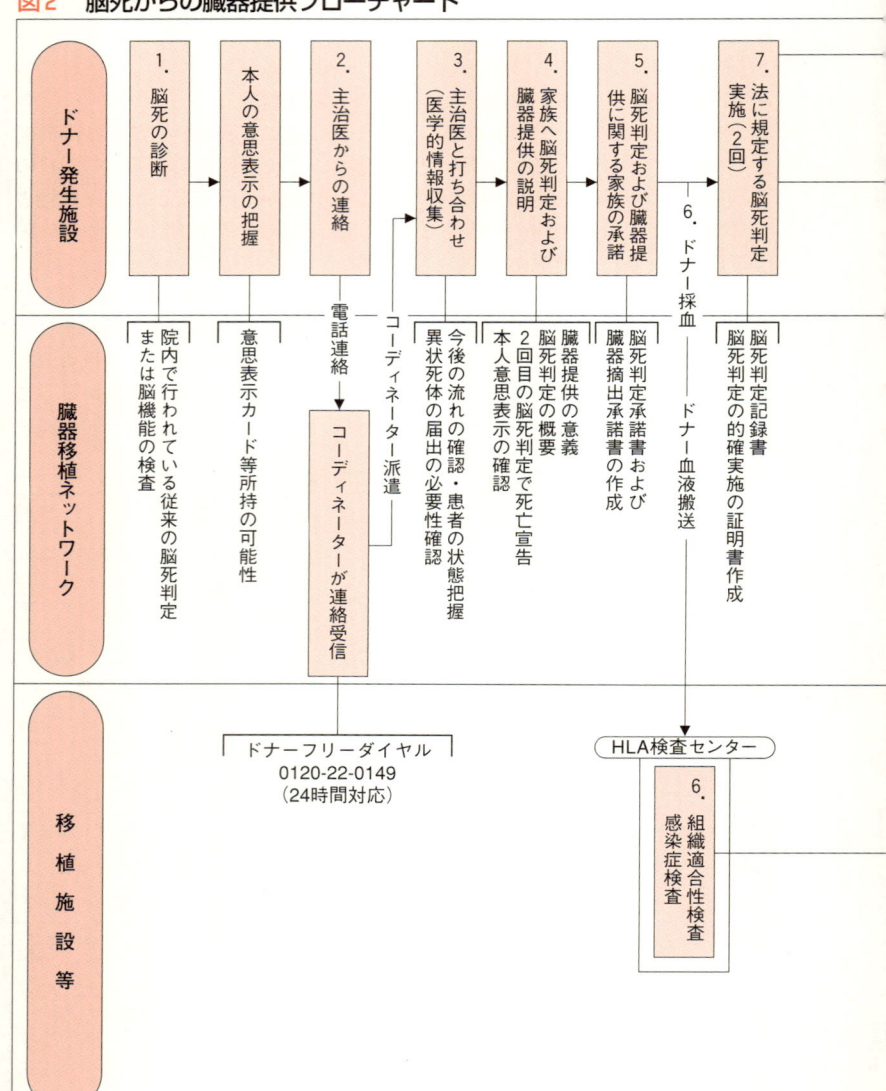

ドナー発生施設

1. 脳の診断 → 本人の意思表示の把握 → 2. 主治医からの連絡 → 3. 主治医と打ち合わせ（医学的情報収集） → 4. 家族へ脳死判定および臓器提供の説明 → 5. 脳死判定および臓器提供に関する家族の承諾 → 6. ドナー採血 → 7. 法に規定する脳死判定実施（2回）

- 院内で行われている従来の脳死判定または脳機能の検査
- 意思表示カード等所持の可能性
- 電話連絡
- 今後の流れの確認・患者の状態把握
- 異状死体の届出の必要性確認
- 臓器提供の意義
- 脳死判定の概要
- 2回目の脳死判定で死亡宣告
- 本人意思表示の確認
- 脳死判定承諾書および臓器摘出承諾書の作成
- ドナー血液搬送
- 脳死判定記録書
- 脳死判定の的確実施の証明書作成

臓器移植ネットワーク

- コーディネーターが連絡受信 → コーディネーター派遣
- ドナーフリーダイヤル　0120-22-0149（24時間対応）

移植施設等

- HLA検査センター
- 6. 組織適合性感染症検査

脳死患者のケア

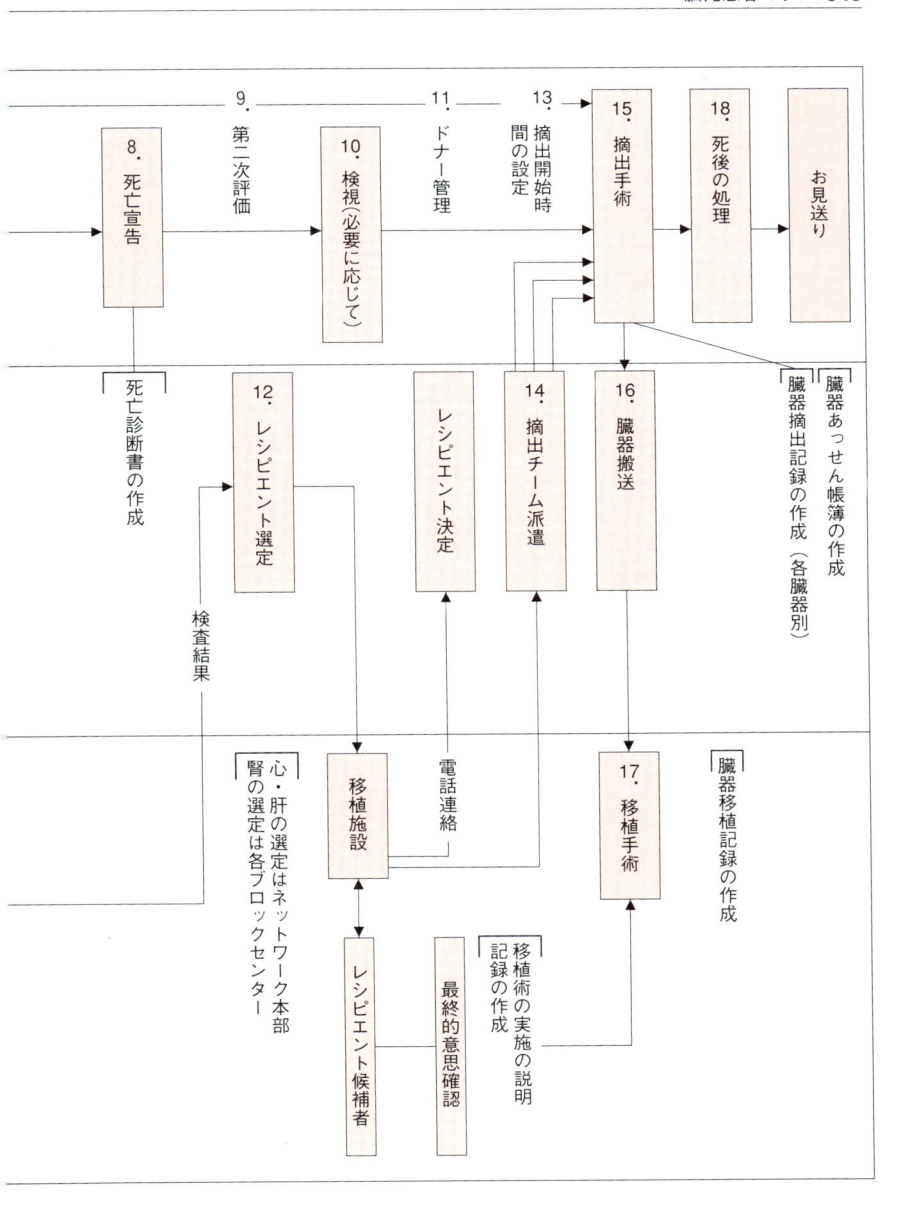

```
──9.──────11.──→ 13.──→ ┌─────┐   ┌─────┐   ┌─────┐
  第二次評価  ドナー管理  摘出開始時  │15.  │→│18.  │→│お見送り│
                    間の設定   │摘出手術│ │死後の │ │     │
┌─────┐        ┌─────┐        │     │ │処理  │ │     │
│8.   │──→   │10.  │───────→└─────┘ └─────┘ └─────┘
│死亡宣告│      │検視(必要│
│     │      │に応じて)│
└─────┘      └─────┘
   │                                    臓器摘出記録の作成（各臓器別）
   │                                    臓器あっせん帳簿の作成
死亡診断書の作成
              ┌─────┐   レシピエント決定  ┌─────┐  ┌─────┐
              │12.  │              │14.  │  │16.  │
              │レシピ │              │摘出チーム│  │臓器搬送│
              │エント │              │派遣   │  │     │
              │選定  │              │     │  │     │
              └─────┘              └─────┘  └─────┘
   │         │                                  │
検査結果      │                                  │
              ↓                                  ↓
           ┌─────┐  電話連絡                   ┌─────┐
           │移植施設│                          │17.  │
           │     │                          │移植手術│
           └─────┘                          └─────┘
心・肝の選定はネットワーク本部
腎の選定は各ブロックセンター
              ↕                               移植術の実施の説明
           ┌─────┐  ┌─────┐                記録の作成
           │レシピ │  │最終的 │
           │エント │  │意思確認│                臓器移植記録の作成
           │候補者 │  │     │
           └─────┘  └─────┘
```

の時期は治療に関することと移植に関連すること（組織適合性を確認する採血などはこの段階で行われる）を区別しなければならない。

家族のプライバシーを守りながら、面会時間や環境の調整を図り、ケアへの参加を勧めたり医師とのパイプ役を果たしたりと看護チームの果たす役割はさらに大きくなる。

4）脳死宣告（検視）

主治医により脳死の宣告が行われる。家族の心情をくみ取り患者の死を受容する時間と場を提供するよう努める。必要な場合は警察の検視が加わるため一層の注意を要する。

これ以後、患者は脳死体（ドナー）となる。患者の管理はドナー管理医に交代することが望ましく、その内容も臓器保護に中心が移る。

先ほどまで患者の治療に最善を尽くしていた看護チームが引き続きドナー管理を担当することになるが、その意義と実際をよく理解しておく必要がある。

臓器の灌流と酸素飽和を維持することが基本であり、心拍数（60～120/分）、血圧（収縮期90mmHg、平均60mmHg以上）、尿量（1～2ml/kg/時）、酸素飽和度（95％以上）、電解質、血糖値（60～150mg/dl）、体温（36～38℃）、中心静脈圧（8～12cmH2O）を定められた範囲に保ちながら感染防止に努める。同時に外観の変貌を防ぎ、眼球結膜・口腔・四肢・皮膚の保護と保清に留意する。

5）臓器摘出

摘出チームに経過と現状を的確に報告すること、必要な書類が揃っていることを再確認し、ドナーを手術室に移送する。家族の待機する場所を確保しケアを続けることはいうまでもない。

6）遺体の処置と見送り

臓器摘出を終えた患者の死後の処置と化粧を行う。お見送りには可能な限り看護チーム全体があたり、主治医や移植コーディネーターなどとともに敬意を持って見送る。

なお、死亡診断書と臓器提供意思表示カードは原本を、脳死判定承諾書と臓器摘出承諾書はその写しを家族が保持することになっている。

7）事　後

看護記録の確認、各種の書類の確認などは必須である。移植医療はひとの死を前提とした特殊な医療であり、後日これらが公正に的確に行われたかどうかが検証される。その前提となるのが各種の記録であり、看護チームもこの点に留意すべきである。

また患者家族のプライバシーの保護には事後も注意を払う。治療上知り得た秘密を守る義務が医療従事者にあることを看護チームも再確認しておく。

4. さいごに

　家族の心の痛みを和らげることができるのは看護チームである。患者には意識がある人と同様の態度で、また臓器提供を申し出た崇高な意思に敬意を表する態度で接する。
　家族には突然重度の脳障害に陥った患者の死を受け入れることができるよう可能な限りの時間と場を提供し、患者と同様臓器提供に同意した崇高な善意に敬意を表する態度で接する。間違っても自分の信条を押しつけたり、家族を迷わせ後悔させるような言動や態度は慎まねばならない。そのような看護者に脳死患者をケアする資格はない。

坂井信幸

INDEX

▼欧文索引

ABR	71	
Broca領野	15	
CAG	42	
CTスキャン	50	
CT脳槽造影	51	
DSA	45	
ECoG	68	
EEG	68	
EMG biofeedback	116	
GCS	5、93、122	
IADSA	46	
ICP	181	
IVDSA	46	
IVR	45	
Jacoby（ヤコビ）線	78、79、165	
JCS	5、93、122	
Love法	225	
MRA	55	
MRI	53	
MRSA感染の対策	198	
MVD	264	
PAG	42	
PET	61	
ROM	324	
SEP	71	
SPECT	62	
SPS	289、291	
T_1、T_2強調画像	53、55	
VAG	42	
VEP	71	
VPS	289、291	
Wernicke領野	15	
X線吸収係数	51	

▼和文索引

あ

悪性グリオーマ	315
悪性脳腫瘍	315
悪性リンパ腫	243、315
足間代	27
アテトーゼ	22
アルツハイマー病	8

い

意識障害	92
意識障害に伴う重要症候	6
意識障害の原因	94
意識状態	4
意識清明期	8
意識内容の変化	92
意識レベル	122
意識レベルの低下	92
意識レベルの表現法	5
意識レベルの見方	4
異常歩行	35
移植医療	338
位置感覚	31
一次性意識障害	94
一過性全健忘	11
咽頭反射	18
インフォームド・コンセント	3

う

ウィリス動脈輪閉塞症	271
ウェーバー試験	17
ウェーバー症候群	20
ウェルニッケ・マン肢位	21、35
ウォータース撮影	39
うっ血乳頭	145
腕落下試験	109
ウロキナーゼによる血腫溶解	163
運動機能	21
運動失調性歩行	35
運動失調の診かた	24
運動性失語	15
運動麻痺	108
運動麻痺出現時の高位診断	180
運動麻痺の脳外科的原因疾患	111

え・お

エアウェイ	169
遠隔記憶	8
遠隔機能障害	28
遠隔症候群	142
嚥下機能	109
オトガイ筋異常誘発筋電図	74
折りたたみナイフ現象	22
温度覚	31
温度試験	18
オンマヤレザバー	155

か

カーテン徴候	18
外眼筋	18
介護技術指導	333
外側後頭蓋窩到達法	215
外転神経の診かた	17

開頭血腫除去	237			クモ膜下出血（輸液管理）	
開頭手技	216	**き**			174
開頭術	214			グラスゴー・コーマ・スケール	
開頭術後の体位	168	キーパーソン	2		5、7、92
海馬ヘルニア	98	既往歴	2、122	グリオーマ	243
開放性頭部外傷	310	記憶	8	グリセオール	306
海綿静脈洞症候群	20	記憶障害	8	クリッピング術	229
化学療法	315	気管切開のケア	337	クロイツフェルト・ヤコブ病	
かかと歩き	34	器質性頭痛	105		22
踵膝試験	24	企図振戦	21、24	群発頭痛	107
拡散（強調）画像	55	機能的頭痛	107		
核種	56	吸引	335	**け**	
喀痰吸引	112	吸引反射	27		
下肢の運動	326	嗅神経の診かた	16	経管栄養	336
下垂体後葉負荷試験	81	急性期局所線溶療法	278	痙縮	22
下垂体腺腫	247、251、301	急性硬膜外血腫		経頭蓋ドップラー脳血流	
下垂体前葉負荷試験	80		8、233、234、236	モニタリング	185
仮性球麻痺性構音障害	15	急性硬膜下血腫		痙性斜頸	264
家族への働きかけ	337		233、234、236、258	痙性対麻痺歩行	35
加速歩行	36	急性水頭症	256	痙性片麻痺歩行	35
家族歴の書き方	3	急性頭蓋内圧亢進症状	234	経蝶形骨洞手術	252
片足立ち	34	球麻痺性構音障害	14	経蝶形骨洞手術の	
肩手症候群	113	強剛	22	術前オリエンテーション	125
滑車神経の診かた	17	局所症状	123	経蝶形骨洞術後の体位	170
カテーテル前訪問用紙	280	挙睾筋反射	29	頸椎管拡大術	222
カロリックテスト	18、146	起立時の検査	34	頸椎管狭窄症	222
感覚障害パターンと病巣	33	筋萎縮性側索硬化症	21	頸椎後縦靱帯骨化症	219
感覚性失語	15	筋緊張亢進	22	頸椎前方固定術	219
眼球頭反射	145	筋緊張の診かた	22	頸椎損傷の緊急手術	134
間欠性跛行	35	筋弛緩薬	114	頸椎ヘルニア	219
眼瞼下垂	17	近時記憶	8	経頭蓋骨の超音波ドップラー	
眼振	18	近赤外線分光測定装置	88	脳血流測定検査	86
感染	197	緊張型頭痛	107	経テント切痕ヘルニア	98
感染症対策	247	筋電図検査	74	系統的脱感作	117
感染性疾患	101	筋量・筋萎縮の診かた	23	頸動脈穿刺法	43
感染・縫合不全の予防	178	筋力テスト	24	経鼻の手術	251
観念運動性失行	12	筋力の診かた	23	鶏歩	35
観念性失行	13	筋力の6段階評価	23	痙攣	194
ガンマ線	292、302			痙攣時の対応	196
ガンマナイフ	292、302	**く**		痙攣の予防	195
顔面痙攣	264、265、267			血液検査	77
顔面失行	12	口尖らし反射	27	血液・尿検査	178
顔面神経の診かた	17	クモ膜下出血	187、289	血管形成術	278
顔面神経麻痺	17	クモ膜下出血の緊急手術		血管内手術	45、271
			134	血管内トレーサー	61

血行再建術	269
血行再建の適応	269、270
血腫	234
血腫腔ドレーン	162
血腫除去術	233
血栓溶解薬	318
言語緩慢	15
言語機能	108
言語訓練	119
言語障害	14、118
言語領野	15
見当識	10
腱反射	26
現病歴	2
健忘症候群	8

こ

更衣	129
構音障害	14、118
鉤回ヘルニア	98
抗癌剤	315
抗凝固薬	318
抗菌薬	309
口腔ケア	335
抗痙攣薬	115、195、196、312
抗血小板薬	318
構成失行	13
交代性片麻痺	108
硬直	22
硬直姿勢	6
後頭蓋窩正中到達法	215
後頭葉・経小脳テント到達法	215
行動療法	117
硬膜外血腫	187
硬膜外ドレーン	157
硬膜外膿瘍	310
硬膜下液貯留	290
硬膜下血腫	187
硬膜下膿瘍	289、310
硬膜下–腹腔シャント	289、290
誤嚥性肺炎	205
コーティング	229
コールドウェル撮影	39
小刻み歩行	36
呼吸機能モニタリング	184
固縮	22
コッカー・クッシング反応	145
固定姿勢保持困難	21
コルサコフ症候群	11

さ

細菌性髄膜炎	309
催吐反射	18
三環系抗うつ薬	115
三叉神経痛	264、265
三叉神経の診かた	17
3・3・9度法（方式）	5、92
散瞳	17

し

ジアゼパム	314
視覚誘発電位	71
視床痛	113
視神経圧迫	264
視神経膠腫	301
視神経の診かた	17
ジストニー	22
姿勢	21
姿勢時振戦	21
姿勢保持障害	35
肢節運動失行	12
持続頭蓋内圧測定検査	82
膝蓋間代	26
失行	12
失語症	14、118
シデナム舞踏病	22
視野	17
社会資源の利用	332
ジャパン・コーマ・スケール	5
シャント機能不全	258
シャント術後の体位	169
シャントバルブ	256
重症脳損傷	296
住宅改造	333
集団療法	117
縮瞳	17
手指失行	12
手術室看護婦への申し送り	130
手術創部のケア	178
手術までの全身管理	132
手術までの薬剤投与	132
手掌頤反射	27
受傷時の記憶	8
主訴	2
出血	187
出血傾向	187
術後感染	197、310
術後に必要な検査	177
術後の排泄管理	172
術前オリエンテーション	124
腫瘍摘出術	246
循環動態モニタリング	184
瞬目反射検査	74
消炎鎮痛薬	114
上眼窩裂症候群	20
上肢の運動	324
小児脳腫瘍	302
小児脳神経外科における緊急手術	136
小脳性構音障害	15
小脳扁桃ヘルニア	98、143
静脈性出血	187
上腕動脈穿刺法	43
褥瘡の発生部位	212
褥瘡の予防	208
植物状態の患者のケア	334
触覚	31
除脳硬直	6、100
除皮質硬直	6、100
視力	17
腎機能モニタリング	184
神経膠腫	243、247
神経鞘腫	249
神経症状の評価	122
神経内視鏡手術	260
神経内視鏡の臨床応用	261

す

髄液圧亢進	146
髄液検査	78
髄液の産生量	255
髄液の循環	255
髄液負荷試験	84
髄液漏	60、179、200、310
髄芽腫	301、315
錐体外路性構音障害	15
錐体交叉	108
錐体路	28、108
水頭症	255、285
髄膜炎の予防	167
髄膜刺激症状	190
髄膜腫	247、248
頭蓋咽頭腫	301
頭蓋単純X線撮影	38
頭蓋底撮影	39
頭蓋内圧	82
頭蓋内圧亢進（症状）	123、141、234
頭蓋内圧亢進症の治療	102
頭蓋内圧センサー	82
頭蓋内圧測定	148
頭蓋内圧モニタリング	181
頭蓋内血腫	233
すくみ足	35
頭痛	104
頭痛の国際分類	104
ステロイド剤の補充	175
スパイナルドレナージ	165
スパズム	175

せ

静止時振戦	21
正常圧水頭症	256
正常頭蓋内圧	181
生理的振戦	21
脊髄造影	48
脊椎単純撮影	40
舌咽神経痛	264
舌咽神経の診かた	18
舌下神経の診かた	18
ゼノンCT	52
セルジンガー法	42
線維束性収縮	21
占拠性病変	97
洗浄術	289
選択的試料採取	279
穿通性頭部外傷	310
前庭神経圧迫	264
前庭反射	145
穿頭術	238、284
穿頭術後のケア	238
前投薬	129
洗髪	335
全般てんかん	195

そ

造影MRI	53
造影CT	50
臓器移植ネットワーク	340
臓器提供	338
臓器摘出	344
早期離床	112
即時記憶	8
塞栓術	277
側頭下到達法	215
側頭先端部症候群	143
ゾニサミド	314

た

体位ドレナージ	110
体位のとり方	168
体位変換	110、334
退院時期	329
退院指導	329
体幹運動失調	35
大後頭孔ヘルニア	143
大孔ヘルニア	98
第3脳室開窓術	261
胎児診断	66
体重測定	129、336
帯状回ヘルニア	98
体性感覚誘発電位	71
大脳間裂到達法	215
大脳鎌下ヘルニア	98
タウン撮影	39
タッピング	335
他動運動	335
タラモトミー	241
単純CT	50
断綴性発語	15

ち

知覚障害	113
チック	22
痴呆	8
痴呆性コミュニケーション障害	118
着衣失行	13
チャドック反射	29
中心性症候群	98
中枢性顔面神経麻痺	17
中枢性疼痛	113
中毒性振戦	21
中脳水道狭窄症	260
超音波診断法	65
超音波ドップラー血流計	66
超音波パルス法	65
蝶形骨縁髄膜腫	249
聴神経腫瘍	249、261
聴神経の診かた	17
聴性脳幹誘発電位	71
直線加速器	292
鎮痛薬	319

つ

痛覚	31
通常歩行	34
つぎ足歩行	34
つま先歩き	34

人工呼吸管理　298
人工髄液　290
振戦　21
振動覚　31
深部感覚　31

て

定位的血腫吸引除去	237
定位脳手術	240
定位放射線治療	292、302
低髄圧症候群	259
低体温療法	185
剃毛	126
デカドロン	308
デキサメタゾン	308
テリオナール到達法	215
転移性脳腫瘍	243、315
電解質管理	175
てんかん	68、194
てんかん患者の脳波モニタリング	185
てんかん発作	312

と

動眼神経の診かた	17
瞳孔	123
瞳孔散大	6
頭皮下レザバー	153
頭皮感染	310
頭部外傷	101
頭部外傷の緊急手術	133
頭部の剃毛	126
動脈性出血	187
動揺歩行	35
突進現象	36
ドナー	338
トラッピング	229
ドレナージの圧設定	285
ドレナージの排液	285
トレムナー反射	29

な・に

内耳道症候群	20
内分泌機能検査	80
二次性意識障害	94
入浴	335
尿	172
尿崩症	172
尿崩症の管理	175
尿量モニタリング	184
人形の目現象	146
認知行動療法	116
認知療法	117

の

脳圧降下薬	306
脳エネルギー代謝	61
脳温管理技術	299
脳虚血	269
脳血管撮影	42
脳血管障害	58、100、118
脳血管性痴呆	8
脳血管内治療	277
脳血管攣縮	202
脳血流の維持	269
脳血流量の測定	62
脳梗塞	269、318
脳死	185、338
脳死患者のケア	338
脳死宣告	344
脳室炎	289
脳室カテーテル	256
脳実質内腫瘍の摘出	250
脳室穿刺	147
脳室ドレーン	147
脳室内カテーテル	181
脳室内腫瘍の摘出	250
脳室-腹腔シャント	255、289
脳死判定	338、341
脳死判定基準	339
脳出血の緊急手術	134
脳出血のシンチ画像	58
脳腫瘍	98、119、246
脳腫瘍の緊急手術	136
脳腫瘍のシンチ画像	57
脳循環代謝改善薬	114、320
脳神経	16
脳神経核の位置	19
脳神経のアセスメント	16
脳シンチグラフィー	56
脳振盪	8
脳槽シンチグラフィー	59
脳槽ドレーン	150
脳塞栓	269
脳卒中	322
脳卒中運動機能障害重症度スケール	109
脳卒中の急性期リハビリ	323
脳低温療法	296
脳動脈瘤	229、261
脳内血腫	187、233、235、237、285、289
脳内酸素代謝測定	88
脳内占拠性病変	241
脳膿瘍	286、289、309
脳の循環動態の評価	61、63
脳波検査	68
脳浮腫	192
脳浮腫対策	249
脳浮腫の改善	174
脳ヘルニア	97、141、234
脳ヘルニアの分類	99

は

パーキンソン病	15、21、241
パーキンソン歩行	35
把握反射	29
バーセルインデックス	330
バイオフィードバック	116
肺合併症	205
肺機能の検査	178
胚細胞腫	243、301、315
排便	337
廃用症候群	110
歯車様強剛	22
鋏歩行	35
長谷川式簡易知能評価スケール	9
パッサー	256
発熱	190
鼻指鼻試験	24
羽ばたき振戦	21
バビンスキー反射	29

バリズム	22	
パリドトミー	241	
パリノー症候群	20	
バルーン閉塞試験	279	
パルスドップラー	86	
パルス波	67	
パルス反射法	65	
バルビチュレート療法	185	
バルプロ酸ナトリウム	312	
バレー試験・徴候	23	
反射	26	
反射中枢	30	
ハンチントン舞踏病	22	
反復拮抗運動	24	

ひ

皮下ドレーン	160
微小血管減圧術	264
ピトレッシン	81
皮膚温バイオフィードバック	116
非麻薬性鎮痛薬	320
びまん性軸索損傷	8
びまん性症候群	143
表在感覚	31
表在反射	27
病的反射	27
病歴聴取	2
非流暢失語	15

ふ

フェニトイン	313
フェノバルビタール	313
不感蒸泄	173
複合感覚	31
副神経の診かた	18
腹壁反射	27
不随意運動	21
舞踏運動	22
部分てんかん	195
フレアー法	55
ブレーデンスケール	210
フロセミド	308

プロトン密度強調画像	53
分割照射	302

へ

閉塞性水頭症	261
閉塞性脳血管障害の緊急手術	135
ベッド上での関節可動域運動	324
ベッド上での起坐介助	328
ペディクルスクリュー固定術	226
便	173
変形性頸椎症	219
片頭痛	107
片麻痺	108

ほ

膀胱洗浄	336
放射性同位元素	56、59
放射線治療	301
放射線治療の効果	304
歩行・姿勢	34
歩行の観察	34
ポジトロン	61
ホフマン反射	29
ホルネル症候群	20
本態性振戦	21
本剃毛	129

ま〜も

末梢性顔面神経麻痺	17
マン試験	34
慢性硬膜下血腫	233、235、237、289
慢性水頭症	256
慢性疼痛に対する心理学的療法	116
マンニトール	307
ミオクローヌス	22
ミヤール・ギュブレール症候群	20

ミルキング	163
無言	14
無言症	118
無酸素脳症	22
迷走神経の診かた	18
酩酊歩行	35
もやもや血管	271
もやもや病	271

や〜よ

ヤコビ（Jacoby）線	78、79、165
誘発試験	279
誘発電位検査	71
輸液の管理	336
腰椎すべり症	226
腰椎穿刺	79、165
腰椎ドレーン	165
腰椎ヘルニア	225

ら〜ろ

ライナック	302
ラシックス	308
ラッピング	229
ランス・アダムス症候群	22
流暢失語	15
リラクゼーション	116
臨床的脳死	339
リンネ試験	17
レザバー	153〜155
攣縮性斜頸	22
老人性振戦	21
ロンベルグ試験	34

わ

ワレンベルグ症候群	20

ポケット版
脳神経外科ケアマニュアル

2000年8月10日　第1版第1刷発行	編著者　大井　静雄
2002年7月1日　第1版第4刷発行	発行者　髙橋　修一
	発行所　株式会社　照林社
	〒112-0002
	東京都文京区小石川2丁目3-23
	電　話　03-3815-4921（編集）
	03-5689-7377（営業）
	印刷所　大日本印刷株式会社

- 本書に掲載された著作物（記事・写真・イラスト等）の翻訳・複写・転載・データベースへの取り込み、および送信に関する許諾権は、照林社が保有します。
- 本書の無断複写は、著作権法上での例外を除き禁じられています。本書を複写される場合は、事前に許諾を受けてください。
- 万一、落丁・乱丁などの不良品がございましたら、「制作部」あてにお送りください。送料小社負担にて良品とお取り替えいたします（制作部 ☎0120-87-1174）。

検印省略（定価はカバーに表示してあります）
ISBN4-7965-2718-4
©Shizuo Oi, 2000 Printed in Japan